高血压病的非药物治疗

李运伦　杨佃会　主编

U0261032

山东科学技术出版社

·济南·

图书在版编目（CIP）数据

高血压病的非药物治疗 / 李运伦，杨佃会主编 . -- 济南：山东科学技术出版社，2023.9
ISBN 978-7-5723-1427-8

Ⅰ . ①高… Ⅱ . ①李… ②杨… Ⅲ . ①高血压 - 治疗 Ⅳ . ① R544.105

中国版本图书馆 CIP 数据核字（2022）第 185658 号

高血压病的非药物治疗
GAOXUEYABING DE FEIYAOWU ZHILIAO

责任编辑：魏海增
装帧设计：孙小杰

主管单位：山东出版传媒股份有限公司
出 版 者：山东科学技术出版社
        地址：济南市市中区舜耕路 517 号
        邮编：250003   电话：（0531）82098088
        网址：www.lkj.com.cn
        电子邮件：sdkj@sdcbcm.com
发 行 者：山东科学技术出版社
        地址：济南市市中区舜耕路 517 号
        邮编：250003   电话：（0531）82098067
印 刷 者：济南华林彩印有限公司
        地址：山东省济南市商河县新盛街 10 号
        邮编：251600   电话：（0531）82339899

规格：16 开（170 mm×240 mm）
印张：16   字数：261 千
版次：2023 年 9 月第 1 版 印次：2023 年 9 月第 1 次印刷
定价：39.80 元

编写委员会

前 言

　　高血压病发病率越来越高，病人也越来越年轻化。药物治疗高血压病是常规治疗方法，但有一定的弊端，如耐药、不良反应等，而中医的一些非药物疗法则具有一定的优势。本书以临床常见高血压病为切入点，从卷帙浩繁的医学文献中系统梳理出简单、方便、适宜老百姓在家里自行操作的常用高血压病非药物治疗方法，为老百姓解决一点儿实际问题。

　　本书共分13章。第1章血压及高血压病，介绍血压的形成和监测，高血压病分类、发病机制和药物治疗；第2章高血压病的中医研究现状，主要从中医角度论述高血压病的病因病机、治疗原则、辨证论治；第3章高血压病的非药物疗法，主要从分类和特点阐述高血压病的非药物疗法；第4章针灸，包括毫针刺法、灸法、三棱针法、皮肤针法、耳针、穴位贴敷、穴位埋线、穴位注射、穴位磁疗等；第5章推拿，介绍常用的推拿手法、推拿要领、自我按摩，并初步介绍了其机理研究；第6章导引，介绍太极拳、八段锦、易筋经、五禽戏的操作要领和应用；第7章音乐疗法，主要介绍音乐疗法的历史源流、方法应用和作用原理；第 8 章心理疏导，主要介绍心理疏导的历史源流、方法应用和作用原理；第 9 章食疗，主要介绍食疗的历史源流、方法应用和作用原理；第 10 章足疗，主要介绍足疗的历史源流、操作方法、临床应用和作用原理；第 11 章水疗，主要介绍水疗的历史源流、实施方法、临床应用和作用原理；第 12 章日光浴，主要介绍日光浴的历史源流、实施方法、临床应用和作用原理；第 13 章森林浴，主要介绍森林浴的历史源流、实施方法、临床应用和作用原理。

全书理论与实践相结合，既注重梳理高血压病非药物治疗方法的临床应用和研究数据，又自成一体，精准描述不同疗法的操作要领，尤其详细介绍了简单、便捷、易于掌握的治疗方法。为便于广大读者准确、科学地认识高血压病的非药物治疗方法，尤其是便于现实需求强烈的广大农村较低文化程度的中老年人无障碍地自我学习和应用，为推动健康中国建设贡献中医力量，我们在整理过程中还尽量避免过多使用医学专业术语，并将文献及引证资料中涉及的量化数据的单位符号统一改为对应的中文单位名称。

由于时间仓促，且高血压的病机分类方法各不相同，书中难免有不妥之处，敬请广大读者批评指正。

编者

2022 年 12 月

目录

第1章　血压及高血压病 ⋯⋯ 001
第1节　血压的形成 ⋯⋯ 001
第2节　血压的监测方法 ⋯⋯ 003
第3节　高血压病简述 ⋯⋯ 005
第4节　高血压病分类 ⋯⋯ 010
第5节　高血压病的发病
　　　　机制 ⋯⋯ 011
第6节　高血压病的药物
　　　　治疗 ⋯⋯ 015

第2章　高血压病的中医研究
　　　　现状 ⋯⋯ 033
第1节　病名 ⋯⋯ 033
第2节　病因病机 ⋯⋯ 034
第3节　治疗原则 ⋯⋯ 039
第4节　辨证论治 ⋯⋯ 040

第3章　高血压病的非药物
　　　　疗法 ⋯⋯ 046
第1节　概述 ⋯⋯ 046
第2节　分类 ⋯⋯ 052
第3节　特点 ⋯⋯ 057

第4章　针灸 ⋯⋯ 059
第1节　毫针刺法 ⋯⋯ 059
第2节　灸法 ⋯⋯ 067
第3节　拔罐 ⋯⋯ 076
第4节　刮痧 ⋯⋯ 083
第5节　三棱针法 ⋯⋯ 087
第6节　皮肤针法 ⋯⋯ 092
第7节　耳针 ⋯⋯ 094
第8节　穴位贴敷 ⋯⋯ 097
第9节　穴位埋线 ⋯⋯ 105
第10节　穴位注射 ⋯⋯ 111
第11节　穴位磁疗 ⋯⋯ 117
第12节　中药熏洗 ⋯⋯ 124

第5章　推拿 ……………… 139

　第1节　操作方法 ……………… 139

　第2节　推拿要领 ……………… 145

　第3节　临床应用 ……………… 150

　第4节　机制研究 ……………… 154

第6章　导引 ……………… 158

　第1节　太极拳 ……………… 158

　第2节　八段锦 ……………… 163

　第3节　易筋经 ……………… 167

　第4节　五禽戏 ……………… 175

第7章　音乐疗法 ……………… 182

　第1节　历史源流 ……………… 182

　第2节　方法应用 ……………… 183

　第3节　作用原理 ……………… 184

第8章　心理疏导 ……………… 189

　第1节　历史源流 ……………… 189

　第2节　方法应用 ……………… 190

　第3节　作用原理 ……………… 194

第9章　食疗 ……………… 197

　第1节　历史源流 ……………… 197

　第2节　方法应用 ……………… 198

　第3节　作用原理 ……………… 210

第10章　足疗 ……………… 214

　第1节　历史源流 ……………… 214

　第2节　操作方法 ……………… 215

　第3节　临床应用 ……………… 216

　第4节　作用原理 ……………… 222

第11章　水疗 ……………… 225

　第1节　历史源流 ……………… 225

　第2节　实施方法 ……………… 226

　第3节　临床应用 ……………… 228

　第4节　作用原理 ……………… 232

第12章　日光浴 ……………… 237

　第1节　历史源流 ……………… 237

　第2节　实施方法 ……………… 238

　第3节　临床应用 ……………… 239

　第4节　作用原理 ……………… 240

第13章　森林浴 ……………… 242

　第1节　历史源流 ……………… 242

　第2节　实施方法 ……………… 242

　第3节　临床应用 ……………… 243

　第4节　作用原理 ……………… 245

第1章　血压及高血压病

原发性高血压（Essential hypertension，EH）又称高血压病，是以体循环动脉压升高为主要表现的心血管综合征。高血压是世界范围内严重危害人类健康的重大公共卫生问题，是导致心脑血管疾病的重要危险因素，而心脑血管疾病又是目前我国城乡居民死亡的最主要病因。高血压病所导致的社会、经济负担远高于其他疾病。高血压作为目前常见的慢性心脑血管疾病，有着极高的发病率和致死率。当前，随着社会经济的发展、生活压力过大，高血压病越来越常见，也越来越受到人们的重视。治疗高血压病的最终目的是要防止心脑血管疾病并发症的发生，降低高血压患者心、脑血管病的死亡率。近年来，我国居民患高血压病的人数呈不断增高的趋势，因此必须要加强预防与治疗高血压病。

第1节　血压的形成

血压是由血液在血管内不停流动所形成。血液在血管内流动时作用于血管壁上的压力，称为血压。血压是推动血液在血管内流动的动力，正常的血压可以完成人体所需要的营养、氧气以及其他物质的代谢，保证身体各大器官的正常运行，若没有这种动力，血液很难到达组织器官，就会造成缺血状态。具体形成过程：每当心室收缩，血液就从心室进入动脉，此时的血液对血管的压力最高，称为收缩压（高压，SBP）；心室舒张，动脉血管弹性回缩，血液仍缓慢向前流动，但血压下降，此时的血压称为舒张压（低压，DBP）。正常血压为收缩压 <120 毫米汞柱（1 毫米汞柱 ≈ 133 帕）、舒张压 <80 毫米汞柱。血

压主要由以下 5 个方面决定：每搏输出量、外周阻力、心率、主动脉和大动脉管壁的弹性、循环血量与血管容量。日常状态下影响血压的因素有很多，如运动尤其是剧烈活动、情绪，还有喝酒、喝咖啡或浓茶、饱餐后，或者是在排便用力的时候以及剧烈咳嗽等状态下，血压都可能会出现一过性的升高。除此以外，可能还有一些病理性的因素也会引起血压增高，如发热、一些疾病的急性状态（心脑血管疾病的发作）等，或者是身体其他方面的病症如疼痛等。除了以上这些原因以外，血压水平也和心脏本身的状态、心功能状态有一定的关系，比如心脏功能是否下降、心脏收缩功能是否有力、是否有足够的血容量。年龄也会影响血压，随着年龄的增加，血管弹性会下降，血管阻力也会增大，会使血压慢慢上升，这也是为什么随着年龄的增加高血压的发病率也会越来越高的原因。

正常人的血压呈明显的昼夜波动性，也会受人的心理状态、情绪、睡眠影响，随着时间、季节、气温和环境的变化以及测试血压的部位、体位的不同而变化。日常生活中失眠、疲劳、吸烟、饮酒或浓咖啡等，都会影响血压的变化。

正常人的血压波动有明显的昼夜节律性，呈勺状或深勺状，而高血压病患者的血压昼夜节律会发生异常，血压波动呈非勺状或反勺状。正常人白天主要以交感神经活性占优势，夜晚以副交感神经活性占优势。夜间交感神经活性下降，心排血量减少，全身肌肉松弛，外周血管阻力下降，因此夜间血压是下降的，这对适应机体活动和保护心、肝、肾等重要脏器具有重要意义。非勺状现象与副交感神经冲动减弱和交感神经冲动增强相关，非勺状者比勺状者更易发生靶器官损害。高血压患者夜间血压下降减少可能是因为交感神经系统活性的应激敏感性增高，且此敏感性随着靶器官受累程度的加重而进一步增高。这种血压不随生理活动改变而改变的神经体液调控机制紊乱导致外周血管阻力增加，夜间血压下降减少，从而引起血压昼夜节律紊乱。儿茶酚胺的代谢产物甲氧基去甲肾上腺素的分泌具有明显的昼夜节律，通过改变收缩压影响着血压昼夜节律的调节。近年来的研究表明，血清中的肿瘤坏死因子 -α（TNF-α）、白细胞介素 -6（IL-6）、巨噬细胞集落刺激因子 -1（CSF-1）水平与夜间血压下降程度呈负相关。除此之外，血管内皮功能和平滑肌细胞功能的受损会使夜间血压下降。在生活状态上，盐的摄入量、心情的变化、睡眠质量等都会对血压昼夜节律产生影响。

另外，生物钟是生物体内最重要的生理机能之一。研究发现，调节人体24小时节律的DNA同时也可以控制血压。作为生物钟的核心基因之一，脑和肌肉组织芳香烃受体核转运蛋白的类似蛋白1（BMAL1）基因在调节生物节律方面起关键作用。

第2节 血压的监测方法

一、诊室血压测量

血压的测量广泛应用袖带加压法。常用的血压计有汞柱式、弹簧式和电子血压计。现多推荐使用经过验证的上臂式医用电子血压计，汞柱式血压计将逐步被淘汰。使用标准规格的袖带（气囊长22～26厘米、宽12厘米），肥胖者或臂围大者（＞32厘米）应使用大规格气囊袖带。临床上通常采用间接方法在上臂肱动脉部位测取血压值。具体测量方法：被检查者在测量前30分钟内禁止吸烟和喝咖啡，排空膀胱。安静休息至少5分钟，裸露右上臂，肘部置于与右心房同一水平（坐位平第4肋软骨，仰卧位平腋中线）。首次就诊者左、右臂的血压应同时测量并予记录。让受检者脱下衣袖，露出手臂并外展45°，将袖带平展地缚于上臂，袖带下缘距肘窝横纹2～3厘米，松紧适宜。检查者先于肘窝处触及肱动脉搏动，再将听诊器体件置于肱动脉上，轻压听诊器体件。然后用橡皮球将空气打入袖带，待动脉音消失，再将汞柱升高20～30毫米汞柱后，开始缓慢（每秒2～6毫米汞柱）放气，心率较慢时放气速率也较慢，获取舒张压读数后快速放气至零。测压时双眼平视汞柱表面，根据听诊结果读出血压值。按照Korotkoff的五期法，当听到第1个声音时所示的压力值为收缩压（第1期）；继续放气，随后声音逐渐增强，为第2期；继而出现柔和吹风样杂音，为第3期；再后音调突然变低钝，为第4期；最后声音消失，为第 5 期。第 5 期声音消失时血压计上所示的压力值是舒张压（个别声音不消失者，可采用变音时的值作为舒张压并加以注明）。相隔 2 分钟重复测量，重复测量时应使汞柱降到"0"点后再向袖带内打气。取两次读数的平均值记录，如果两次测量的收缩压或舒压相差 >5 毫米汞柱，则相隔 2 分钟后再次测量，然后取 3 次读数的平均值。记录方法是"收缩压 / 舒张压"，如 120/70 毫米汞柱。

老年人、糖尿病患者及出现直立性低血压情况者，应该加测站立位血压。站立位血压在卧位改为站立位后 1 分钟和 3 分钟时测量。

二、自我测量血压

自我测量血压是指受测者在家中或其他环境里给自己测量血压。在评价血压水平和指导降压治疗上，自我测量血压已成为诊所偶测血压的重要补充，可用来鉴别"白大衣高血压"、隐蔽性高血压和难治性高血压，评价血压长时变异，辅助评价降压疗效，预测心血管风险及预后等。家庭血压监测需要选择合适的血压测量仪器，并对患者进行血压自我测量知识、技能和方案的指导。精神高度焦虑患者，不建议进行家庭自测血压。

（1）进行家庭血压监测，可使用经过国际标准方案认证的上臂式家用自动电子血压计，不推荐用腕式血压计、手指血压计、汞柱式血压计。电子血压计使用期间应定期校准，每年至少 1 次。

（2）测量方案：对初诊高血压患者或血压不稳定高血压患者，建议每天早晨和晚上测量血压，每次测 2～3 遍，取平均值；建议连续测量家庭血压 7 天，取后 6 天血压平均值。血压控制平稳且达标者，可每周自测 1～2 天血压，早晚各 1 次。最好在早上起床后、服降压药和早餐前、排尿后固定时间自测坐位血压。

（3）详细记录每次测量血压的日期、时间以及所有血压读数，而不是只记录平均值。应尽可能向医生提供完整的血压记录。

三、动态血压监测

应使用符合国际标准的监测仪进行动态血压监测，一般监测 24 小时。通常设白昼时间为 6：00～22：00，每 15 分钟测血压 1 次；晚间为 22：00～次日 6：00，每 30 分钟记录 1 次。推荐以下正常值参考标准：24 小时平均压 <130/80 毫米汞柱，白昼平均压 <135/85 毫米汞柱，夜间平均压 <125/75 毫米汞柱。白昼血压有 2 个高峰，分别在上午 6：00～10：00 和下午 16：00～18：00。凌晨 2：00～3：00 血压处于最低谷。所以，动态血压监测曲线常呈"双峰一谷"。正常情况下，夜间血压均值比白昼血压均值低 10%～20%，夜间血压较白昼血压下降 >10%，病人的动态血压曲线呈勺状。

（1）使用经过国际标准方案认证的动态血压监测仪，并定期校准。

（2）通常白天每 15～20 分钟测量 1 次，晚上睡眠期间每 30 分钟测量 1 次。应确保整个 24 小时期间血压有效监测，每个小时至少有 1 个血压读数；有效血压读数应达到总监测次数的 70% 以上，计算白天血压的读数 ≥20 个，计算夜间血压的读数 ≥7 个。

（3）动态血压监测指标：根据动态血压监测 24 小时、白天（清醒活动）、夜间（睡眠）SBP 和 DBP 平均值。动态血压监测在临床上可用于诊断评价"白大衣高血压"、隐蔽性高血压、单纯夜间高血压、难治性高血压、血压波动幅度大的患者；诊断发作性高血压和低血压；判断高血压的程度，了解血压变异性和血压昼夜规律，指导治疗和评价降压药物疗效。

第 3 节 高血压病简述

一、流行病学

高血压患病率和发病率在不同国家、地区和种族之间有差别，工业化国家比发展中国家高。高血压患病率、发病率及血压水平随着年龄增加而升高。高血压病在老年人较为常见，尤以单纯性收缩期高血压为多。

目前，我国人群高血压的患病率仍呈升高趋势。我国人群高血压病流行有两个比较显著的特点：从南方到北方，高血压患病率递增；不同民族之间高血压患病率存在差异。我国高血压病患者的知晓率、治疗率和控制率近年来有明显提高，但总体仍处于较低的水平。我国高血压病调查最新数据显示，2012—2015 年我国 18 岁及以上居民高血压患病率为 27.9%，与 1958—1959 年、1979—1980 年、1991 年、2002 年和 2012 年进行过的 5 次全国范围内的高血压抽样调查相比，虽然各次调查总人数、年龄和诊断标准不完全一致，但患病率总体呈增高的趋势。人群高血压患病率随年龄增加而显著增高，但青年高血压亦值得注意。男性高于女性、北方高南方低的现象仍存在，但目前差异正在转变，呈现出大中型城市高血压患病率较高的特点。农村地区居民的高血压患病率增长速度比城市快。不同民族间比较，藏族、满族和蒙古族高血压的患病率比汉族人群高，而回族、苗族、壮族、布依族高血压的患病率均低于汉族人群。

总的来说，我国高血压患病率和流行存在地区、城乡和民族的差别，随年龄增长而升高；北方高于南方，华北和东北属于高发区，沿海高于内地，城市高于农村，高原少数民族地区患病率较高；男女性高血压总体患病率差别不大，青年期男性略高于女性，中年后女性稍高于男性。

二、临床表现

大多数起病缓慢，缺乏特殊临床表现，仅在测量血压时或发生心、脑、肾等并发症时才发现。常见的症状有头晕、头痛、颈项板紧、疲劳、心悸等，也可出现视力模糊、鼻出血等较重症状。高血压患者还可以出现受累器官的症状，如胸闷、气短、心绞痛、多尿等。高血压的体征一般较少。应重视颈部、背部两侧肋脊角、上腹部脐两侧、腰部肋脊处的血管杂音。心脏听诊可有主动脉瓣区第二心音亢进、收缩期杂音或收缩早期喀喇音。

三、心血管危险分层

高血压患者的预后不仅与血压水平有关，而且与是否合并其他心血管危险因素以及靶器官损害程度有关（表 1-1）。因此，从指导治疗和判断预后的角度将高血压患者进行心血管危险分层，分为低危、中危、高危、很高危，见表1-2。

表1-1　影响高血压患者心血管预后的危险因素

心血管危险因素	靶器官损害	伴随临床疾患
①高血压：1～3级； ②年龄：>55岁（男），或 >65岁（女）； ③吸烟； ④糖耐量受损和（或）空腹血糖受损； ⑤血脂异常：总胆固醇（TC）≥5.7毫摩尔/升（220毫克/分升），或低密度脂蛋白胆固醇（LDL-C）>3.3毫摩尔/升（130毫克/分升），或高密度脂蛋白胆固醇（HDL-C）<1.0毫摩尔/升（40毫克/分升）； ⑥早发心血管病家族史：一级亲属发病年龄男性 <55岁，女性 <65岁； ⑦腹型肥胖：腰围男性≥90厘米、女性≥85厘米，或体重指数（BMI）≥28千克/平方米； ⑧血同型半胱氨酸（Hcy）升高：≥10微摩尔/升	①心室肥厚： 心电图 Sokolow（SV1＋RV5）>38毫米，或 Cornell（RaVL＋SV3）>2440毫米/毫秒； 超声心动左心室质量指数（LVMI）男性≥125克/平方米，女性≥120克/平方米； ②颈动脉超声颈动脉内中膜厚度（IMT）≥0.9毫米或动脉粥样硬化斑块； ③颈股动脉脉搏波传导速度（PWV）≥12米/秒； ④踝肱指数（ABI）<0.9； ⑤肾小球滤过率（eGFR）<60毫升/（分钟·1.73平方米）或血肌酐轻度升高115～133微摩尔/升（男，1.3～1.5毫克/分升）、107～124微摩尔/升（女，1.2～1.4毫克/分升）； ⑥尿微量白蛋白30～300毫克/24小时或尿白蛋白/尿肌酐≥30毫克/克	①脑血管病：脑出血、缺血性脑卒中、短暂性脑缺血发作； ②心脏疾病：心肌梗死、心绞痛、冠状动脉血运重建、慢性心力衰竭； ③肾脏疾病：糖尿病肾病、肾功能受损，肌酐≥133微摩尔/升（男，1.5毫克/分升）或≥124微摩尔/升（女，1.4毫克/分升）； ④周围血管病； ⑤视网膜病变：出血或渗出，视盘水肿； ⑥糖尿病

表1-2　高血压患者心血管危险分层标准

高血压以外的危险因素和病史	高血压		
	1级	2级	3级
无	低危	中危	高危
1～2个其他危险因素	中危	中危	很高危

（续表）

高血压以外的危险因素和病史	高血压		
	1级	2级	3级
不少于3个其他危险因素或靶器官损害	高危	高危	很高危
临床并发症或合并糖尿病	很高危	很高危	很高危

四、实验室检查

基本项目：血生化（血钾、钠、空腹血糖、血脂、尿酸和肌酐）、血常规、尿液分析（尿蛋白、尿糖和尿沉渣镜检）、心电图等。

推荐项目：超声心动图、颈动脉超声、口服葡萄糖耐量试验、糖化血红蛋白、血高敏C反应蛋白、尿白蛋白/肌酐比值、尿蛋白定量、眼底检查、胸部X线摄片、脉搏波传导速度（PWV）以及踝肱指数（ABI）等。

选择项目：血同型半胱氨酸。对怀疑继发性高血压患者，根据需要可以选择以下检查项目：血浆肾素活性或肾素浓度、血和尿醛固酮、血和尿皮质醇、血游离甲氧基肾上腺素及甲氧基去甲肾上腺素、血或尿儿茶酚胺、肾动脉超声和造影、肾和肾上腺超声、CT或磁共振成像（MRI）、肾上腺静脉采血以及睡眠呼吸监测等。对有并发症的高血压患者，进行相应的心功能、肾功能和认知功能等检查。

五、危害

心脏和血管是高血压病理生理作用的主要靶器官，早期可无明显病理改变。长期高血压引起的心脏改变主要是左心室肥厚和扩大，全身小动脉病变导致重要靶器官如心、脑、肾、组织缺血，长期高血压及伴随的危险因素可促进动脉粥样硬化的形成及发展。目前认为血管内皮功能障碍是高血压最早期、最重要的血管损害。

心脏：长期压力负荷增高，儿茶酚胺与血管紧张素Ⅱ（ATⅡ）等生长因子都可刺激心肌细胞肥大和间质纤维化，引起左心室肥厚和扩张，称为高血压性心脏病。左心室肥厚可以使冠状动脉血流储备下降，特别是在氧耗量增加时，导致心内膜下心肌缺血。高血压性心脏病常可合并冠状动脉粥样硬化和微血管病变。左心室肥厚（LVH）是心血管事件独立的危险因素，常用的检查方法包括心电图、超声心动图。心电图简单易行，可以作为 LVH 筛查方法，常用指标有 Sokolow-Lyon 电压（SV1＋RV5）和 Comell 电压-时间乘积。超声心动图诊断 LVH 的敏感性优于心电图，左心室质量指数（LVMI）是心血管事件的强预测因子，可用于检出和诊断 LVH。其他评估高血压心脏损害的方法有胸部 X 线检查、运动试验、心脏同位素显像、计算机断层扫描冠状动脉造影（CTA）、心脏磁共振成像及磁共振血管造影（MRA）、冠状动脉造影等。

脑：长期高血压使脑血管发生缺血与变性，形成微动脉瘤，一旦破裂，可发生脑出血。高血压促使脑动脉粥样硬化，粥样斑块破裂可并发脑血栓形成。脑小动脉闭塞性病变，引起针尖样小范围梗死病灶，称为腔隙性脑梗死。高血压的脑血管病变部位，特别容易发生在大脑中动脉的豆纹动脉、基底动脉的旁正中动脉和小脑齿状核动脉。这些血管直接来自压力较高的大动脉，血管细长而且垂直穿透，容易形成微动脉瘤或闭塞性病变。因此，脑卒中通常累及壳核、下丘脑、尾状核、内囊等部位。颅脑 MRA 或 CTA 有助于发现脑腔隙性病灶、无症状性脑血管病变（如颅内动脉狭窄、钙化和斑块病变、血管瘤）以及脑白质损害，但不推荐用于靶器官损害的临床筛查。经颅多普勒超声对诊断脑血管痉挛、狭窄或闭塞有一定帮助。目前认知功能的筛查评估主要采用简易精神状态量表。

肾脏：肾脏损害主要表现为血清肌酐升高、估算的肾小球滤过率（eGFR）降低，或尿白蛋白排出量增加。长期持续高血压使肾小球内囊压力升高，肾小球纤维化、萎缩，肾动脉硬化，导致肾实质缺血和肾单位不断减少。慢性肾衰竭是长期高血压的严重后果之一，尤其在合并糖尿病时。恶性高血压时，入球小动脉及小叶间动脉发生增殖性内膜炎及纤维素样坏死，可在短期内出现肾衰竭。高血压患者尤其合并糖尿病时，应定期检查尿白蛋白排泄量，监测 24 小时尿白蛋白排泄量或尿白蛋白／尿肌酐比值。eGFR 是一项判断肾脏功能简便而敏感的指标，可采用慢性肾脏病流行病学协作组（CKD-EPI）公式、肾脏病膳食改善试验（MDRD）公式或者我国学者提出的 MDRD 改良公式来评估

eGFR。血清尿酸水平增高，对心血管风险可能也有一定预测价值。

视网膜：视网膜小动脉早期发生痉挛，随着病程进展出现硬化。血压急骤升高可引起视网膜渗出和出血。眼底检查有助于了解高血压的严重程度。目前采用 Keith-Wagener 眼底分级法：Ⅰ级，视网膜动脉变细、反光增强；Ⅱ级，视网膜动脉狭窄、动静脉交叉压迫；Ⅲ级，在上述病变基础上有眼底出血及棉絮状渗出；Ⅳ级，在上述基础上又出现视盘水肿。

第 4 节　高血压病分类

在未服用降压药的情况下，收缩压 ≥140 毫米汞柱，和（或）舒张压 ≥90 毫米汞柱，即为高血压，如果只有收缩压达到高血压标准，则称为单纯收缩期高血压。高血压可分为原发性高血压和继发性高血压，绝大多数患者为原发性高血压，继发性高血压少见。

一、原发性高血压

原发性高血压又称高血压病，是以患者体循环动脉压升高为主要临床表现的心血管综合征。高血压常与其他心血管危险因素共存，是重要的心脑血管疾病危险因素，可损伤心、脑、肾，最终导致这些器官功能衰竭。

高血压定义为未使用降压药物的情况下诊室收缩压 ≥140 毫米汞柱和（或）舒张压 ≥90 毫米汞柱。根据血压升高情况，进一步分为 1~3 级。目前我国采用的血压分类和标准见表 1-3。

表 1-3　高血压病分类及标准　　　　（单位：毫米汞柱）

分类	收缩压	满足条件	舒张压
正常血压	<120	和	<80
正常高值血压	120~139	和（或）	80~89
高血压	≥140	和（或）	≥90

（续表）

分类	收缩压	满足条件	舒张压
1 级高血压（轻度）	140～159	和（或）	90～99
2 级高血压（中度）	160～179	和（或）	100～109
3 级高血压（重度）	≥180	和（或）	≥110
单纯收缩期高血压	≥140	和	<90

注：当收缩压和舒张压分属不同等级时，以较高的级别作为标准。

二、继发性高血压

继发性高血压是指由某些确定的疾病或病因引起的血压升高，占所有高血压的 5%～10%。某些继发性高血压，如原发性醛固酮增多症、嗜铬细胞瘤导致的高血压和肾血管性高血压等，有效去除或控制病因后，作为继发症状的高血压可被治愈或明显缓解。

继发性高血压由某些确定的疾病或病因引起，临床上凡遇到以下情况时，要进行全面详尽的筛选检查。

（1）中重度血压升高的年轻患者。

（2）症状、体征或实验室检查有怀疑线索，例如肢体脉搏搏动不对称性减弱或缺失，腹部听到粗糙血管杂音等。

（3）药物联合治疗效果差，或者治疗过程中血压曾经控制良好但近期内又明显升高。

（4）恶性高血压患者。

第 5 节　高血压病的发病机制

一、病因

原发性高血压是多因素、多环节、多阶段、个体差异较大的疾病，病因为多因素，是遗传因素和环境因素交互作用的结果。

（一）遗传因素

原发性高血压患者有明显的遗传倾向，有研究表明，双亲无高血压，一方有高血压或双亲均有高血压，其子女高血压发生概率分别为3%、28%、46%。单卵双生的同胞血压一致性较双卵双生同胞更为明显。高血压的遗传可能存在主要基因显性遗传和多基因关联遗传两种方式。在遗传表型上，不仅高血压发生率体现遗传性，而且在血压高度、并发症发生以及其他有关因素如肥胖等方面也有遗传性。据估计，人群中20%～40%的血压变异是遗传决定的。流行病学研究提示原发性高血压发病有明显家族聚集性。一些研究表明，原发性高血压患者存在遗传缺陷，相比于无家族史的正常血压者，有高血压家族史的正常血压者血细胞游离钙和血小板聚集率明显增高，且部分年轻子女室间隔和左心室后壁增厚，左心室质量指数增加。这种遗传缺陷正是相关基因研究的根据。原发性高血压被认为是一种多基因疾病，这些基因的突变、缺失、重排和表达水平的差异，亦即多个"微效基因"的联合缺陷可能是导致高血压发病的基础。已知或可能参与高血压发病过程的基因称为高血压病的候选基因，据推测有5～8种。

（二）环境因素

环境因素包括饮食、精神应激、吸烟等。研究表明，每日食盐摄入量、饮酒量与血压呈正相关，钾摄入量与血压呈负相关。膳食钠盐摄入量平均每天增加2克，收缩压和舒张压分别增高2.0毫米汞柱和1.2毫米汞柱。高钠、低钾膳食是我国大多数高血压患者发病最主要的危险因素。同时，脑力劳动者、从事精神高度紧张工作、长期生活在噪声环境中的人群，高血压的患病率显著升高。过量饮酒是高血压发病的危险因素，人群高血压患病率随饮酒量增加而升高。虽然少量饮酒后短时间内血压会有所下降，但长期少量饮酒可使血压轻度升高，过量饮酒则使血压明显升高。如果每天平均饮酒大于3个标准杯（1个标准杯相当于12克酒精，约合360克啤酒或100克葡萄酒，或30克白酒），收缩压与舒张压分别平均升高3.5毫米汞柱、2.1毫米汞柱，且血压上升幅度随着饮酒量增加而增大。我国饮酒人数众多，部分男性高血压患者有长期饮酒嗜好和饮高度酒的习惯，应重视长期过量饮酒对血压和高血压发生的影响。长期精神过度紧张也是高血压发病的危险因素，长期从事高度精神紧张工作的人群高血压患病率增加。长期生活在噪声环境中的听力敏感性减退者患高血压的也较多。此类患者经休息后症状和血压会获得一定改善。吸烟可使交感神经末梢释放去甲肾上腺素而使血压增高，同时可以通过氧化应激损害一氧化氮介导的血管舒张引起血压增高。

（三）其他因素

1. 年龄

随着年龄的增长，血压特别是收缩压会升高，高血压发病率也增加。

2. 肥胖

肥胖和体重的增加是高血压的重要危险因素，腹型肥胖者更容易发生高血压。身体脂肪含量与血压水平呈正相关。人群中体重指数（BMI）与血压水平呈正相关，BMI 每增加 3 千克 / 米^2，4 年内发生高血压的风险，男性增加 50%，女性增加 57%。我国 24 万成年人随访资料的汇总分析显示，BMI>24 千克 / 米^2 者发生高血压的风险是体重正常者的 3～4 倍。身体脂肪的分布与高血压发生也有关：腹部脂肪聚集越多，血压水平就越高。腰围 >90 厘米（男性）或 >85 厘米（女性）者，发生高血压的风险是腰围正常者的 4 倍以上。

随着我国社会经济发展和人民生活水平提高，人群中超重和肥胖者的比例明显增加，超重和肥胖将成为我国高血压患病率增长的重要危险因素。

3. 药物

某些药物可使血压升高，如肾上腺皮质激素、非甾体消炎药、避孕药、麻黄素等。

二、发病机制

（一）神经机制

各种原因使大脑皮层下神经中枢功能发生变化，各种神经递质浓度与活性异常，包括去甲肾上腺素、肾上腺素、多巴胺、血管升压素、脑啡肽、脑钠肽、中枢肾素-血管紧张素系统，最终使交感神经系统活性亢进，血浆儿茶酚胺浓度升高，阻力小动脉收缩增强，导致血压升高。

（二）肾脏机制

各种原因引起肾性水钠潴留，增加心输出量，通过全身血流自身调节使外周血管阻力和血压升高，启动压力–利尿钠机制，再将潴留的水、钠排泄出去。也可能通过排钠激素分泌释放增加，在排泄水钠的同时使外周血管阻力增高，进而使血压增高。

（三）激素机制

激活肾素–血管紧张素–醛固酮系统。经典的肾素–血管紧张素–醛固酮系统包括：肾小球入球动脉的球旁细胞分泌肾素，激活从肝脏产生的血管紧张素原，生成血管紧张素Ⅰ，然后经肺循环的转换酶生成血管紧张素Ⅱ。血管紧张素Ⅱ是肾素–血管紧张素–醛固酮系统的主要效应物质，作用于血管紧张素Ⅱ受体，使小动脉平滑肌收缩，刺激肾上腺皮质球状带分泌醛固酮，通过交感神经末梢突触前膜的正反馈使去甲肾上腺素分泌增加。这些作用均可使血压升高。

（四）血管机制

大动脉和小动脉结构与功能的变化在高血压发病中发挥着重要作用。覆盖在血管壁内表面的内皮细胞能生成、激活和释放各种血管活性物质，调节心血管功能。年龄增长以及各种心血管危险因素，导致血管内皮细胞功能异常，使氧自由基产生增加，一氧化氮（NO）灭活增强，血管炎症、氧化应激反应等影响动脉弹性功能和结构。由于大动脉弹性减退，脉搏波传导速度增大，反射波抵达中心大动脉的时相从舒张期提前到收缩期，出现收缩期延迟压力波峰，可以使收缩压升高，舒张压降低，脉压增大。阻力小动脉结构和功能改变，影响外周压力反射点的位置或反射波强度，也对脉压增大起重要作用。

（五）胰岛素抵抗

近年来认为胰岛素抵抗是2型糖尿病和高血压发生的共同病理生理基础，但胰岛素抵抗如何导致血压升高，尚未得到肯定的解释。多数认为是胰岛素抵抗造成继发性高胰岛素血症引起的，继发性高胰岛素血症使肾脏水钠重吸收增强，交感神经系统活性亢进，动脉弹性减退，从而使血压升高。

第 6 节　高血压病的药物治疗

一、治疗原则

高血压的治疗原则首先是进行生活方式干预，以下生活方式干预适用于所有的高血压患者。

（一）减轻体重

将 BMI 尽可能控制在 24 千克 / 米² 以下，体重降低对改善胰岛素抵抗、糖尿病、血脂异常和左心室肥厚均有益。超重和肥胖是导致血压升高的重要原因之一，中心型肥胖还会进一步增加高血压等心血管与代谢性疾病的风险，适当减轻体重，减少体内脂肪含量，可显著降低血压。衡量超重和肥胖最简便和常用的生理测量指标是 BMI 和腰围。前者通常反映全身肥胖程度，后者主要反映中心型肥胖程度。成年人正常 BMI 为 18.5～23.9 千克 / 米²，BMI 在 24～27.9 千克 / 米²为超重，提示需要控制体重；BMI ≥ 28 千克 / 米²为肥胖，应减重。成年人正常腰围 <90/85 厘米（男 / 女），如腰围 ≥ 90/85 厘米（男 / 女），同样提示需控制体重；如腰围 ≥ 95/90 厘米（男 / 女），也应减重。最有效的减重措施是控制能量摄入和增加体力活动。在饮食方面要遵循平衡膳食的原则，控制高热量食物（高脂肪食物、含糖饮料及酒类等）的摄入，适当控制主食（碳水化合物）用量。在运动方面，规律的、中等强度的有氧运动是控制体重的有效方法。减重的速度因人而异，通常以每周减重 0.5～1 千克为宜。非药物措施减重效果不理想的重度肥胖患者，应在医师指导下使用减肥药物控制体重。

（二）减少钠盐摄入，补充钾盐

目前全国各地居民的钠盐摄入量均显著高于世界卫生组织（WHO）每日应小于 6 克的推荐，而钾盐摄入则严重不足。因此，所有高血压患者均应尽可能减少钠盐的摄入量，并增加食物中钾盐的摄入量。主要措施包括：①尽可能减少烹调用盐，建议使用可定量的盐勺；②减少味精、酱油等含钠盐的调味品用量；③少食或不食含钠盐量较高的各类加工食品，如咸菜、火腿、香肠以及各类炒货；④增加蔬菜和水果的摄入量；⑤肾功能良好者使用含钾的烹调用盐。

（三）膳食结构合理，减少脂肪摄入

减少食用油摄入，少吃或不吃肥肉和动物内脏。摄入蛋白质、脂肪、碳水化合物及植物纤维比例合理，补充维生素，多摄入新鲜蔬菜、水果、鱼类、豆制品、粗粮、脱脂奶及其他富含钾、钙、膳食纤维、多不饱和脂肪酸的食物，必要时补充叶酸制剂。

（四）戒烟限酒

吸烟是心血管病和癌症的主要危险因素之一，被动吸烟也会显著增加心血管疾病的危险。吸烟可损害血管内皮，显著增加高血压患者发生动脉粥样硬化的风险。戒烟的益处十分肯定，任何年龄戒烟均能获益。烟草依赖是一种慢性成瘾性疾病，不仅戒断困难，复发率也很高。医师应强烈建议并督促高血压患者戒烟，必要时可鼓励患者寻求药物辅助戒烟。同时，也应对戒烟成功者进行随访和监督，避免复吸。长期大量饮酒可导致血压升高，限制饮酒量则可显著降低高血压的发病风险。我国男性长期大量饮酒者较多，部分少数民族女性也有饮酒的习惯。不提倡高血压患者饮酒，如饮酒，则应限量：白酒、葡萄酒（或米酒）与啤酒的量分别不超过 50 毫升、100 毫升、300 毫升。

（五）增加运动

运动有利于减轻体重和改善胰岛素抵抗，提高心血管调节适应能力，稳定血压水平。一般的体力活动可增加能量消耗，对健康十分有益。定期体育锻炼可产生重要的治疗作用，如降低血压、改善糖代谢等。每天应进行 30 分钟左右的体力活动，每周则应有 1 次以上的有氧体育锻炼，如步行、慢跑、骑车、游泳、做健美操、跳舞和非比赛性划船等。典型的体力活动包括 3 个阶段：①5～10 分钟的轻度热身活动；②20～30 分钟的耐力活动或有氧运动；③约 5 分钟的放松，这一阶段逐渐减少用力，使心脑血管系统的反应和身体产热功能逐渐稳定下来。运动的形式和运动量均应根据个人的兴趣、身体状况而定。

（六）减轻精神压力，保持心态平衡

心理或精神压力引起的心理应激反应，即人体对环境中心理和生理因素的

刺激做出的反应。长期、过量的心理反应，尤其是负性的心理反应会显著增加心血管风险。精神压力增加的主要原因包括过度的工作和生活压力以及病态心理，包括抑郁症、焦虑症、A 型性格（一种以敌意、好胜和妒忌心理及时间紧迫感为特征的性格）、社会孤立和缺乏社会支持等。应采取各种措施，帮助患者预防和缓解精神压力以及纠正和治疗病态心理。

（七）改善睡眠

睡眠的时长、质量与血压的升高和心血管疾病发生风险有关。保证充足睡眠并改善睡眠质量，对提高生活质量、控制血压和减少心脑血管疾病并发症有重要意义。

（八）注意保暖

血压往往随着季节的变化而变化。老年人对寒冷的适应能力和对血压的周控能力差，常出现季节性血压波动现象，应保持室内温暖，经常通风换气，骤冷和大风低温时减少外出，适量增添衣物，避免血压大幅波动。

二、降压药物治疗

（一）适用对象

（1）高血压 2 级或以上患者。

（2）高血压合并糖尿病，或者已经有心、脑、肾靶器官损害或并发症的患者。

（3）凡血压持续升高，改善生活方式后血压仍未获得有效控制者。从心血管危险分层的角度，高危和很高危患者必须使用降压药物强化治疗。

（二）血压控制的目标值

高血压患者的主要治疗目标是最大限度地降低心血管并发症发生与死亡的总体危险，需要治疗所有可逆性心血管危险因素、亚临床靶器官损害以及各种并存的临床疾病。

一般高血压患者应将血压降至 140/90 毫米汞柱以下；65 岁及以上的老年人收缩压应控制在 150 毫米汞柱以下，如能耐受还可进一步降低；伴有肾脏疾病、糖尿病，或病情稳定的冠心病或脑血管病的高血压患者治疗更宜个体化，一般可以将血压降至 130/80 毫米汞柱以下。伴有严重肾脏疾病或糖尿病，或处于急性期的冠心病或脑血管病患者，应按照相关指南进行血压管理。对于老年收缩期高血压患者，收缩压控制在 150 毫米汞柱以下，如能够耐受可降至 140 毫米汞柱以下。

应尽早将血压降低到上述目标血压水平，但并非越快越好。大多数高血压患者应根据病情在数周至数月内将血压逐渐降至目标水平，年轻、病程较短的高血压患者可较快达标。但老年人、病程较长或已有靶器官损害或并发症的患者，降压速度宜适度缓慢。

（三）心血管危险因素协同控制

各种心血管危险因素之间存在关联，大部分高血压患者合并其他心血管危险因素，降压治疗后尽管血压控制在正常范围，其他危险因素依然对预后产生重要影响，因此降压治疗时应兼顾控制其他心血管危险因素。降压治疗方案除了必须有效控制血压，还应兼顾对糖代谢、脂代谢、尿酸代谢等多重危险因素的控制。

（四）药物应用基本原则

1. 小剂量

初始治疗时通常应采用较小的有效治疗剂量，根据需要逐步增加剂量。

2. 优先选择长效制剂

尽可能使用每天给药 1 次而有持续 24 小时降压作用的长效药物，从而有效控制夜间血压与晨峰血压，更有效预防心脑血管疾病并发症。如使用中、短效制剂，则需每天给药 2～3 次，以达到平稳控制血压的目的。

3. 联合用药

在低剂量单药治疗效果不满意时，可以采用两种或两种以上降压药物联合治疗。事实上，2 级以上高血压为达到目标血压常需联合用药。对血压 ≥160/100 毫米汞柱或高于目标血压 20/10 毫米汞柱或高危及以上患者，起始即可采用小剂量两种药物联合治疗或用固定复方制剂。

4. 个体化

根据患者具体情况、药物有效性和耐受性，兼顾患者经济条件及个人意愿，选择适合患者的降压药物。

（五）降压药物的种类

目前常用降压药物可归纳为 5 大类，即利尿剂、β 受体拮抗剂、钙通道阻滞剂（CCB）、血管紧张素转换酶抑制剂（ACEI）和血管紧张素 II 受体拮抗剂（ARB）。

1. 利尿剂

这一类药物通过利钠排水、降低高血容量负荷发挥降压作用，主要包括噻嗪类利尿剂、袢利尿剂、保钾利尿剂等。降压起效较平稳、缓慢，持续时间相对较长，作用持久。这一类药物适用于轻、中度高血压，对单纯收缩期高血压、盐敏感性高血压，合并肥胖、更年期女性，合并心力衰竭和老年人高血压有较强的降压效应，尤其适用于老年和高龄老年高血压、单独收缩期高血压或伴心力衰竭患者，也是难治性高血压的基础药物之一。利尿剂可增强其他降压药的疗效，其不良反应主要是电解质紊乱等，通常采用小剂量。痛风者禁用；高尿酸血症以及明显肾功能不全者慎用，后者如需使用利尿剂，应使用袢利尿剂，如呋塞米等。螺内酯长期应用有可能导致血钾升高以及男性乳房发育等不良反应，不宜与 ACEI、ARB 合用，肾功能不全者慎用。

2. β 受体拮抗剂

β 受体拮抗剂包括选择性（β_1）、非选择性（β_1 与 β_2）和兼有 α 受体拮抗剂等 3 类，常用药物包括美托洛尔、比索洛尔和阿替洛尔等，主要通过抑制过度激活的交感神经活性、抑制心肌收缩力、减慢心率发挥降压作用，降压起效较强而且迅速。β 受体拮抗剂尤其适用于伴快速性心律失常、冠心病、心绞痛、慢性心力衰竭、交感神经活性增高的高血压患者，对于老年高血压疗效相对较差。各种 β 受体拮抗剂的药理学和药代动力学情况相差较大。临床上治疗高血压宜选用选择性 β_1 受体拮抗剂或者兼有 α 受体拮抗作用的 β 受体拮抗剂，达到能有效减慢心率的较高剂量。β 受体拮抗剂不仅能降低静息血压，而且能抑制体力应激和运动状态下的血压急剧升高。使用的主要障碍是心动过缓和一些影响生活质量的不良反应，较高剂量治疗时突然撤药可能导致撤药综合征。常见的不良反应有疲乏、肢体冷感、胃肠不适等，还可能影响糖、脂代谢。

β受体拮抗剂对心肌收缩力、窦房结及房室结功能均有抑制作用，并可增加气道阻力，高度心脏传导阻滞、哮喘患者为禁忌证。慢性阻塞型肺病、运动员、周围血管病或糖耐量异常者慎用。

3. 钙通道阻滞剂

钙通道阻滞剂包括二氢吡啶类钙拮抗剂和非二氢吡啶类钙拮抗剂，前者如硝苯地平、尼群地平、拉西地平、氨氯地平和非洛地平等，后者包括维拉帕米和地尔硫卓。这类药物主要通过阻断电压依赖 L 型钙通道减少细胞外钙离子进入血管平滑肌细胞内，减弱兴奋-收缩耦联，降低阻力血管的收缩反应。钙通道阻滞剂降压起效迅速，降压疗效和幅度相对较强，疗效的个体差异性较小，与其他类型降压药联合应用能明显增强疗效。二氢吡啶类钙拮抗剂可与其他 4 类降压药联合应用，尤其适用于老年高血压、单纯收缩期高血压、伴稳定性心绞痛、冠状动脉或颈动脉粥样硬化及周围血管病患者。钙通道阻滞剂对血脂、血糖等无明显影响，服药依从性较好。常见不良反应包括反射性交感神经激活导致心跳加快、面部潮红、脚踝部水肿、牙龈增生等。非二氢吡啶类钙拮抗剂常见不良反应包括抑制心脏收缩功能和传导功能，Ⅱ-Ⅲ度房室传导阻滞、心力衰竭患者禁止使用。

4. 血管紧张素转换酶抑制剂

常用的血管紧张素转换酶抑制剂包括卡托普利、依那普利、贝那普利、雷米普利、培哚普利等，主要是抑制血管紧张素转化酶阻断肾素血管紧张素系统发挥降压作用，降压起效缓慢，3～4 周时达最大作用，限制钠盐摄入或联合使用利尿剂可使起效迅速和作用增强。此类药物具有改善胰岛素抵抗和减少尿蛋白的作用，也具有良好的靶器官保护和心血管终点事件预防作用，尤其适用于伴有慢性心力衰竭、糖尿病肾病、非糖尿病肾病、代谢综合征、蛋白尿或微量白蛋白尿患者。最常见不良反应为持续性干咳、低血压、皮疹，偶见血管神经性水肿及味觉障碍。长期应用有可能导致血钾升高。禁忌证为双侧肾动脉狭窄、高钾血症及妊娠妇女。血肌酐超过 3 毫克 / 分升患者使用时需谨慎，应定期监测血肌酐及血钾水平。

5. 血管紧张素Ⅱ受体拮抗剂

常用的血管紧张素Ⅱ受体拮抗剂包括氯沙坦、缬沙坦、厄贝沙坦、替米沙坦等，主要是阻断血管紧张素Ⅱ型受体发挥降压作用，降压作用起效缓慢，但持久而平稳。低钠饮食或与利尿剂联合使用能明显增强疗效。多数 ARB 随剂量加大降压作用增强，治疗窗较宽。此类药物尤其适用于伴左室肥厚、心力衰竭、糖尿病肾病、代谢综合征、微量白蛋白尿或蛋白尿患者，以及不能耐受 ACEI 的患者。不良反应少见，偶有腹泻，长期应用可升高血钾。双侧肾动脉狭窄、妊娠妇女、高钾血症者禁用。

（六）危险因素的处理

1. 调脂治疗

血脂异常是动脉粥样硬化性疾病的重要危险因素，高血压伴有血脂异常显著增加心血管病危险，高血压对我国人群的致病作用明显强于其他心血管病危险因素。《中国成人血脂异常防治指南》强调了在中国人群中高血压对血脂异常患者心血管综合危险分层的重要性。他汀类药物调脂治疗对高血压或非高血压者预防心血管事件的效果相似，均能有效降低心脑血管事件。小剂量他汀类药物用于高血压合并血脂异常患者的一级预防安全有效。他汀类药物降脂治疗可为心血管疾病危险分层中的中高危患者带来显著临床获益，但低危人群未获益。

对高血压合并血脂异常的患者，应同时采取积极的降压治疗以及适度的降脂治疗。调脂治疗建议如下：首先应强调改变生活方式，当严格实施改变生活方式 3～4 个月后，血脂水平不能达到目标值，则考虑药物治疗，首选他汀类药物。他汀类药物应用过程中应注意肝功能异常和肌肉疼痛等不良反应，需定期检测血常规、转氨酶（ALT 和 AST）和肌酸磷酸激酶（CK）。

2. 抗血小板治疗

有大量临床研究证据表明阿司匹林在心脑血管疾病二级预防中起作用，且已得到广泛认可，可有效降低严重心血管事件风险（25%），其中非致命性心肌梗死下降 1/3，非致命性脑卒中下降 1/4，所有血管事件下降 1/6。高血压合并稳定型冠心病、心肌梗死、缺血性脑卒中或短暂性脑缺血发作（TIA）史以及合并周围动脉粥样硬化疾病患者，需应用小剂量阿司匹林（100毫克/天）进行二级预防；合并血栓症急性发作，如急性冠状动脉综合征、缺血性脑卒中或TIA、闭塞性周围动脉粥样硬化症时，应按相关指南的推荐使用阿司匹林，通常在急性期可给予负荷剂量（300毫克/天），而后应用小剂量（100毫克/天）作为二级预防；高血压合并房颤的高危患者宜用口服抗凝剂如华法林，中低危患者或不能应用口服抗凝剂者可给予阿司匹林；高血压伴糖尿病、心血管高风险者可用小剂量阿司匹林（75～100毫克/天）进行一级预防；阿司匹林不能耐受者可用氯吡格雷（75毫克/天）代替。

高血压患者长期应用阿司匹林应注意：

（1）需在血压控制稳定（<150/90毫米汞柱）后开始应用，未达良好控制的高血压患者，阿司匹林可能增加脑出血风险；

（2）服用前应筛查有无发生消化道出血的高危因素，如消化道疾病（溃疡病及其并发症史）、65岁以上、同时服用皮质类固醇或其他抗凝药或非甾体抗炎药等。如果有高危因素，应采取预防措施，包括筛查与治疗幽门螺杆菌感染，预防性应用质子泵抑制剂，以及采用合理联合抗栓药物的方案等；

（3）合并活动性溃疡、严重肝病、出血性疾病者，需慎用或停用阿司匹林。

3. 血糖控制

高血压伴糖尿病患者心血管病发生危险更高。高于正常水平的空腹血糖或糖化血红蛋白（HbA1c）与心血管病发生危险增高具有相关性。治疗糖尿病的理想目标是空腹血糖≤6.1毫摩尔/升或HbA1c≤6.5%。对于老年人，尤其是独立生活的、病程长、并发症多、自我管理能力较差的糖尿病患者，血糖控制不宜过于严格，空腹血糖≤7.0毫摩尔/升或HbA1c≤7.0%、餐后血糖≤10.0毫摩尔/升即可。对于中青年糖尿病患者，血糖应控制在正常水平。

4. 综合干预多种危险因素

高血压患者往往同时存在多个心血管病危险组分，包括高危因素、并存靶器官损害、伴发临床疾患。除了针对某一项危险组分进行干预外，更应强调系统干预多种危险组分。综合干预有利于全面控制心血管危险因素，有利于及早预防心血管病。高血压患者综合干预的措施是多方面的，常用的有降压、调脂、抗栓治疗。有资料提示，高血同型半胱氨酸与脑卒中发生危险有关，而添加叶酸可降低脑卒中发生危险。因此，对叶酸缺乏人群补充叶酸也是综合干预的措施之一。通过控制多种危险因素、保护靶器官、治疗已确诊的糖尿病等疾患，来达到预防心脑血管疾病发生的目标。

三、特殊类型高血压

（一）老年高血压

我国流行病学调查显示 60 岁以上人群高血压患病率为 49%。老年人容易合并多种疾病，并发症较多，其特点是收缩压增高，舒张压下降，脉压增大；血压波动性大，容易出现直立性低血压及餐后低血压；血压昼夜节律异常、"白大衣高血压"和假性高血压相对常见。老年高血压患者的血压应降至 150/90 毫米汞柱以下，如能耐受可降至 140/90 毫米汞柱以下。对于 80 岁以上高龄老年人，降压的目标值为 <150/90 毫米汞柱。老年高血压降压治疗应强调收缩压达标，同时应避免过度降低血压。在能耐受降压治疗前提下，逐步降压达标，应避免过快降压。CCB、ACEI、ARB、利尿剂或 β 受体拮抗剂都可以考虑选用。

（二）儿童青少年高血压

儿童青少年高血压以原发性高血压为主，表现为轻、中度血压升高，通常没有明显的临床症状，与肥胖密切相关，近一半儿童高血压患者可发展为成人高血压，左心室肥厚是最常见的靶器官受累。儿童青少年血压明显升高者多为继发性高血压，肾性高血压是首位病因。目前国际上统一采用不同年龄性别血压的 90、95 和 99 百分位数作为诊断"正常高值血压""高血压"和"严重高血压"的标准。未合并靶器官损害的儿童青少年高血压应将血压降至 95 百分位数以下；合并肾脏疾病、糖尿病或出现高血压靶器官损害时，应将血压降至 90 百分位数以下。绝大多数儿童青少年高血压患者通过非药物治疗即可达到血压控制目标。但如果生活方式治疗无效，出现高血压临床症状、靶器官损害、合并糖尿病、继发性高血压等情况，应考虑药物治疗。ACEI、ARB、CCB 在标准剂量下较少发生不良反应，通常作为首选的儿科抗高血压药物；利尿剂通常作为二线抗高血压药物或与其他类型药物联合使用；其他种类药物如 α 受体拮抗剂和 β 受体拮抗剂，因为不良反应的限制，多用于儿童青少年严重高血压患者的联合用药。

（三）"白大衣高血压"

"白大衣高血压"指至少测 3 次诊所血压 ≥ 140/90 毫米汞柱，非诊所测血压至少 2 次 < 140/90 毫米汞柱，同时没有靶器官损害。据估计，我国"白大衣高血压"患者有 4000 万人。"白大衣高血压"患者心室壁增厚更早，肾素－血管紧张素－醛固酮系统（RAAS）和交感神经系统活性更强，更早出现胰岛素免疫、脂质水平升高等代谢性改变。"白大衣高血压"患者的不良转归与正常血压者相似。

（四）隐蔽性高血压（MHD）

隐蔽性高血压又称蒙面性高血压，指诊所偶测血压 < 140/90 毫米汞柱，而动态血压或家庭自测白天血压 ≥ 135/85 毫米汞柱，患病率 8%～15%，男性多见，约 35% 可发展为持久性高血压，并有较高的心血管危险性。我国估计有5000 万隐蔽性高血压者，其机制不明，可能与下列因素有关。

（1）与体位反射有关。日常活动中由于体位变化，反射出现直立性血压升高，常是高血压的早期表现。

（2）与血管活性物质平衡失调有关。

（3）与交感神经兴奋性增强有关，运动试验时血压明显升高者，常提示可能有隐蔽性高血压。24 小时动态血压监测常显示日间收缩压升高更明显。

（4）与 25－羟化维生素 D 水平呈负相关。

（5）与人体必需微量元素镍（Ni）水平低下有关（镍维持心肌细胞膜结构的稳定）。

（6）与不良生活方式有关（饮酒、吸烟、喝咖啡、少体力活动）。临床特点是常有较多的危险因素，如低密度脂蛋白胆固醇（LDL-C）升高、体重指数偏高、饮酒多、吸烟多，有不同程度的心血管及肾损害（中心动脉压升高、动脉顺应性下降、发生动脉硬化、尿 β_2- 微球蛋白增高等）。其防治要注意检出（24 小时动态血压监测）、生活方式干预、有靶器官损害时按高血压治疗、给予降压药（长效 CCB、ACEI、ARB、β 受体拮抗剂）。

（五）单纯夜间高血压

国际合作数据库分析显示中国单纯夜间高血压的患病率约为 10%，欧洲为 7%。多项前瞻性人群研究显示夜间高血压与靶器官损害及心血管事件关系密切。此类患者夜间血压仅轻度升高，但大动脉弹性功能显著下降。某市高血压研究所对单纯夜间高血压者随访 3.5 年后，再次进行 24 小时动态血压监测，其中 1/3 仍为夜间高血压，1/3 为正常，1/3 为日、夜血压均高。此类患者易漏诊，应尽量进行 24 小时动态血压监测，及早检出。此类患者究竟用什么药治疗，其效果如何均不清楚，国内最近正在进行多中心研究。

（六）H 型高血压

H 型高血压是指伴有血同型半胱氨酸升高（≥ 10 皮摩尔 / 升）的原发性高血压。病因与人种、遗传基因、环境、生活习惯有关。如蛋氨酸摄入过多，维生素 B_6、B_{12} 与叶酸摄入过少，含硫氨基酸排泄障碍，甲状腺功能减退。同型半胱氨酸是蛋氨酸代谢过程中产生的一种含硫氨基酸，是导致血管粥样硬化的主要危险因素之一。同型半胱氨酸升高引起的病理变化有：损伤血管内皮细胞，影响血管平滑肌细胞增殖，促使载脂蛋白在血管壁堆积，影响纤溶蛋白活性。高同型半胱氨酸可增加心脑血管疾病风险，H 型高血压是脑卒中的双重危险因素，在中国高血压人群中的比例高达 75%，中国 40% 的脑卒中者伴高同型半胱氨酸血症。其治疗应控制多重危险因素，预防为主。除降血压外，还必须降低同型半胱氨酸水平，补充叶酸可预防脑卒中。

（七）直立性高血压（体位性高血压，OHT）

直立性高血压多以舒张压升高为主，指卧位时血压正常（舒张压 ≤ 90 毫米汞柱），但立位时血压升高（舒张压 > 90 毫米汞柱）。患者应卧位 10 分钟和直立位 3 分钟后测血压，必要时行直立倾斜试验。在国内高血压患者中占 4.2%（80 岁以上老年人患病率达 8.7%）。其机制为正常人体位改变多是卧位到立位，血液从胸内血管转到腿部，此时心室舒张末期容量减少，心搏量及心排血量降低，经压力感受器反射性兴奋交感神经系统引起周围血管收缩，阻力升高，脉压轻度降低。体位性高血压者也是类似反应，但更大。当下垂时静脉中的血液由于重力性充盈过度，使静脉回流明显减少，输出量降低，交感神经兴奋，血管阻力明显升高，引起高血压。可见于多种疾病（自主神经功能紊乱、嗜铬细胞瘤、老年高血压等）。临床体征有：伴有体位性的心动过速加剧，立位时腿足部呈蓝色，不能耐受利尿剂的治疗，利尿剂不但不降低血压，反而激发血压进一步升高，严重者可伴有心悸、易疲乏、血浆肾素活性较正常人高。治疗主要是控制交感神经激活，使用药物如 α_1 受体拮抗剂或 α_2 肾上腺素受体激动剂如可乐定，其他方式如锻炼身体，增加肌肉，防止下垂部位过度充盈，可服用维生素 B、谷维素、肌苷等调节神经功能。

（八）难治性高血压

难治性高血压是指尽管使用了 3 种以上合适剂量降压药联合治疗（一般应该包括利尿剂），血压仍未能达到目标水平。使用 4 种或 4 种以上降压药物血压达标的也应考虑为难治性高血压。对于难治性高血压，部分患者存在遗传学和药物遗传学方面的因素，多数患者还应该寻找原因，针对具体原因进行治疗。常见具体原因如下：

1. 由于血压测量错误、"白大衣高血压"或治疗依从性差等导致假性难治性高血压

血压测量错误包括袖带大小不合适，如上臂围粗大者使用了普通袖带、袖带置于有弹性阻力的衣服（毛线衣）外面、放气过快、听诊器置于袖带内、在听诊器上向下压力较大。假性难治性高血压可发生在广泛动脉粥样硬化和钙化的老年人，测量肱动脉血压时需要比硬化的动脉腔内压更高的袖带压力方能阻断血流。以下情况应怀疑假性高血压：血压明显升高而无靶器官损害，降压治疗后在无血压过度下降时产生明显的头晕、乏力等低血压症状，肱动脉处有钙化证据，肱动脉血压高于下肢动脉血压，重度单纯收缩期高血压。

2. 生活方式未获得有效改善

比如体重、食盐摄入未得到有效控制、过量饮酒、未戒烟等导致血压难以控制。

3. 降压治疗方案不合理

采用不合理的联合治疗方案，如使用了对某些患者有明显不良反应的降压

药，导致无法增加剂量提高疗效和依从性；在多种药物联合方案中未包括利尿剂（包括醛固酮拮抗剂）。

4. 其他药物干扰降压作用

同时服用干扰降压作用的药物是血压难以控制的一个较隐蔽的原因。非甾体抗炎药（NSAID）引起水钠潴留，增强对升压激素的血管收缩反应，可抵消钙通道阻滞剂以外各种降压药的作用。拟交感胺类药物具有激动 α 肾上腺素能活性作用，例如某些滴鼻液、抑制食欲的减肥药，长期使用可升高血压或干扰降压药物作用。环孢素刺激内皮素释放，增加肾血管阻力，减少水钠排泄。重组人促红细胞生成素可直接作用于血管，升高周围血管阻力。口服避孕药和糖皮质激素也可拮抗降压药的作用。

5. 容量负荷

饮食中钠摄入过多能抵消降压药作用，肥胖、糖尿病、肾脏损害和慢性肾功能不全时通常有容量超负荷。在一些联合治疗依然未能控制血压的患者中，常发现未使用利尿剂或者利尿剂的选择和剂量不合理。可以采用短期强化利尿治疗试验来判断，联合服用长作用的噻嗪类利尿剂和短作用的袢利尿剂观察治疗效应。

6. 胰岛素抵抗

胰岛素抵抗是肥胖和糖尿病患者发生难治性高血压的主要原因。在降压药治疗基础上联合使用胰岛素增敏剂，可以明显改善血压控制。肥胖者减轻体重5 千克就可显著降低血压或减少降压药种类。

四、继发性高血压

继发性高血压是指由某些确定疾病或病因引起的血压升高，占所有高血压的 5% ～ 10%。虽比例不高，但绝对人数仍相对较多。部分病例如原发性醛固酮增多症、嗜铬细胞瘤、肾血管性高血压等，可被手术治愈。即使不能手术治愈，也能针对病因进行正确合理的治疗，从而减少致残率及病死率。

（一）肾实质性高血压

由各种肾实质疾病引起的高血压，是最常见的继发性高血压之一，其血压升高常为难治性，是青少年患高血压急症的主要病因。各种肾病所引起的高血压治疗原则基本一致。应低盐饮食（少于 6 克／天）。大量蛋白尿及肾功能不全者，应谨慎摄入高生物价蛋白，并限在 0.3～0.6 克／（千克·天）。在针对原发病进行有效治疗的同时，积极控制血压 <130/80 毫米汞柱，有蛋白尿的患者应首选 ACEI 或 ARB 作为抗高血压药物。长效 CCB、利尿药、β 受体拮抗剂、α 受体拮抗剂均可作为联合治疗药物。肾小球滤过率 >30 毫升／分或有大量蛋白尿时，噻嗪类利尿药无效，应选择袢利尿药。对肾功能衰竭经药物治疗无效者，常需血液透析，透析时不需停用抗高血压药。

（二）肾血管性高血压

肾血管性高血压是一种常见的继发性高血压。不同病因所导致的单侧或双侧肾动脉的主干或其分支大于 50% 狭窄性病变，导致患肾缺血引起高血压和患肾功能减退，由肾动脉狭窄引起的高血压，称为肾血管性高血压。患病率占高血压患者的 1%～3%，占难治性高血压患者的 5%～15%。动脉粥样硬化是最常见的病因，约占所有肾动脉狭窄病因的 70% 以上，其次是大动脉炎（约占 20%）及纤维肌性发育不良（约占 5%）。如不能及时有效治疗，本病可导致缺血性肾病及晚期肾脏病。本病的治疗方法包括以下 3 类。

1. 经皮腔内肾动脉成形术

须在控制基础病的前提下，进行经皮腔内肾动脉成形术和肾动脉支架置入术治疗。

2. 外科手术治疗

包括主肾动脉旁路移植术、肾动脉内膜切除术和自身肾移植术等外科手术。

3. 内科药物治疗

（1）治疗基础疾病。如使用免疫抑制剂治疗大动脉炎、使用降脂药物和抗血小板聚集药物防治动脉粥样硬化进展恶化等。

（2）降压治疗。因血压常难以控制，为减少药物的不良反应和增加疗效，应多种抗高血压药物联合使用。对于表现为恶性高血压者，应慎用利尿药。若使用 ACEI 或 ARB，必须从小剂量开始，逐渐加量，以免引起肾功能快速恶化。对于双侧肾动脉狭窄患者，应禁用 ACEI 和 ARB。

（3）其他对症治疗。如针对慢性肾衰竭的治疗等。

（三）原发性醛固酮增多症

原发性醛固酮增多症是指由于肾上腺自主分泌过多醛固酮，而引起水钠潴留、高血压、低钾血症和血浆肾素活性受抑制的临床综合征。常见原因是肾上腺腺瘤单侧或双侧肾上腺增生，少见原因有肾上腺癌和糖皮质激素可调节性醛固酮增多症。以往将低钾血症作为诊断的必备条件，故原发性醛固酮增多症在高血压中的患病率 <1%。近年来的报道表明，原发性醛固酮增多症在高血压中可能占到 5% ～ 15%，在难治性高血压中占近 20%，其中仅部分患者有低钾血症。故建议对早发高血压、难治性高血压患者，伴有持续性或利尿药引起的低钾血症（血钾 <3.5 毫摩尔 / 升）、肾上腺意外瘤的高血压患者，有原发性醛固酮增多症家族史的高血压患者进行该病的筛查。

1. 手术治疗

原发性醛固酮增多症的治疗取决于病因。肾上腺醛固酮腺瘤（APA）应及早手术治疗，术后大部分患者可治愈。原发性肾上腺皮质增生（PAH）单侧或次全切除术亦有效，但术后部分患者症状复发，故近年来有多采用药物治疗的趋向。肾上腺醛固酮腺癌早期发现、病变局限、无转移者，手术可望提高生存率。特发性醛固酮增多症（IHA）及糖皮质激素可抑制性醛固酮增多症（GRA），宜采用药物治疗。如临床难以确定是腺瘤还是增生，可行手术探查，亦可药物治疗。

2. 药物治疗

凡确诊 IHA、GRA 后手术治疗效果欠佳的患者，或不愿手术或不能耐受手术的 APA 患者，均可用药物治疗。IHA 的治疗可选用以下药物。

（1）醛固酮拮抗剂。螺内酯是治疗原发性醛固酮增多症的首选药物，它与肾小管细胞质及核内的受体结合，与醛固酮起竞争性抑制作用，致使潴钾排钠。当体内醛固酮过多时，螺内酯作用特别明显。但醛固酮的合成不受影响，用药期间醛固酮的含量不变。初始剂量为每 24 小时 200 ～ 400 毫克，分次口服，低钾血症多可很快纠正，血压恢复正常则需 4 ～ 8 周。治疗几个月后可减至每 24 小时 40 ～ 60 毫克。由于螺内酯可阻碍睾酮的合成以及雄激素的外周作用，可产生胃肠道不适、阳痿、性欲减退、男性乳房发育或女性月经紊乱等不良反应。

阿司匹林等水杨酸类药物能够促进螺内酯活性代谢产物烯睾丙内酯从肾脏排泄，使药物疗效下降 70% 左右，在治疗期间应避免同时使用。螺内酯能延长地高辛的半衰期，因此初次使用时应注意调整剂量。

（2）钙通道阻滞剂。可抑制醛固酮分泌，并能抑制血管平滑肌的收缩，减少血管阻力，降低血压。硝苯地平 20 毫克，3 次 / 天，服药 4 周后血中醛固酮水平降低，血压及血钾恢复正常。有面红、头痛、嗜睡、踝部水肿、心悸等不良反应。与螺内酯联合应用可使血钾过度升高，故合用时需慎重。

（3）血管紧张素转换酶抑制剂。可使醛固酮分泌减少，改善钾的平衡并使血压降至正常。临床常用的有卡托普利、依那普利、贝那普利等，具体用法同高血压的治疗。常见的不良反应有咳嗽、皮疹、头痛、胃肠道不适等。本药与保钾利尿药合用时可引起高钾血症，应慎重。

五、中西医结合治疗高血压的优势

大量临床研究表明，在高血压病的防治上，中医、西医各有其优势，但无论是单纯的西医还是中医治疗高血压均存在着各自的局限性。若二者配合得当，相互取长补短，则可提高疗效，造福患者。中医辨证论治，强调以整体治疗为原则，从而达到调理全身的效果，在改善患者症状及生活质量方面有明显优势；西医辨病论治，西药降压疗效明确，但远期效果不巩固，且不良反应较大。如果采用辨证与辨病相结合，选择合适的中西医结合治疗方案治疗高血压，一方面，可以充分发挥中药的优势，改善患者的临床症状及生活质量，又具有远期的降压作用；另一方面，既可发挥西药近期降压疗效好的优势，又可以减少西药的用量及减轻其不良反应。中西医结合治疗高血压的优势表现在以下几个方面。

（一）促进平稳降压

西医的降压药在降压过程中不仅降低患者的收缩压，还同步降低了舒张压，使得不高的舒张压进一步降低，从而引起冠状动脉血液灌注不足，引起或加重心肌缺血，导致心绞痛等心血管急性事件的发生。目前国内外还没有只降低收缩压而不降低舒张压的抗高血压药物。在临床上，为了达到目标血压，改善患者的症状，有时可能频繁地加减降压药物或药物剂量，常常造成患者舒张压过低，脉压变大，血压波动幅度大，症状改善不明显或加重。此时可以充分发挥中药优势，中药降压作用缓和、稳定、疗效好，如葛根、杜仲、野菊花、夏枯草、玉米须、钩藤等在治疗高血压病中有良好的优势。

（二）多靶点、多途径降压，保护靶器官

高血压是心脑血管疾病最大的危险因素。降压是一个非常重要的目标，但又不能仅降压，还需要预防心、脑、肾等靶器官的损害。因为这些靶器官受损引起的心功能衰竭、肾功能衰竭、脑出血等往往比高血压病本身更为致命。目前一些研究发现，中医药在对某些受损器官的逆转以及并发症的防治方面起着十分重要的作用。例如，丹参、赤芍、丹皮等不仅可以协同降压，还能降低血液黏稠度，预防脑卒中事件的发生；黄芪在降压的同时还具有强心利尿、降低尿蛋白、改善肾功能的作用。同时，中医坚持四诊合参、病证结合的方法，以中药复方的形式调整五脏六腑、气血阴阳的平衡，使心、脑、肾以及血管得到充分保护。

（三）明显改善患者临床症状，提高患者的生活质量

高血压病的临床表现主要包括：血压升高所导致的头晕、头痛、耳鸣、失眠、健忘、腰膝酸软等；靶器官（如心、脑、肾）的损害及其相关疾病（如糖尿病、冠心病）表现的症状，如伴左心衰时出现呼吸困难、气紧、胸闷等，伴脑血管意外时出现偏瘫、肢体活动障碍等。西医使用降压药治疗高血压时，血压可以很快下降到目标值，但头晕、头痛等症状改善不明显，而中医坚持四诊合参、病证结合的方法，以整体治疗为原则，维持气血阴阳的平衡，症状改善明显。如当患者表现为头痛、目赤、耳鸣、失眠、健忘、腰膝酸软等症状时，中医认为其病机为肝肾阴虚，予以平肝熄风、滋阴补肾的治疗，可在降低患者血压的同时明显改善这些临床症状。

（四）降压的同时减轻或消除西药的不良反应

西药与中药的作用机制不同，所产生的临床疗效亦不同，在治疗高血压病的过程中各有优势，亦各有其局限性。西药主要以治标（即降压）为主，中药则以调整气血阴阳平衡为主。临床实验表明，西药近期疗效高，但不良反应大，而中药近期疗效低，但远期疗效好。中西药结合治疗，既可以充分发挥西药降压近期疗效高的长处，又可以因用量减少而减轻其不良反应，从而既有近期的降压效果又有远期的降压效果。因此，中西医结合治疗高血压病，具有见效快、疗效好、不良反应少的优势。例如，ACEI 类降压药（如卡托普利）具有剧烈干咳的不良反应，有些患者因不能耐受而停药，对此，中医可以使用百部、紫菀、桑白皮、桑叶、桔梗、川贝母等中药宣肺止咳。又如，有些患者在使用钙通道阻滞剂（如左旋氨氯地平片、硝苯地平）后出现踝部水肿，此时可以使用茯苓、猪苓、泽泻、白术等中药健脾渗湿，减轻或消除水肿。综上，中西医结合治疗高血压病既可以明显降压，又可以减轻或消除西药的不良反应，甚至达到减毒增效的作用。

原发性高血压是一种可控制而不可治愈的疾病，需终身治疗，一旦开始药物治疗则不可随意自行停药、换药。长期高血压可引发心脏病、脑卒中、肾功能衰竭等严重并发症并威胁到生命安全。因此，高血压治疗要使血压值达标，并实现血压长期平稳。治疗效果好的情况下，高血压患者可以像正常人一样生活、工作。高血压治疗的最终目的是最大限度地减少高血压患者心、脑、肾等重要脏器并发症的发生率和死亡率。高血压常常与其他心、脑血管病的危险因素合并存在，例如高脂血症、肥胖、糖尿病等，协同加重心血管疾病危险，治疗措施应该是综合性的。

（李运伦　王振源）

参考文献

［1］　葛均波,徐永健.内科学［M］.北京:人民卫生出版社,2013.
［2］　中国高血压防治指南修订委员会,高血压联盟(中国),中华医学会心血管病学分会,等.中国高血压防治指南(2018 年修订版)［J］.中国心血管杂志,2019,24(1):24-56.
［3］　王雁,易航,赵震宇,等.生物钟基因脑和肌肉组织芳香烃受体核转运蛋白的类似蛋白 1 与血压调节及高血压形成的研究进展［J］.中华高血压杂志,2020,28(4):311-315.
［4］　王静,侯婉婷,秦雪梅,等.昼夜节律的相关研究进展［J］.中国中药杂志,2021,46(13):3240-3248.

第2章 高血压病的中医研究现状

第1节 病名

高血压病为现代医学提出的新病名，目前中医对于高血压病的研究处于零、散、多、全阶段，仅中医病名就有多种，如"眩晕"（典籍上曾多用"眩运"，本书引文中保留典籍原貌）、"头痛"、"风眩"、"脉胀"等。不同的命名提示了各医家对高血压病病机认识的不同。

中医最常见的是根据高血压病临床症状命名，例如"眩晕""头痛"。《黄帝内经》认为眩晕属肝所主，与髓海不足、血虚、邪中、气郁等多种因素有关。如《灵枢·海论》曰："髓海不足，则脑转耳鸣，胫酸眩冒。"《素问·至真要大论》云："诸风掉眩，皆属于肝。"东汉时期，对眩晕的病因、治则治法有了新的认识。张仲景认为，痰饮是眩晕的重要致病因素之一，并设有专方论治，《金匮要略·痰饮咳嗽病脉证并治》云："心下有支饮，其人苦冒眩，泽泻汤主之。"金元时期，进一步完善对眩晕的病因病机及治法方药理论。刘完素在《素问玄机原病式·五运主病》中言："风火皆属阳，多为兼化，阳主乎动，两动相搏，则为之旋转。"主张眩晕应从风火立论。朱丹溪在《丹溪心法·头眩》中力倡"无痰则不作眩"之说，并提出当"治痰为先"。至明代，对于眩晕发病又有了新的认识。张介宾在《景岳全书·眩运》指出："眩运一证，虚者居其八九，而兼火兼痰者，不过十中一二耳。"强调"无虚不能作眩"，治疗上"当以治虚"为主。虞抟《医学正传·眩运》言："大抵人肥白而作眩者，治宜清痰降火为先，而兼补气之药；人黑瘦而作眩者，治宜滋阴降火为要，而带抑肝之剂。"指出治疗眩晕当根据不同体质进行辨治。而以"头痛"为主要表现的高血压病患者，或因肝火上炎头痛且胀，或因阴虚阳亢头痛且眩，或因痰湿上蒙头痛且重……总之，古籍及现代文献中对于"眩晕""头痛"理法方药的记载，至今仍有效指导着高血压病的治疗。2002年发布的《高血压病中药新药临床研究指导原则》将高血压病归属于"眩晕""头痛"范畴。

但以临床症状作为病名有局限性，主要体现在以下两点：一是很多高血压病患者并没有明确的临床症状，仅在体检或治疗其他疾病时才发现高血压；二是某些患者在服用中药后各种症状好转，但血压数值并未降低。全国名老中医王清海教授认为"头痛""眩晕"均不能反映高血压病血管疾病的病变实质，根据发病特点和病症表现，高血压病应属于中医"脉胀"的范畴，其发病原因、病理变化都可以用中医血脉理论来解释，理论依据为《灵枢·胀论》记载："黄帝曰：脉之应于寸口，如何而胀？岐伯曰：脉大坚以涩者，胀也。""营气循脉，卫气逆为脉胀。"丁元庆教授根据《灵枢·逆顺》中"脉之盛衰者，所以候血气之虚实有余不足也"及血压的影响因素，明确提出脉是中医认识血压的最佳切入点。

在对高血压病的本质未完全研究透彻之前，将西医病名直接用作中医病名可有效减少中医诸家之间因为高血压病病名问题造成的分歧，方便学术交流。因此，本书中的中医部分仍用高血压病作为病名。

第2节　病因病机

现代中医对高血压病的病因、病机认识有所不同，病因多从年龄、体质、饮食、情志、劳逸等方面进行论述；病机多从脏腑失衡认识，亦有从血脉、营卫、伏邪等角度阐发者。

一、病因

（一）体质偏颇

每个人的体质、禀赋各异，体质偏颇决定了是否发病及发病倾向。人禀先天之精而生，先天不足，脏腑柔弱，体质偏颇，易被内外邪气所伤而发病。且禀赋异常与生活方式互为影响，《素问·通评虚实论》曰："凡治消瘅、仆击、偏枯、痿厥、气满发逆，肥贵人，则膏粱之疾也。"《诸病源候论》专设"风头眩候"篇，提出"风头眩者，由血气虚，风邪入脑，而引眩故也"。

朱燕波等对 1507 例原发性高血压病患者进行调查，发现痰湿质、阴虚质和气虚质是主要发病体质。尉敏琦等针对 808 例社区老年高血压病患者的体质状况分析也表明，患者的体质偏颇以气虚质、阳虚质、阴虚质和痰湿质为主；性别、抽烟行为和能否坚持服用药物是影响患者体质状态的重要因素。

（二）年老体虚

通常，高血压病患病率随年龄增长而升高。《素问·上古天真论》："五七阳明脉衰，面始焦，发始堕。"脾胃先衰，营卫气血化生乏源，则"上气不足，脑为之不满，耳为之苦鸣"（《灵枢·口问》）；或中焦不利，营卫当升不升、当降不降，六郁内生，上蒙清窍。年龄再长，阴精渐亏，《素问·阴阳应象大论》言："年四十，而阴气自半也，起居衰矣。"肝肾精血渐亏，血脉不荣，髓海不足。且脏腑功能衰退，卫气推动无力，因虚致实，痰瘀湿浊等邪气内生。正虚或正虚邪实，均易导致眩晕、头痛、中风。

张磊等认为肾气的盛衰直接决定了人体衰老的速度，肾气亏虚是老年高血压病病理机制中的基本环节和特点，自拟益肾降压方，通过补益肾气的方法实现对自发性高血压大鼠内源性代谢模式的调控，进而发挥降压效应。

刘丽娜等认为肝的生理作用是体阴而用阳，年龄的增长致肝阴无法满足人体正常需要，引起肝阳上逆，全身气机逆乱，气不定而血随之乱，从而导致血压升高。

张丽君认为年老肺气不足，宗气不利，营卫气血留滞不畅，而发为高血压病（脉胀）。

（三）饮食不节

饮食化生营卫津液，营卫津液影响血压。《灵枢·邪客》："五谷入于胃也，其糟粕津液宗气，分为三隧；故宗气积于胸中，出于喉咙，以贯心脉而行呼吸焉。"

丁元庆认为，饮食肥甘厚味，营卫产生过多。营气增多则血盈脉满，脉满则胀。卫气增多，鼓舞力强，血充脉数；卫气过剩，余则化热，火热内生，肝阳上亢，久则阴虚阳亢。卫气增多，化为膏脂，以致超重或肥胖，体重超标是高血压病最常见的起始状态。

饮食偏嗜，营卫生化失常，在一些个体会引发高血压病。盐或饱和脂肪摄入越高，平均血压水平和患病率也越高，已成共识。再如饮食过于辛热，热则营气不充，营阴不足，更生内热。郭雨艳等基于《黄帝内经·吴注》"咸为肾水，脉为心火，多食咸则脉为所克，故凝涩而变色"理论总结得出：盐会引起津液从脉管中渗泄；盐者性寒，寒则收引，从两个方面论述"盐胜血"导致血液运行滞涩，致使血压升高和血管病变。

（四）劳逸失常

过劳分为形劳、神劳和房劳，《素问·经脉别论》："故春秋冬夏，四时阴阳，生病起于过用，此为常也。"形劳伤气，《内外伤辨·饮食劳倦论》有云："劳役过度，而损耗元气。"清阳不升、气血亏损，清窍失养会引发头痛、头晕。过度用脑伤神，现代社会脑力劳动者夜以继日加班工作，神气渐伤、气血暗耗，《素问·生气通天论》言："阳气者，烦劳则张，精绝，辟积于夏，使人煎厥"，故常出现高血压。房劳伤精，久则阴虚阳亢血压升高，如《灵枢·海论》记载"肾虚则头痛高摇"，《丹溪心法·头眩》曰："淫欲过度，肾家不能纳气归元，使诸气奔于上，此气虚眩晕也。"

过逸为劳动不足。多吃久坐、肢体少动，则卫气不能正常消耗，留着而为膏脂，导致超重或肥胖，伴随代谢综合征，常见于青年高血压病患者。正如《吕氏春秋·尽数》所言："形不动则精不流，精不流则气郁。"

（五）情志不遂

目前社会节奏日益增快，各个年龄段的人面临不同的压力，抑郁、焦虑等心境障碍患者与日俱增。所愿不遂，怒喜思悲恐过度，均损伤气机，甚则直伤脏腑精血，累及营卫，营卫失常百病生。《素问·生气通天论》言："阳气者，大怒则形气绝，而血菀于上，使人薄厥。"从脏腑而言，心主神，情志不遂首伤心神，久则心主血脉功能失常，可见高血压病。五志过极皆化火，火焰升腾风自动，肝风内动亦是高血压病常见证候。

除传统生物学危险因素外，精神心理因素也是影响高血压发病的重要危险因素。成年人精神压力相关的高血压病越来越引起重视，2021 年 8 月《成年人精神压力相关高血压诊疗专家共识》发布。众多研究证实：焦虑通过影响交感神经活性、激活肾素-血管紧张素-醛固酮系统、影响下丘脑-垂体-肾上腺轴、参与氧化应激等方面升高血压。

（六）睡眠障碍

营卫消长出入决定寤寐。熬夜、睡眠昼夜颠倒、睡眠呼吸暂停、多睡等睡眠问题，均能影响营卫。营卫昼夜盛衰消长，脉亦应之，夜卧则阳气闭藏，阴气主事，其脉是一日之内最为平静的时刻。血压由脉测知，血压的昼夜节律变化，表现为勺型血压。临床可见，失眠可加重或诱发高血压，24 小时动态血压监测表现为非勺型血压或反勺型血压。

阻塞性睡眠呼吸暂停综合征（OSAHS）是一种常见的睡眠问题，归属中医"鼾症"范畴，邪阻肺系，呼吸受累为其核心病机。OSAHS 导致清气不入、浊气不出，影响一身气化，心肺同居上焦，宗气不利，心主血脉失常，发生心悸、高血压病等。大量横断面及纵向研究均提示，OSAHS 是高血压发病的独立危险因素，而日间嗜睡是 OSAHS 患者罹患高血压病的独立危险因素。

二、病机

高血压病病因多端，病机复杂。病机可以分为多个层次，有基本病机、症状病机和微观病机等。下面从这 3 个方面总结当代中医学者对高血压病的病机认识。

（一）基本病机

临床上不同致病因素虽然引起的病机变化不同，但存在着某些共同的规律。这些规律就是基本病机，主要包括邪正盛衰、阴阳失调和精气血津液失常等。国医大师周仲瑛教授认为气机紊乱、阴阳失调导致高血压病的发生。国医大师邓铁涛教授亦认为高血压病的基本病机为阴阳失调，五脏相关、肝脾为要。国医大师郭子光教授认为，高血压病以肝肾阴虚、肝阳上亢者多，同时风痰瘀尤其突出。程志清及其团队认为高血压病基本病机为阴虚阳亢，一般早期以肝经风阳偏亢为主，继而阳亢兼阴虚，又可发展为阴虚为主，晚期阴虚及阳，至阴阳两虚甚则以阳虚为主。符德玉及其团队认为高血压病病机属虚实夹杂，血瘀、阳亢、痰浊是该病的重要病理环节。李运伦教授提出肝气升发太过、无以制约、妄动奔驰、亢阳上扰是高血压病的重要病机。王阶及其团队认为高血压病莫局限在阴虚阳亢，而应辨证施治，其病机重在火、饮、虚。卢尚岭教授认为高血压发病之本在气机失调，气机失调先责肝脾二脏。舒发明等以中医"伏邪"学说为指导，认为高血压病的发生本虚责之于气血阴阳，"气郁、痰、瘀、毒"邪气伏藏于脉络（单纯脉络和脏腑脉络），继而后发或反复发作。

（二）症状病机

症状病机着重于血液对血管压力增大的局部层面，不少学者认为高血压病病位在血脉。

王清海教授提出高血压病应属于中医脉胀病的范畴，从病名、病因、病机、治疗等赋予高血压病新的中医概念与诊疗体系，提出脉胀的概念：脉胀是一种以"脉搏胀满"为特征的疾病，是由多种致病因素作用于人体，导致营卫气血在脉内运行逆乱引起的，属于血脉病范畴。并明确指出脉胀的病位初在血、脉，久在脏腑。病机为本虚标实，以气血阴阳虚损为本，以痰、瘀、风、寒、湿、火六者为标。

张磊等通过对高血压病中医病机的分析和探讨发现，其病位在血脉，主乎心，根于肾，与肝、胆、脾、胃密切相关；本虚标实为基本病机，其中以虚为本，为始发病机；以风、火、痰、瘀为标，为继发病机。二者互为因果，相互影响，直接作用于血脉，导致机体气机升降失序、气血津液代谢紊乱，供求失衡，气血逆乱，导致血压升高。

（三）微观病机

微观病机则着重于产生症状的微观机制。丁元庆教授认为血压在脉，营卫为用。卫气失常则脏腑气化失司，营卫失和，气血失调，累及血脉，成为高血压发病基础。王清海亦认为脉胀是脉中营卫气血运行逆乱而致。

笔者认为高血压病基本病机为阴阳失调，营卫失常是其微观体现。局部病位在血脉，整体病位在脏腑，主乎心，与肝肾、脾胃密切相关，病性为本虚标实，虚在脾肾、实在肝胃；六郁、风为常见病理因素。

第 3 节　治疗原则

高血压病病机复杂、病程缠绵，应未病先防、既病防变。补虚泻实、和利血脉、通调营卫是治疗的基本原则。病程初期，以泻实调气为主，祛除六郁、疏肝平肝、泻胃和脾；病程中期，攻补兼施、化痰化瘀；病程后期，健脾补肾、化痰活血。

邓铁涛教授认为干预高血压病应将预防理念摆在首位，未病先防、天人合一，提倡八段锦健身。"已病"高血压，邓老临证以阴阳为纲，分证论治，内治与外治相结合。肝肾阴虚，自拟莲椹汤；肝阳上亢，选石决牡蛎汤；肾阳虚，用附桂十味汤；阴阳两虚，取肝肾双补汤。同时，邓老尤其重视脾胃，以"肝脾相关"为理论指导，自拟赭决七味汤。内服辅以浴足方，临床疗效肯定。

郭子光教授指出要遵标本缓急辨治高血压病，不仅需补肾调肝，对年轻患者更要以泻标实为重。郭老擅长将药理研究运用于临床，以眩晕汤加减（石决明 35 克，赭石 35 克，夏枯草 30 克，半夏 15 克，泽泻 20 克，茯苓 15 克。1 剂 / 天，分 3 ~ 4 次口服）治疗高血压病，有迅速终止眩晕的疗效。

符德玉及其团队认为血瘀、阳亢、痰浊是高血压病的重要病理环节，治疗上以活血化瘀、平肝潜阳、祛痰除湿为大法，创立活血潜阳方（丹参、水蛭、钩藤、石决明、桑寄生、山楂等）。该方可有效地降压及改善胰岛素抵抗，且可显著改善临床症状及焦虑抑郁状态。

王阶及其团队治疗高血压病，推崇方证辨证，强调本病常见天麻钩藤饮证、半夏白术天麻汤证、泽泻汤证、二妙丸证、六味地黄丸证等，临床只要抓住方证的关键指征，就能用经典名方有效防治高血压病。

卢尚岭教授认为高血压病临证应首辨气机失调及病变脏腑，治以调气为先，同时强调外治，善用足浴。肝失疏泄，气机郁滞证，常用疏解汤（柴胡、黄芩、枳实、白芍、陈皮、香附、薄荷）加味疏肝调气。肝脾失和、中焦壅塞，气郁湿滞痰阻证，治用温胆汤加味。气滞血瘀证，选血府逐瘀汤调气活血。肝火上炎证，自拟双花白蒺藜汤（金银花、白蒺藜、夏枯草、茺蔚子、怀牛膝、珍珠母、黄芩、龙胆草、茵陈蒿、玄参）清肝泻火、降逆柔肝。肝阳上亢证，治用天麻钩藤饮。阴虚阳亢者用镇肝息风汤化裁。肝肾阴亏证，用杞菊地黄丸加味。阴阳两虚证，用二仙汤为主调和阴阳。阳虚水泛证，以济生肾气丸为主。

王清海教授中西贯通，采用血脉辨证治疗高血压病。"病在血"的高血压患者表现为单纯的血压升高，此阶段的主要病机是各种原因导致气血运行障碍，可依照"病在血"辨证，以舒畅血液、恢复气血正常运行为原则。若此时不能恢复气血正常运行，导致脉胀持续发展，病变部位进一步加深而致病在脉，出现脉管的变化，即发展至"病在脉"，表现为脉管的僵硬或挛缩，此时相当于高血压病合并动脉痉挛、硬化、斑块形成甚至狭窄、闭塞的阶段，治疗重在疏通血脉，祛除斑块，解除狭窄，恢复气血运行通道的畅通。若继续进展到疾病后期，并发心、脑、肾损害时，则以保护靶器官为重，可参考传统的脏腑辨证。

王亚红及其团队从心主血脉出发论治高血压病，注重全病程活血化瘀。赵凤林结合自身经验认为高血压病早期的形成即是气血运行失和，而作为一身气血之枢纽的少阳是早期治疗的关键，柴胡剂则是治少阳病之基础方，在此基础上根据夹风、痰、瘀之不同进行相应配伍。

第4节　辨证论治

目前高血压病的辨证分型尚未统一，研究角度多样。2007年国家药监局在《中药新药治疗高血压病的临床研究指导原则》中将高血压分为肝火亢盛、阴虚阳亢、痰湿壅盛、阴阳两虚4个证候。焦钦等归纳分析了近10年78篇国家级名老中医治疗高血压病的临床经验文献，总计65种证候，其中频次大于5的证候分型有12个，具体为肝阳上亢、痰湿（浊）中阻、肝肾阴虚、阴虚阳亢、阴阳两虚、气血两虚、瘀血阻络、肾精亏虚、痰瘀阻络、痰浊上蒙、痰湿壅盛、肝火亢盛。同时，有医家根据高血压病不同年龄段对证候进行总结。例如，李运伦教授认为肝失疏泄为青年高血压病的重要病机,肝气郁结、肝火上炎、肝阳上亢为其主要的病症。孙卓对 330 例年龄 ≥ 80 岁的高血压病患者进行辨证分型,老年高血压病患者的中医证型主要为阴虚阳亢、痰瘀互结、气血两虚、肾阳亏虚 4 种证型,其中阴虚阳亢证型所占比例最多。

本书辨证分型采用李运伦团队以文献分析、专家咨询和临床观察为基础,通过信度、效度、反应度等方面考评的 8 个证候。

一、肝气郁结证

【临床表现】头胀,或头痛头晕,兼见胸胁胀痛、胸闷、时有叹息,纳呆,精神不振,面色萎黄,舌质淡红,舌苔薄白,脉弦。

【治法】疏肝平肝,调气健脾。

【代表方】调肝降压颗粒(柴胡、白芍、当归、钩藤、白术、茯苓、葛根、威灵仙)。

二、肝火上炎证

【临床表现】头晕头痛,耳鸣,甚则面红目赤,兼见口苦口干,急躁易怒,失眠多梦,大便秘结,小便黄,舌质红,苔黄,脉弦数有力。

【治法】清肝降火,泻胃安神。

【代表方】清热降压方(黄连、钩藤、泽泻、芦荟)。

三、阴虚阳亢证

【临床表现】头晕头痛,烦躁易怒,眠差多梦,头重脚轻,伴五心烦热,面热生火,口干耳鸣,腰膝酸软,倦怠乏力,大便干,小便黄,舌质红或暗红,苔黄,脉弦细数。

【治法】滋阴潜阳。

【代表方】镇肝熄风汤,或平肝方药(钩藤、玄参、黄连、菊花、珍珠母、茯神、莱菔子)。

四、痰湿壅盛证

【临床表现】头重昏蒙，兼见胸满闷、多痰涎，多寐，口腻，形体肥胖，肢体困重，呕恶脘痞，口气秽浊，大便黏腻不爽，舌苔白厚腻，脉滑。

【治法】疏肝健脾，化湿祛痰。

【代表方】半夏白术天麻汤（半夏、白术、天麻、茯苓、橘红、大枣、生姜、甘草）。

五、痰瘀互结证

【临床表现】头痛头晕，伴见胸痛、或心悸，四肢麻木、倦怠无力，呕恶痰涎，大便黏滞不爽，形体肥胖，舌暗红，甚有瘀斑，苔腻，脉沉涩。

【治法】疏肝健脾，燥湿化痰。

【代表方】经验方（半夏、白术、天麻、陈皮、茯苓、桃仁、红花、川芎、丹参、当归、炙甘草）。

六、肾阳虚证

【临床表现】头晕耳鸣，兼见乏力自汗，腰膝酸软，恶寒肢冷，小便清长，性欲淡漠，甚至遗精滑精，舌质淡胖，舌苔薄白或水滑，脉沉细弱。

【治法】温肾助阳。

【代表方】八物降压汤（黄芪、党参、黄精、葛根、五味子、当归、何首乌、玄参）。

七、肾阴阳两虚证

【临床表现】头晕，腰膝酸软，五心烦热，畏寒肢冷，气短，眠差，夜尿频，舌质淡红，苔白，脉沉细弱。

【治法】阴阳双补。

【代表方】二仙汤加减（仙灵脾、仙茅、巴戟天、黄柏、知母、当归）。

八、肝肾阴虚证

【临床表现】头晕，双目干涩，视物模糊，口干，五心烦热，腰膝酸软，大便干，颧红，舌质红，舌苔少，脉细数或弦细数。

【治法】滋养肝肾，填精益髓。

【代表方】杞菊地黄汤（枸杞子、菊花、熟地黄、山茱萸、山药、牡丹皮、茯苓、泽泻）

（唐赛雪　曲政军）

参考文献

[1] 尹琳琳，谢雁鸣，王志飞.基于文本挖掘的现代中医药诊疗高血压主要学术思想研究[J].辽宁中医杂志，2016，43（2）：244-247.

[2] 佚名.中药新药治疗高血压病的临床研究指导原则（摘编之一）[J].中医药临床杂志，2007（2）：118-119.

[3] 孙伟著，焦晓民.高血压中医病名、病因、病机研究进展[J].实用中医内科杂志，2021，35（1）：101-105.

[4] 王清海.高血压中医药治疗的困境与亟待解决的几个问题[J].中华中医药学刊，2016，34（4）：775-777.

[5] 王清海.论高血压的中医概念与病名[J].中华中医药学刊，2008（11）：2321-232.

[6] 丁元庆.营卫与血压及高血压发病的相关性探讨[J].山东中医药大学学报，2017，41（4）：299-303.

[7] 丁元庆.营卫失常与慢性疾病病机相关性探讨[J].山东中医杂志，2019，38（2）：111-113，134.

[8] 朱燕波，王琦，邓棋卫，等.中医体质类型与高血压的相关性研究[J].中西医结合学报，2010，8（1）：40-45.

[9] 尉敏琦，余峰，诸光花，等.808例社区老年高血压病患者中医体质状况与相关因素分析[J].中医杂志，2016，57（3）：228-232.

[10] 张磊，刘迎迎，于杰，等.益肾降压方对不同周龄自发性高血压大鼠内源性代谢模式的影响[J].中华中医药杂志，2021，36（7）：4196-4201.

[11] 刘丽娜，谷丽艳，徐庆鑫，等.从肝论治高血压病[J].长春中医药大学学报，2019，35

（4）：616-619.

［12］张丽君．从肺主气理论探讨高血压病的发病机制［J］．长春中医药大学学报，2018，34（6）：1036-1039.

［13］郭雨艳，夏丽娜，周雪梅，等．基于《内经》"盐胜血"理论探讨生山楂饮防治高血压血管病变的机理［J］．中华中医药学刊，2019，37（7）：1677-1680.

［14］中国高血压防治指南修订委员会，高血压联盟（中国），中华医学会心血管病学分会，等．中国高血压防治指南（2018年修订版）［J］．中国心血管杂志，2019，24（1）：24-56.

［15］中国医师协会心血管内科医师分会双心学组，中华医学会心血管病学分会高血压学组．成年人精神压力相关高血压诊疗专家共识［J］．中华内科杂志，2021，60（8）：716-723.

［16］杨芳芳，刘颖，姜馨，等．焦虑抑郁相关高血压的研究进展［J］．中国分子心脏病学杂志，2018，18（5）：2645-2648.

［17］丁元庆，王瑾，于成．鼾症病机探研与诊疗述要［J］．山东中医杂志，2021，40（2）：111-115.

［18］杜丽娜，任蓉，谭璐，等．阻塞性睡眠呼吸暂停综合征患者日间嗜睡与高血压的关系［J］．中华医学杂志，2016，96（42）：3370-3374.

［19］曲荣波，赵琰，王庆国．论高血压病的病机层次［J］．中医药学报，2007（1）：1-3.

［20］郑洪新．中医基础理论［M］．北京：中国中医药出版社，2016：175.

［21］郭灵龙．基于数据挖掘的周仲瑛教授治疗高血压病案的回顾性研究［D］．南京：南京中医药大学，2013.

［22］金政，吴彤，吴伟，等．国医大师邓铁涛防治高血压病经验探讨［J］．中华中医药杂志，2020，35（6）：2876-2878.

［23］刘杨．郭子光辨治心血管疾病的临证思想与经验［J］．四川中医，2006（6）：1-3.

［24］李应辉，焦红娟，程志清．交通心肾法治疗高血压失眠的理论探讨［J］．中国医药指南，2009，7（14）：113-114.

［25］徐邦杰，符德玉，叶玲玲，等．活血潜阳方对高血压（血瘀阳亢痰浊证）患者胰岛素抵抗及生活质量的干预［J］．辽宁中医杂志，2012，39（11）：2190-2194.

［26］符德玉，陈汝兴，何建成．高血压左心室肥厚临床论治［J］．中国中医急症，2002，11（4）：282-283.

［27］孟凡波，李运伦．高血压病肝阳上亢证证候客观化专家问卷分析［J］．长春中医药大学学报，2011，27（3）：366-367

［28］熊兴江，王阶．论高血压病的中医认识及经典名方防治策略［J］．中医杂志，2011，52（23）：1985-1989.

［29］丁元庆．卢尚岭对高血压的病机认识与临证经验总结［J］．山东中医杂志，2020，39（1）：

6–9.

[30] 舒发明,黄英,王浩中,等.试论"脉络伏邪"在高血压病治疗中的运用[J].中华中医药杂志,2016,31(8):2959–2962.

[31] 王清海,陶军,徐玉莲.基于专家问卷调查的高血压中医病名与"脉胀"合理性研究[J].中西医结合心脑血管病杂志,2018,16(2):190–192.

[32] 靳利利,王丽莹,王清海,等.从"血脉"论治高血压的理论探析[J].中华中医药学刊,2019,37(5):1039–1041.

[33] 王丽莹,靳利利,王清海,等.王清海论治心系疾病学术思想探讨[J].广州中医药大学学报,2021,38(5):1038–1042.

[34] 张磊,刘迎迎,于杰,等.高血压痰瘀互结证证治源流及本质探析[J].世界中医药,2021,16(10):1561–1566.

[35] 刘玉霞,王亚红.郭维琴教授从"心主血脉"治疗高血压病[J].吉林中医药,2013,33(2):119–121.

[36] 姜迎欢,刘本华,赵凤林,等.柴胡剂治疗早期高血压病经验[J].中医临床研究,2021,13(10):112–113.

[37] 焦欣,蔺晓源,雍苏南.基于名老中医经验的高血压病病名、病因、病机、证型研究[J].中医药信息,2020,37(4):31–35.

[38] 李茜,李运伦.调肝方五首治疗青年高血压[J].山东中医杂志,2013,32(4):250–252.

[38] 孙卓.330例老年高血压中医证型分布特点及其相关因素分析[D].北京:中国中医科学院,2020.

[39] 杨雯晴,李运伦,解君,等.高血压病常见中医证型量化诊断标准的探索性研究[J].中华中医药杂志,2016,31(5):2008–2012.

[40] WHELTON P K,CAREY R M,ARONOW W S,et al. 2017 ACC/AHA/AAPA/ABC/ACPM/AGS/APhA/ASH/ASPC/NMA/PCNA Guideline for the prevention,detection,evaluation,and management of high blood pressure in adults: executive summary: a report of the American College of Cardiology/American Heart Association Task Force on Clinical Practice Guidelines[J].Circulation,2018,138(17):e426–e483.

[41] WILLIAMS B,MANCIA G,SPIERING W,et al.2018 ESC/ESH Guidelines for the management of arterial hypertension:The Task Force for the management of arterial hypertension of the European Society of Cardiology and the European Society of Hypertension[J]. J Hypertens,2018,36(10):1953–2041.

[42] NIETO F J,YOUNG T B,LIND B K,et al.Association of sleep–disordered breathing,sleepapnea,and hypertension in a large community–based study[J].JAMA,2020,283(14):1829–1836.

第3章 高血压病的非药物疗法

第1节 概述

一、概念

非药物疗法是指相对药物疗法而言，又称中医非药物疗法。非药物疗法是在中医基本理论指导下，不依赖口服中西药物达到预防、治疗和康复目的一种医疗技术。简单地说，非药物疗法就是不吃药达到自我健康、治疗的技术，因此是一种绿色疗法和回归自然的疗法，日益受到重视和推崇。

二、发展概况

非药物疗法起源较早，历史悠久，多起自远古时代，随着人民医疗实践的丰富及社会的发展，经历一个逐渐壮大发展的过程，方法种类由起初的几种增多至几十种，并且不断完善和蓬勃发展。非药物疗法中蕴含着中医博大精深的智慧，中医特色鲜明，为中华民族和全世界人民的健康做出了卓越贡献。

（一）针灸

1.针刺

非药物疗法起源于中医学毫无疑问，其历史源远流长，早在《山海经·东山经》记载："高氏之山，有石如玉，可以为箴。"这里的"箴"字即为如今的"针"，是指砭石，也就是最早的针刺工具。另外，《素问·异法方宜论》曰："故东方之域，天地之所始生也。鱼盐之地，海滨傍水，其民食鱼而嗜咸，皆安其处，美其食。鱼者使人热中，盐者胜血，故其民皆黑色疏理，其病皆痈疡，其治宜砭石。故砭石者，亦从东方来。"这里说的"东方"，相当于我国山东一带，砭石治病就来源于我国东部沿海一带以渔业为生的民族。随着生产力的发展，冶炼技术的成熟，随之出现了《黄帝内经》的"九针"，直至到现在常用的不锈钢针。

2. 灸法

灸法起源于火的应用，人们在烤火的过程中，某一病痛得到缓解，从而人们逐渐认识到用火来治病。《素问·异法方宜论》曰："北方者，天地所闭藏之域也。其地高陵居，风寒冰冽，其民乐野处而乳食，脏寒生满病，其治宜灸焫。故灸焫者，亦从北方来。"一开始可能用一些柴草、树枝施灸，如今仍在用桑枝灸、桃枝灸。慢慢认识到艾的治疗作用，多用艾来施灸，由当初的艾炷灸直接灸，后发展成艾条灸。在艾条里加上某些药物即成了药物灸、太乙神针和雷火神针。

3. 拔罐

拔罐法最早记载见于《五十二病方》："牡痔居窍旁，大者如枣，小者如核者，方以小角角之，如孰二斗米顷，而张角，絮以小绳，剖以刀。"当时罐具用的是兽角，古称角法。治疗外痔，先用兽角拔出痔疮核，用线系起来，再用刀割除痔核。拔罐工具后又出现陶罐、竹罐、玻璃罐和抽气罐。

4. 刮痧

刮痧疗法是从针灸中的砭石疗法和刺络疗法发展而来，多流传于民间。它是用边沿钝滑的铜钱、汤匙、瓷杯盖、钱币、玉器、纽扣等器具，在皮肤表面相关经络部位反复刮拭，直到皮上出现红色或紫色瘀斑，达到开泄腠理、祛邪外出的一种外治方法。关于刮痧治病较早的记载见于《扁鹊传》中。明代虞搏《医学正传》记载："治痧症，或先用热水蘸搭臂膊而萱麻刮之，甚者针刺十指出血，或双香油照视胸背，有红点处皆烙之。"然后杨清叟《仙传外科秘方》、王肯堂《证治准绳》、虞搏《医学正传》、龚廷贤《寿世保元》、张景岳《景岳全书》均有关于痧证及治痧的经验记载，至清代，有关刮痧的第1部专著《痧胀玉衡》由郭志遂撰写完成，书中记载有刮痧法、淬痧法、放痧法和搓痧法共4种方法。后有陆乐山写的《养生镜》问世，推动了刮痧的发展。

（二）推拿

古代称推拿为按摩、按乔，是起源很早的一种治病防病的养生术。马王堆汉墓出土的《导引图》有捶背、抚胸、搓腰、揉膝等手法，《五十二病方》中记载对木椎、筑、钱币、羽毛、药巾等的运用，按摩推拿治疗的疾病涉及骨伤科、内科、小儿科。秦汉时期，第1部按摩专著《黄帝岐伯按摩十卷》成书，标志着推拿已自成体系。隋唐时期，推拿按摩疗法得到快速的发展，病症逐渐增多。宋金元时期，民间推拿盛行，并有很多创新和发展，如《圣济总录》记载生铁熨斗摩项治风热冲目及膏摩顶治疗目疾、鼻塞及诸痫证，《宋史》记载按摩催产，《苏沈良方》记载掐法治疗新生儿破伤风，《医说》记载搓滚竹管治疗骨折后遗症，《回回药方》记载"脚踏法""撺面椎于脱出的骨上"治疗脊柱骨折等。明清时期，推拿按摩呈现繁荣景象，推拿按摩分支越来越细，小儿推拿按摩形成了独立体系。清代逐渐形成了很多的流派，其中包含了许多民间推拿按摩的技术和方法。中华人民共和国成立后中医药学发展比较快，1979年第1次全国推拿学术会议召开，推拿学又开始蓬勃发展。推拿发展到今天，流派有几百家之多，各种手法五花八门，但都要求基本动作具备有力、均匀、柔和、渗透的特点。

（三）导引

古代的导引养生家往往喜欢模仿各种动物活泼而有趣的动作来创编导引术势。如《庄子刻意》曰："吹呴呼吸，吐故纳新，熊经鸟伸，为寿而已矣。此道引（导引）之士，养形之人，彭祖寿考者之所好也。"据考证，彭祖名叫钱铿，相传为殷商时期人。中国古代养生术的这种鲜明仿生特点，与道家回归自然的观点息息相通。长沙马王堆汉墓出土了两篇导引专著，即《却谷食气》和《导引图》。《却谷食气》讲述导引行气，比《行气玉佩铭》更为具体，《导引图》则绘制了44个导引术式图像，其作用有健身和治病两种，充分展示出古代医疗和健身发展的状况。东汉末年华佗创编的五禽戏是中国古代导引术的一项重大成果，至今流传于世。从宋代开始，中国古代导引术改变以前过于烦琐、不易学习掌握的不足，向精练成套、简便易行的方向发展。八段锦动作简单，便于记忆学习，八节动作连贯、一气呵成，全身上下内外均能练到。明代托名达摩创编的"易筋经十二式"徒手导引操把调息练气与肢体活动紧密结合，既练外又练内，强身健体功能效果显著。太极拳发源于河南省焦作市温县陈家沟，故又称陈式太极拳。17世纪中叶，温县陈家沟陈王廷在家传拳法的基础上，吸收众家武术之长，融合易学、中医等思想，创编出一套具有阴阳开合、刚柔相济、内外兼修的新拳法。太极拳在陈家沟世代传承，自第14世陈长兴起开始向外传播，后逐渐衍生出杨式、武式、吴式、孙式、和式等多家流派。太极拳基于太极阴阳之理念，用意念统领全身，通过入静放松、以意导气、以气催形的反复习练，以进入"妙手一运一太极，太极一运化乌有"的境界，达到修身养性、陶冶情操、强身健体、益寿延年的目的，成为老百姓喜闻乐见的健身方法。

（四）音乐疗法

音乐疗法起源自20世纪40年代。当时，人们将音乐作为一种医疗手段，用于某些疾病的康复，起到一定的效果，如降低血压、减轻疼痛及消除紧张等。从20世纪80年代开始，人们研究了音乐对精神疾病的康复作用。概括起来，在起初阶段大多采用单纯聆听的形式，称为"被动聆听"或"被动感受"；后来发展到既聆听又主动参与，如包括简单乐器操作训练，还有选择地按音乐知识学习、乐曲赏析、歌曲演唱、音乐游戏、音乐舞蹈等形成综合性音乐活动。音乐疗法的对象多数为具有淡漠、退缩及思维贫乏等阴性症状者，据称有较好效果。也有少数试行于抑郁症、神经症与心身疾病患者。音乐疗法的疗程一般定为1～2个月，也有以3个月为1个疗程，每周5～6次，每次1～2个小时。在具体实施时如何选择音乐或歌曲，是一个有待进一步解决的问题。原则上，所选音乐应适合患者的心理（尤其情绪方面），更要适合患者的病情；然后编制设计，规定出一系列适用的音乐处方。宜深入这方面的研究讨论，以促成相对统一的定式化、规范化。至于音乐治疗的作用机理，目前尚未明了，推测是由于适用的音乐在患者心理上能调动和激活潜在的情绪功能、提高兴趣和爱好以及促进思维联想等。一般认为音乐疗法对精神疾病的阴性症状效果较好，也有报道认为其作用不持久，是一种辅助疗法。

（五）心理疏导

心理疏导可以对个体的情绪问题或发展困惑进行疏泄和引导，支持个体的自我调适和发展，提高个人的自我管理，改善人际关系。心理疏导主要以人本主义心理学和认知心理学为理论基础，在技术和应用领域上与阿德勒主义更为接近，有很多相容共通之处，可以理解为是阿德勒主义结合中国哲学的实践提炼。心理疏导有6个专向领域：社区矫正心理疏导、社区管理心理疏导、企业管理心理疏导、婚姻家庭心理疏导、养老护理心理疏导、教育顾问专项心理辅导。心理疏导疗法是南京医科大学脑科医院鲁龙光教授在1984年创立的，1988年被评为国家科委科技研究成果。近40年来，心理疏导疗法对临床上的各类心理障碍、心身疾病、精神疾病康复期及各类适应障碍等效果显著，尤其对以往认为很难治疗的各类神经症取得了较好的疗效。疏导疗法结合了中国当代社会的文化特点，吸收了西方各派心理治疗理论，进行不断的实践与理论创新，从而形成了适合广大中国人群的疗法。可以说，心理疏导疗法是心理学本土化的产物，为中国心理学的发展增添了活力。

（六）食疗

食疗源远流长，中医早就认识到食物不仅能为人体提供生长发育和健康生存所需的各种营养，而且还能疗疾祛病，有医食同源之说。《素问·五常政大论》"大毒治病，十去其六；常毒治病，十去其七；小毒治病，十去其八；无毒治病，十去其九。谷肉果菜，食养尽之，无使过之，伤其正也。"书中明确提出食疗养生的作用。张仲景在《伤寒论》中提到服桂枝汤后要"啜热稀粥一升余，以助药力"，说明饮食有辅助治疗的明显作用。孙思邈《备急千金要方》有食治专论，"为医者，当晓病源，知其所犯，以食治治之，食疗不愈，然后命药"，有"药治不如食治"之义。此后《食疗本草》《食性本草》均系统记载了一些食物药和药膳方，为后世食疗学的发展打下基础。宋代陈直撰有《养老奉亲书》专门论述老年人的卫生保健问题。

食疗既不同于药物疗法，也与普通的膳食有很大的差别。食疗主要利用食物（谷肉果菜）性味方面的偏颇特性，有针对性地用于某些病症的治疗或辅助治疗，调整阴阳，使之趋于平衡，有助于患者疾病的治疗和身心的康复。正如张锡纯在《医学衷中参西录》中所说，食物"病人服之，不但疗病，并可充饥，不但充饥，更可适口，用之对症，病自渐愈，即不对症，亦无他患。"因此，食物疗法适应范围较广泛，主要针对亚健康人群，其次才是患者，作为药物或其他治疗措施的辅助手段。

（七）足疗

俗话说"人之足，犹如树之根，人老足先衰，树老根先枯"。足与人体健康息息相关。我国是足疗起源最早的国家，早在 3000 多年前就已经有了足疗保健疗法。司马迁在《史记》中记载了"足疗"："郦生至，入谒，沛公方倨床使两女子洗足，而见郦生。"神医华佗重视足部导引术，提出脚部按摩的"足心道"理论。隋人巢元方的《诸病源候论》记载："脚趾间生疮，坐著，履温故也；脱履著屐，以冷水洗足即愈"，"井华水和粉洗足，不病恶疮"。足部按摩通过教会及所属医疗机构传到西方，并得到发展。1938 年美国印古哈姆女士的《足的故事》出版，为后来的足底反射疗法奠定了坚实基础。1975 年瑞士玛鲁卡多女士出版专著《足反射疗法》，至此足底反射图确定下来。1985 年英国现代医学会将"足部推拿法"纳入现代医学，称为"足部反射区疗法"。自 20 世纪 70 年代末改革开放以来，体系较为完善的各种足部按摩疗法的专著和资料相继传入国内，并引起各方面的重视，足疗如雨后春笋般地发展，大大小小的"足疗城""浴足城""足疗馆"遍布大街小巷，成为一道独特的风景线。

（八）水疗

利用温泉防治疾病的历史悠久。西周末年周幽王的骊宫即是依骊山温泉而建。东汉张衡的《温泉赋》有关于温泉疗病的记述。北魏时期郦道元的《水经注》初步总结了中国的温泉分布，著录了温泉 41 处。南北朝王褒在《温汤碑》中关于骊山温泉即有"地伏硫黄，神泉愈疾"的记载。唐代陈藏器的《本草拾遗》探讨了温泉的形成，还谈到了温泉疗养的适应证。宋代胡仔的《渔隐丛话》则从水质的不同来区分温泉。宋代唐慎微的《经史证类备急本草》指出温泉浴疗要与饮食补养相结合。明代李时珍曾将温泉水分为硫黄泉、朱砂泉、矾石泉等不同性质的泉，记述了它们的治病方法。到了 20 世纪前半叶，地质学者开始注意温泉的分布，对温泉水质进行分析。地质学家章鸿钊先生在 1956 年出版的《温泉辑要》收录了 972 个温泉。1982 年 7 月全国第一次地热工作会议披露，中国有温泉 2600 余处。20 世纪后半叶以来，国家依托温泉修建了很多疗养院和康复中心，使温泉浴疗有了更大的发展。

（九）日光浴

日光浴是激发机体的自然活力，以促进身体发育，强身健体、预防和治疗疾病为目的的一种疗法。人类早就认识到阳光与健康的关系。据记载，古代医家早在公元 2 世纪就已经开始利用阳光来治疗疾病。在长期的医疗实践中，古代医家还认识到日光浴必须因人、因时、因地制宜。阳光虽好，但日光浴要适度，过强的紫外线和红外线都对组织细胞有破坏作用。日光浴疗法在自然疗法中的地位与日俱增，已经顺应了人类的需要，并预示了疾病发展与自然界的关系。人是由天地之间相感而合的生物体，人不能离开自然，更不能离开阳光，所以让日光浴疗法广泛开展起来，并呼吁同道加以重视和推广。

（十）森林浴

森林浴又称森林疗养，最早在欧美等发达国家兴起，德国是世界上首个进行森林疗养实践的国家，被视为森林疗养的发源地。世界上许多国家仿照德国模式发展符合自身国情的森林疗养项目，作为疾病预防、康复和治疗的替代疗法，随后逐渐在英国、法国、美国、意大利、俄罗斯、日本、韩国和中国等国开花结果。我国森林疗养事业起步稍晚，从 20 世纪 80 年代开始引入并建立各种森林公园，其中明确设置了森林浴场。随着我国森林公园的不断发展和完善，所涉及的领域与内容不断延伸和扩展，旅游、休闲、运动和教育等逐渐涵盖其中，衍生出以疗养为核心的森林疗养产业，以促进大众健康为目的，充分利用森林生态资源、景观资源、食药资源和文化资源，并与医学、养生学有机融合，开展保健养生、康复疗养、健康养老的服务活动。森林疗养对人群健康的改善作用已被国内外大量实证研究证实，其发展前景是广阔的。

第 2 节　分类

非药物疗法的发展历史较长，种类繁多，方法各异，其分类标准也不尽相同，笔者倾向于分为以下 10 个大类。

一、针灸疗法

针灸是中医的重要组成部分，也是具有鲜明中医特色的一种外治方法。针灸疗法按操作方法分针刺、灸法、拔罐、刮痧等 4 类。

针刺按针具不同又分为毫针刺法、三棱针法、皮肤针法，根据操作部位不同又可分耳针、穴位埋线、穴位贴敷、穴位磁疗等。

灸法的运用离不开火。在古代，灸法比针法应用更广泛，主要是灸法操作更加方便自施，正如《小品方·灸法要穴》记载："《经》说：夫病以汤药救其内，针灸营其外。夫针术须师乃行，其灸则凡我便施。"艾灸法主要分艾炷灸和艾条灸。艾炷灸分直接灸和间接灸，其中直接灸又分瘢痕灸（化脓灸）和非瘢痕灸（无化脓灸），间接灸又分隔姜灸、隔蒜灸、隔盐灸、隔附子饼灸等多种。艾条灸分为悬起灸和实按灸，其中悬起灸又分温和灸、雀啄灸、回旋灸，实按灸分太乙神针和雷火神针。

拔罐是通过排除罐内空气使罐具吸附于体表达到治疗疾病目的一种方法。根据排火方式不同，拔罐分火罐和抽气罐两类。火罐又分投火法、闪火法、贴棉法、架火法、滴酒法多种。抽气罐操作方便，更适宜家庭所用。

刮痧疗法是用刮痧器具蘸食用油或清水在体表部位由上而下、由内向外反复刮拭，用以治疗有关的疾病。本法是老百姓易于掌握的简易治疗方法，流传甚广。元、明时期有较多的刮痧疗法记载，至清代有关刮痧的操作更为详尽。由于本疗法不使用药物，见效也快，在民间广泛应用，我国南方地区更为流行。本疗法有宣通气血、发汗解表、舒筋活络、调理脾胃等功能，而五脏之俞穴皆分布于背部，刮治后可使脏腑秽浊之气通达于外，促使周身气血流畅，逐邪外出。刮痧疗法按刮拭方法主要分为刮痧法、撮痧法、挑痧法和放痧法等 4 种。

除了上述常用的 4 种针灸方法以外，三棱针法、皮肤针法、耳针、穴位贴敷、穴位埋线、穴位注射、穴位磁疗、中药熏洗也是临床、生活中常用的非药物疗法。

二、推拿疗法

推拿又称按摩，是以中医脏腑、经络学说为理论基础，并结合西医解剖和病理诊断，用手法作用于人体体表特定部位以调节机体生理、病理状况，达到治疗疾病目的的方法。一种是主动按摩，又叫自我按摩，是自己按摩自己的保健方法，可以在家里操作。另一种是被动按摩，由医生用双手作用于病患体表、受伤部位、不适所在、特定腧穴、疼痛的地方，具体运用推、拿、按、摩、揉、捏、点、拍等形式多样的手法和力道，以期达到疏通经络、推行气血、扶伤止痛、祛邪扶正、调和阴阳、延长寿命的目的。常见的按摩手法有 8 种：按、摩、推、拿、揉、捏、颤、打。由于该方法操作简便且无不良反应，治疗效果良好，在中国不断得到发展、充实和提高。

三、导引

导引是按照一定的规律与方法进行肢体运动、呼吸吐纳和自我按摩，以防病保健的方法。导引是源自古代的一种健身方法，由意念引导动作，配合呼吸，由上而下或由下而上地运气，相当于现在的气功或体育疗法，亦作"道引"。导引由呼吸运动、肢体运动和意念活动结合，常与服气、存思、咽津、自我按摩等配合进行。

在练习导引术的时候讲究"三调"（调心、调身、调息）合一。其中，调心可以帮助我们保持良好的心情；调身有助于维持气血通畅；调息可以增强肺活量，对强壮心肺循环及消化系统都有好处。

四、音乐疗法

音乐疗法又称为音乐治疗，是利用乐音、节奏对患有生理疾病或心理疾病的患者进行治疗的一种方法。音乐疗法是最古老的治病方法之一，现今有越来越多的医疗从业人员重新发现声音在治病和调整身心平衡方面的功效。

声音是一种振动能量，由此产生其他各种形态的振动。不同能量场的振动会对人身产生不同的效果。音乐是怡养心神、祛病延年的一剂良药。当人处在优美悦耳的音乐环境之中，可以改善神经系统、心血管系统、内分泌系统和消化系统的功能，促使人体分泌有利于身体健康的活性物质，可以调节体内血液的流量和神经传导。优美的音乐能提高大脑皮层的兴奋性，可以改善人们的情绪，激发人们的感情，振奋人们的精神，同时有助于消除心理与社会因素所造成的紧张、焦虑、忧郁、恐惧等不良心理状态，提高应激能力。

五、心理疏导

心理疏导是以人本主义心理学和认知心理学为基础理论，通过言语的沟通技巧进行"疏理、泄压、引导"，改变个体的自我认知，从而提高其行为能力和改善自我发展的方法。通过心理疏导，可以对个体的情绪问题或发展困惑进行疏泄和引导，支持个体的自我调适和发展，提高个人的自我管理水平，改善人际关系。

六、食疗

食疗又称食治，是在中医理论指导下利用食物的特性来调节机体功能，使其获得健康或愈疾防病的一种方法。中医很早就认识到食物不仅能营养机体，而且还能疗疾祛病。如近代医家张锡纯在《医学衷中参西录》中曾指出食物"病人服之，不但疗病，并可充饥"，故中医常有"医食同源"之说。食疗要辨清食物的寒热及五味特征，结合年龄、季节、性别等差异，对症、适量，灵活选用食物，切忌盲目进补。

七、足疗

足疗即足部按摩治疗，是一种集检查、治疗和保健为一体的无创伤自然疗法，在我国民间素有"睡前一盆汤"的习惯做法，还有"春天洗脚，升阳固脱；夏天洗脚，除湿祛暑；秋天洗脚，肺润肠濡；冬天洗脚，丹田温灼"的谚语。清朝外治法祖师吴机在《理瀹骈文》道："临卧濯足，三阴皆起于足，指寒又从足心入，濯之所以温阴，而却寒也。"

人体的五脏六腑在脚上都有相应的投影，连接人体脏腑的 12 条经脉，其中有 6 条起于足部，脚是足三阴之始，足三阳之终，双脚分布有 60 多个穴位与内外环境相通。现代医学认为，脚是人体的"第二心脏"，脚有无数的神经末梢与大脑紧密相连，与人体健康息息相关。足疗的好处主要有促进循环、加强新陈代谢、调节神经、软化血管、强身健体、安神、延年益寿的功效，具有简、便、验、廉的特点，是长期以来人们喜爱的一种祛病养生之法。

八、水疗

水疗是利用不同温度、压力和溶质含量的水，以不同方式作用于人体以防病治病的方法。水疗对人体的作用主要有温度刺激、机械刺激和化学刺激，具有放松肌肉、再生复活脑细胞、增加血液氧气、促进心脏功能、促进血液循环、美白皮肤、清洁毛孔、清除体臭、去除皮肤老化角质层等作用。

九、日光浴

日光浴是一种利用日光进行锻炼或防治慢性病的方法，主要是让日光照射到人体皮肤上，引起一系列理化反应，以达到健身治病的目的。日光浴常和冷水浴、空气浴结合运用。日光浴分为两种：一种是自然日光浴，一种是人工日光浴。

日光浴主要是通过红外线、紫外线和可见光线对人体发挥作用。红外线能透过表皮达到深部组织，使照射部位组织温度升高，血管扩张，血流加快，血液循环改善；紫外线能将人体皮肤中的 7- 脱氢固醇转化成维生素 D，可改善钙、磷代谢，防治佝偻病和骨软化症，促进各种结核灶钙化、骨折复位后的愈合及防止牙齿松动等。日光中的可见光线，主要通过视觉和皮肤对人有振奋情绪的作用，能使人心情舒畅。

十、森林浴

森林浴是指在森林中进行气息调节和适当的功能锻炼，达到防治疾病、健身强体目的的一种健身方法。唐代孙思邈在《千金翼方》中就提出："山林深处，固是佳境。"森林中的负离子一般偏多，通过呼吸负离子进入血液循环，明显促进人体新陈代谢，起到稳定血压的作用。同时，森林中空气含氧量高、新鲜，可显著提高心、肺、脑的功能及血氧含量，促进机体新陈代谢，提高机体免疫能力。

第3节 特点

一、种类繁多，各显神通

非药物疗法从古到今不断发展，现已发展成一门综合学科，种类从一开始的几种外治疗法，发展到如今的几十种，应用更加广泛，每一种方法各有其优势，并相互补充，为人民的身体健康保驾护航。

二、不良反应少，乐于接受

"是药三分毒"，而非药物疗法避免了药物的不良反应，是一种绿色疗法，群众接受度高，如拔罐、艾灸、刮痧、导引、食疗、足疗等均可在家里自行操作，十分方便。

三、简单易学，自我保健

非药物疗法多数简单易学，如导引、音乐疗法、日光浴、森林浴等，多集娱乐于一身，娱中有乐，乐中有趣，长期坚持，自我保健作用较明显。

四、节省医药资源，贡献巨大

非药物疗法不使用任何药物或者极少用药，可以为国家节省大量的医疗成本，也可以为每个家庭节省大量医药支出，为社会做出重要贡献。

五、崇尚自然，大势所趋

非药物疗法是一种自然疗法，主要是调动机体的自愈力和潜能，回归自然，有益无害。习近平总书记指出，"没有全民健康，就没有全面小康"，推进健康中国建设成为治国理政的重大战略。当下全社会倡导"每个人是自己健康第一责任人",健康理念已深入人心,尤其是中医的"治未病"理念,越来越受到人们追捧,非药物疗法是顺应时代发展的大趋势。

非药物疗法特点鲜明,突出不用药物理念,崇尚绿色治疗,符合新时代发展需求,具有广阔的应用前景。

（杨佃会　刘奕辰）

参考文献

[1] 邓芙蓉,李晨.森林疗养与人群健康[J].环境与职业医学,2022,39(1):1-3.

[2] 范丽娟.浅谈日光浴对人体健康的作用[J].中国民族民间医药,2009,18(24):73,75.

[3] 丛芳,崔尧.水中运动治疗发展现状与展望[J].华西医学,2020,35(5):527-533.

[4] 一嘉.养生话足疗[J].绿色中国,2008(6):106-108.

第4章 针灸

第1节 毫针刺法

  毫针刺法，是用毫针针具刺入人体穴位，通过行使一定的手法，以达到扶正祛邪、通经活络的目的，起到防治疾病的作用。针灸是临床上很常用的一种方法，广泛应用于内、外、妇、儿等科疾病。毫针为古代"九针"之一，现多由不锈钢制成，针体纤细，又称为"小针""微针"。《黄帝内经》中对毫针特点、针刺方法和补泻手法有详细的论述。《灵枢·九针十二原》记载："毫针者，尖如蚊虻喙，静以徐往，微以久留之而养，以取痛痹。""欲以微针通其经脉，调其血气，营其逆顺出入之会。""逆而夺之，恶得无虚？追而济之，恶得无实？迎之随之，以意和之，针道毕矣。"

一、操作方法

（一）操作前准备

1. 准备针具

根据针身的直径和长度，有不同的规格（表4-1、表4-2），最常用的是长度1.5寸（旧规格，寸是我国古代常用长度单位，1寸≈33.3毫米）、直径0.30毫米的毫针。

表 4-1　毫针的长短规格

旧规格（寸）	0.5	1	1.5	2	2.5	3	3.5	4	4.5	5
对应长度（毫米）	15	25	40	50	65	75	90	100	115	125

表 4-2　毫针的粗细规格

号数	26	27	28	29	30	31	32	33	34	35
直径（毫米）	0.45	0.42	0.38	0.34	0.32	0.30	0.28	0.26	0.23	0.22

2. 消毒

严格消毒针具、术者双手、针刺部位等。建议使用一次性毫针，避免交叉感染。

（二）操作技术方法

1. 进针法

（1）单手进针法。右手拇指、食指持针，中指端紧靠穴位，指腹抵住针身，当拇指、食指同时向下用力时，中指随之屈曲，快速将针刺入皮下，然后刺入所需深度。

（2）双手进针法。

①爪切进针法：用左手拇指或食指的指甲掐切腧穴皮肤，右手持针，针尖紧靠左手指缘迅速刺入。

②舒张进针法：用左手拇、食二指将所刺腧穴部位皮肤撑开绷紧，右手持针刺入。

③提捏进针法：用左手拇、食二指将腧穴两旁的皮肤捏起，右手持针从捏起的上端将针刺入。

④夹持进针法：左手拇、食二指持消毒干棉球，裹于针体下端，露出针尖，将针尖固定在所刺腧穴的皮肤表面，两手同时用力，将针刺入腧穴。

2. 行针法

（1）基本手法。

①提插法：将针刺入腧穴一定深度后，使针在穴内进行上提和下插。

②捻转法：将针刺入腧穴一定深度后，右手手指捏住针柄，一前一后来回捻转。

（2）辅助手法。

①循法：医者用手指顺着经脉的循行路线，在腧穴的上下部轻柔地循按。

②弹法：针刺后在留针过程中，以手指轻弹针尾或针柄，使针体微微振动。

③刮法：毫针刺入一定深度后，经气未至，以拇指或食指的指腹抵住针尾，用拇指、食指或中指指甲，由下而上或由上而下频频刮动针柄。

④摇法：毫针刺入一定深度后，手持针柄，将针轻轻摇动。其法具体有二：一是直立针身而摇，以加强得气的感应；二是卧倒针身而摇，使经气向一定方向传导。

⑤飞法：针后不得气者，用右手拇、食指执持针柄，细细捻搓数次，然后张开两指，一搓一放，反复数次，状如飞鸟展翅，故称飞法。

⑥震颤法：针刺入一定深度后，右手持针柄，用小幅度、高频率的提插、捻转手法，使针身轻微震颤。

3. 基本补泻手法

（1）捻转补泻。针下得气后，以拇指向前时用力重，指力下深为补法；以拇指向后用力重，指力上浮为泻法。

（2）提插补泻。针下得气后，先浅后深，重插轻提，提插幅度小，频率低，操作时间短者，为补法；先深后浅，轻插重提，提插幅度大，频率高，操作时间长者，为泻法。

二、方法应用

（一）单穴应用

1. 太冲穴治疗高血压

吴焕林等应用太冲针刺时，患者取坐位，两手自然放在腿上，身体轻靠椅背，头微前倾；或平卧位。碘伏消毒后快速进针，向涌泉穴方向斜刺（与皮肤呈 45° 角）0.5～0.8 寸后行中强刺激。手法以泻法为主，施捻转加震颤手法，激发感传向近心端放散，得气后留针 20 分钟，每 5～10 分钟捻针 1 次。结果表明，针刺太冲穴治疗肝阳上亢型高血压病具有良好的即时效应，平均可降低收缩压 10 毫米汞柱、舒张压 6 毫米汞柱。针刺太冲穴降压起效较迅速，一般针刺后 20 分钟降压幅度即达最大。具体分析各治疗时点的降压效果，其降压幅度与针刺前的基础血压有关。再以针刺第 1 天针刺前的血压分级为分组因素进行分层分析，结果表明，针刺前血压越高，针刺后即时降压效果越明显；而对于正常血压，针刺该穴血压虽有下降，但幅度较小，临床意义不大。

陈中观察太冲穴针刺捻转泻法对原发性高血压即时效应的影响。针刺泻法组：常规消毒后快速进针，以右手为刺手，向涌泉穴方向斜刺（与皮肤呈 45° 角）0.5～0.8 寸后行相应针法。进针后，拇指用力向后捻转，然后轻力向前退回（右转时用力重，左转时用力轻），捻转幅度为每次 360°，每分钟 60 次，持续捻针 1 分钟，留针 20 分钟。针刺留针组：用同样方法常规消毒后，以同样方法快速进针，进针后不做手法，留针 20 分钟。结果显示：针刺太冲穴可有效降低原发性高血压患者即时血压，但此效应仅限于收缩压，对舒张压效果不明显。针刺捻转泻法可有效降低血压，在降低收缩压方面针刺捻转泻法优于不做手法，而在降低舒张压方面二者之间无明显差异。

2. 曲池穴治疗高血压

万文俊等用电针刺激曲池穴治疗高血压，选用 0.30 毫米 ×40 毫米的一次性无菌毫针进行针刺。电针组：双侧曲池穴局部常规消毒后，针尖与局部皮肤呈 90° 夹角刺入 25～30 毫米，得气后连接在 G9805-C 低频电子脉冲治疗仪的一端输出电极上，另一端输出在曲池与阳溪连线曲池穴下 5 寸处接一无干皮肤电极（非穴位）输出等幅连续波，刺激强度 12 毫安，频率 20 赫兹，留针 10 分钟，每日 1 次，连续治疗 15 天为 1 个疗程，共治疗 1 个疗程。药物组：口服尼卡地平片。结果表明，两组治疗后 SBP、DBP 均比治疗前明显降低，且电针组在降低 DBP 方面较药物组明显；疗程结束后降压疗效方面，电针组总有效率为 66.7%，药物组总有效率为 70.0%，两组比较差异无统计学意义。

邹艳等观察曲池降压效果：取双侧曲池穴，患者屈肘取坐位，75% 酒精局部消毒后，采用 0.25 毫米 ×40 毫米毫针单手进针刺入曲池穴，深度 1 寸，待患者感到肘臂酸、麻、胀得气时行捻转补泻法。治疗 1 组采用补法（拇指向前，食指向后，左转用力），治疗 2 组采用泻法（拇指向后，食指向前，右转用力），捻转频率均为 70 转 / 分，留针 30 分钟。每日 1 次，5 天为 1 个疗程，共治疗 4 个疗程，疗程间休息 2 天。对照组口服硝苯地平控释片 30 毫克，每日睡前 1 次，共治疗 20 天。结果：治疗 1 组总有效率为 85.0%，治疗 2 组为 88.6%，对照组为 61.9%，治疗 1 组和 2 组均优于对照组，捻转补法和泻法均有效。

3. 风池穴治疗高血压

陈邦国等取双侧风池穴，局部用 75% 酒精棉球常规消毒，取一次性无菌针灸针指切法进针，向鼻尖方向斜刺，深度 0.8～1 寸，进针得气后捻转法行针 1～3 分钟，留针 30 分钟，每隔 10 分钟捻针 1 次，每日 1 次，治疗 2 周为 1 个疗程，共治疗 2 个疗程。对照组口服倍他乐克，每日 1 次。结果：针刺组总有效率 90%，高于对照组 66.7%。

尤阳等设置对照组以苯磺酸氨氯地平片治疗高血压，观察组在对照组基础上针刺风池穴治疗。具体操作：选用 30 号（40 毫米 ×0.32 毫米）针灸针，直刺双侧风池穴，提插捻转待患者得气后留针 30 分钟，每日 1 次；7 天为 1 个疗程，共治疗 2 个疗程。治疗后对照组舒张压、收缩压显著降低，观察组显著低于对照组；对照组有效率 82.31%，观察组有效率 91.03%，差异有显著意义。

黄晋芬等观察风池降压效果，治疗组取双侧风池穴，采用单纯针刺治疗的方法。常规消毒后，用指切法进针，针尖向鼻尖斜刺，深度 0.8～1 寸，手法采用提插捻转法，中度刺激，每次留针 30 分钟，每隔 10 分钟捻针 1 次。对照组口服美托洛尔，两组均每日治疗 1 次，2 周为 1 个疗程，共治疗 2 个疗程。结果：风池降压有效率 90%，高于对照组的 80%。

（二）辨证论治

1. 肝阳上亢型

张旭东采用"育阴潜阳，平冲降逆"针刺治疗肝阳上亢型高血压病，针刺组，主穴：百会、太冲（双侧）、太溪（双侧）、三阴交（双侧）、足三里（双侧）；配穴：兼痰湿壅盛配中脘、阴陵泉、丰隆，头痛配风池、率谷、头维，失眠配四神聪、本神、神庭、神门。进针操作：受试者体位采用仰卧位，双侧取穴。以患者描述有"酸、麻、重、胀"感觉之一即判为"得气"。得气后以右手为刺手，泻法：拇指向后时用力重，向前还原时用力轻；补法：拇指向前转时用力重，拇指向后还原时用力轻。百会：常规消毒后快速进针，向后平刺（与皮肤呈 15° 角）0.5～1 寸后行泻法。太冲：常规消毒后快速进针向涌泉穴方向斜刺（与皮肤呈 45° 角）0.5～0.8 寸后行泻法。太溪：常规消毒后快速进针，直刺（与皮肤呈 90° 角）0.5～1 寸后行补法。三阴交：常规消毒后快速进针，直刺（与皮肤呈 90° 角）1～1.5 寸后行泻法。足三里：常规消毒后快速进针，直刺（与皮肤呈 90° 角）1～1.5 寸后行补法。以上穴位捻转幅度为每次 360°，每分钟 60 次，持续捻针 1 分钟，留针 30 分钟。对照组采用西药降压药物治疗，不改变原有的治疗方案，嘱患者规律服药。疗程：针刺治疗组每日针刺 1 次，每次 30 分钟，每周治疗 5 次、休息 2 日，共治疗 4 周；两组每日服药，总观察周期为 7 周。结果显示："育阴潜阳，平冲降逆"针刺可以进一步降低 24 小时收缩压（SBP）、24 小时舒张压（DBP）、日间收缩压（dSBP）、日间舒张压（dDBP）、夜间舒张压（nDBP）、夜间收缩压（nSBP）及诊室血压等血压水平，降压幅度具有临床意义；此法能够改善肝阳上亢型高血压患者中医证候积分、焦虑抑郁状态积分。

梁燕等采用调督熄风针法配合药物治疗肝阳上亢非勺型高血压，对照组口服马来酸左旋氨氯地平片 2.5 毫克，每日 1 次，晨起顿服，共治疗 4 周。治疗组在对照组基础上采用调督熄风针法针刺治疗，取百会、神庭、大椎、风池（双侧）、曲池（双侧）、合谷（双侧）、中脘、天枢（双侧）、足三里（双侧）、太溪（双侧）、太冲（双侧）。常规消毒后，采用 0.30 毫米 ×（25～40）毫米毫针针刺，先以快针针刺百会、神庭、大椎，不留针，然后按照从上到下顺序针刺其他穴位，每穴行小幅度提插捻转平补平泻法 3～5 次，得气后留针 30 分钟。每日下午 3～5 时治疗 1 次，每周治疗 5 次，共治疗 4 周。结果：治疗组总有效率 83.3%，优于对照组 66.7%，并且治疗组治疗后夜间平均舒张压（nMSBP）、夜间平均收缩压（nMDBP）及血压昼夜节律与对照组比较差异均具有统计学意义。

　　沈钦彦采用平肝疏肝滋肾针刺法治疗肝阳上亢型高血压，对照组给予苯磺酸氨氯地平口服，5 毫克 / 次，每日 1 次，疗程为 14 天。观察组在对照组治疗的基础上给予针刺，取穴太冲、行间、合谷、太溪、阳陵泉。太冲采用泻法，太溪用补法，其余均采用平补平泻手法。7 次为 1 个疗程，共 2 个疗程。结果：两组治疗后各时间段舒张压和收缩压、焦虑值和中医证候积分均优于治疗前，差异有统计学意义；观察组治疗后各时间段舒张压和收缩压均低于对照组，且观察组焦虑值和中医证候积分均优于对照组，差异有统计学意义。

　　2. 痰湿壅盛型

　　黄婷婷采用健脾化痰方针刺治疗痰湿壅盛型高血压，对照组给予硝苯地平控释片，每日 30 毫克，10 日为 1 个疗程，连续 3 个疗程。治疗组：在对照组西医治疗措施的基础上，加用健脾化痰方针刺治疗。穴位：足三里、丰隆、内庭、公孙、支沟、阳陵泉。操作：足三里直刺 0.8 ～ 1.2 寸；丰隆直刺 1 ～ 1.5 寸；内庭直刺 0.3 寸左右；公孙直刺 0.5 寸左右；支沟直刺 0.5 ～ 0.8 寸；阳陵泉直刺 1 ～ 2 寸。支沟用捻转泻法，阳陵泉用平补平泻法，其余均以捻转补法为主，留针 30 分钟。隔日 1 次，10 日为 1 个疗程，连续 3 个疗程。结果显示：治疗组总有效率 87.1%，高于对照组 76.67%。在改善患者胸闷、呕吐痰涎、失眠多梦等症状方面，治疗组优于对照组；治疗组在改善中医总证候积分上优于对照组，针刺联合西药在改善血压方面疗效更佳。

　　邢瀚等观察针刺治疗痰湿壅盛型高血压，取穴阴陵泉（双侧）、足三里（双侧）、中脘、丰隆（双侧）、太白（双侧）、太渊（双侧）、水道（双侧）、气海。针刺前嘱患者排空小便，行局部常规消毒，选用 0.3 毫米 ×40 毫米的不锈钢毫针；于足三里、阴陵泉穴直刺 1 ～ 2 寸，中脘、气海、水道、丰隆穴直刺 1.0 ～ 1.5 寸，太白穴直刺 0.5 ～ 0.8 寸，太渊穴直刺 0.3 ～ 0.5 寸（操作时注意避开桡动脉），所有穴位均采取提插捻转泻法，以患者感觉酸胀为度，每 10 分钟行针 1 次，留针 30 分钟。每天针刺 1 次，6 天为 1 个疗程，休息 1 天，再进行第 2 个疗程。治疗期间不用降压药物，若有突发血压升高，难以忍受时可予临时对症处理。嘱患者低盐低脂饮食，禁烟禁酒，保持情绪平稳，适量活动。

西药组常规服用卡托普利片，每次口服 6.25～12.5 毫克，每天 3 次，1 周为 1 个疗程，连续服用 4 周。结果显示：两组血压随治疗时间的延长均明显下降，治疗第 21 天针刺组降低收缩压和舒张压效果均明显优于西药组，且在治疗第 28 天针刺组降低舒张压效果有优于西药组的趋势；两组中医证候积分均随治疗时间的延长而下降，在治疗后的每一记录时点上针刺组在改善中医证候积分方面均明显优于西药组。

3. 气虚血瘀型

任超等针刺血海、膈俞为主治疗气虚血瘀型高血压，针刺加药物组治疗方法：选取血海、膈俞配以太冲、百会、曲池、合谷、三阴交进行针刺治疗，针刺均选用 1.5 寸无菌针灸针，其中太冲、曲池、合谷、三阴交、血海直刺 0.5～1 寸，膈俞斜刺 0.5～0.8 寸，百会平刺 0.5～0.8 寸。结果显示：针刺加药物疗法可明显改善患者头晕、气短乏力、唇甲青紫等气虚血瘀状况，针刺加药物组患者收缩压及舒张压控制情况均比单纯药物组患者血压控制情况更好。

王楚璇采用针药结合治疗气虚血瘀型高血压，对照组口服马来酸左旋氨氯地平片 2.5 毫克，每日 1 次，晨起顿服，针药结合组在对照组基础上加用针刺，主穴选双侧风池、中脘、双侧天枢、双侧合谷、双侧曲池、双侧足三里；速刺百会、神庭、大椎。操作方法：选用一次性针灸针，其规格为 0.30 毫米 × 40 毫米或 0.30 毫米 ×25 毫米，常规消毒后，押手先进行揣穴操作，刺手持针透皮刺入。先针刺百会、神庭、大椎等穴，进针宜快，且于得气后快速出针。而后严格遵循依上至下的原则依次施针，且于各穴均行平补平泻操作，幅度宜小，行提插捻转复式手法，行针 3～5 次即可，以患者自觉有酸胀感等为度。20 分钟后取针，每周 5 次，持续此治疗方案 4 周观察疗效。结果显示：两组均能调节气虚血瘀型高血压患者的舒张压和收缩压，且治疗组效应更为突出。

三、机制研究

（一）针刺对肾素-血管紧张素-醛固酮系统（RAAS）的影响

田艳鹏等观察发现，针刺捻转泻法能够有效降低自发性高血压大鼠血压水平、血浆及肾组织肾素、血管紧张素 II 含量，减轻高血压肾损害。郝日雯等观察发现，针刺人迎穴、曲池穴有很好的降压效果，针刺可以缓解或改善"二肾一夹"高血压大鼠颈总动脉血管重构及降低血浆血管紧张素Ⅱ和醛固酮的含量。

（二）对神经系统的影响

神经系统在高血压的发生过程中发挥着重要作用，很多研究对中枢神经和周围神经对高血压的影响进行了研究。延髓头端腹外侧区是交感神经兴奋性增强的主要来源，是中枢调控心血管活动的重要部位之一。孙嫘等研究发现，针刺人迎穴可以通过提高延髓头端腹外侧区抗氧化能力，降低交感神经活性，从而缓解自发性高血压大鼠高血压反应。交感神经兴奋性增强在高血压的发生发展中起着重要作用，肾上腺素和去甲肾上腺素是交感神经的主要递质。霍则军等研究发现，电针组与药物组血清肾上腺素和去甲肾上腺素水平低于模型组（$P<0.05$），电针百会和足三里可能通过降低血中肾上腺素和去甲肾上腺素来调节急性高血压大鼠的血压水平。

（三）对免疫系统的影响

免疫系统在高血压的形成发展过程中起着重要作用。王晶等研究发现，针刺太溪穴可以降低自发性高血压大鼠的血压，而调节自发性高血压大鼠大脑延髓中肿瘤坏死因子 -α（TNF-α）、白细胞介素 -6（IL-6）的表达可能是其降压作用的机制之一。苗嘉芮研究发现，针刺可降低 Dahl 盐敏感大鼠尾动脉收缩压，针刺组与模型组相比，针刺组 CD4+、CD8+T 淋巴细胞百分比明显下降，同时 Toll 样受体 4（TLR4）、肿瘤坏死因子受体相关因子 -6（TRAF-6）、转录激活因子蛋白 -1（AP-1）含量降低。

（陈新勇）

第 2 节　灸法

灸法是以艾绒为主要原料，在穴位或一定部位上进行熏烤，以刺激经络，达到防治疾病的目的。古称"灸焫"，又称"艾灸"。《说文解字》："灸，灼也，从火音久。刺以石针曰砭，灼以艾火曰灸。"《素问·异法方宜论》："北方者……其民乐野处而乳食，藏寒生满病，其治宜灸焫，故灸焫者，亦从北方来。"灸法具有温经散寒、扶阳固脱、防病保健的作用。

一、操作方法

灸法分为艾灸类和非艾灸类，艾灸类又分为艾炷灸、艾条灸、温针灸和温灸器灸。不同的艾灸方法有不同的操作，下面介绍一些临床常用的方法。

（一）艾炷灸

把艾绒捏紧成规格大小不同的圆锥形艾炷（图4-1）。小者如麦粒大，中等如半截枣核大，大者如半截橄榄大。每燃烧1个艾炷，称为1壮。

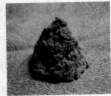

图4-1 艾炷

1.直接灸

将艾炷直接放置在皮肤上施灸，根据灸后对皮肤刺激的程度不同，又分为非瘢痕灸和瘢痕灸两种。

（1）非瘢痕灸。又称非化脓灸。将艾炷放置于皮肤上之后，从上端点燃，当燃烧至剩40%左右，患者感到烫时，用镊子将艾炷夹去，换炷再灸，一般灸3～7壮，以局部皮肤充血、红晕为度。施灸后皮肤不致起泡，或起泡后亦不致形成灸疮。

（2）瘢痕灸。又称化脓灸。施灸前，先在施术部位上涂以少量凡士林或大蒜液，以增加黏附性和刺激作用，然后放置艾炷，从上端点燃。每壮艾炷须燃尽，除去灰烬，方可换炷，每换1壮，即涂凡士林或大蒜液1次，可灸7～9壮。灸毕，在施灸穴位上贴敷淡水膏，大约1周可化脓，化脓时每天换膏药1次。灸疮45天左右愈合，留有瘢痕。在灸疮化脓期间，局部需注意清洁，避免感染。

由于这种方法灸后遗有瘢痕，灸前必须征求患者的同意及配合。

2.间接灸

又称隔物灸、间隔灸，即在艾炷与皮肤之间隔垫上某种物品而施灸的一种方法。

（1）隔姜灸。把鲜生姜切成直径2～3厘米、厚0.2～0.3厘米的薄片，中间以针穿刺数孔，上置艾炷放在应灸的部位，然后点燃施灸，当艾炷燃尽后，可易炷再灸。一般灸 5～10 壮，以皮肤红晕而不起泡为度。在施灸过程中，若患者感觉灼热不可忍受时，可将姜片向上提起，或缓慢移动姜片。

（2）隔蒜灸。把鲜大蒜头切成 0.2～0.3 厘米的薄片，中间以针穿刺数孔，上置艾炷放在应灸的腧穴部位或患处，然后点燃施灸，待艾炷燃尽，易炷再灸，一般灸 5～7 壮。因大蒜液对皮肤有刺激性，灸后容易起泡，若不使起泡，可将蒜片向上提起，或缓慢移动蒜片。

（3）隔盐灸。用纯净干燥的食盐填敷于脐部，使其与脐平，上置艾炷施灸，如患者稍感灼痛，即更换艾炷。也可于盐上放置姜片后再施灸，以防止食盐受火爆起而伤，一般灸 5～9 壮。

（4）隔附子饼灸。以附子片或附子药饼作为间隔物。将附子研成细末，以黄酒调和制成直径约 3 厘米、厚约 0.8 厘米的附子饼，中间以针穿刺数孔，上置艾炷，放在应灸腧穴或患处，点燃施灸。

（二）艾条灸

用桑皮纸包裹艾绒卷成圆筒形的艾卷（也称艾条，图 4-2），将其一端点燃，对准穴位或患处施灸。

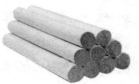

图 4-2　艾条

1. 悬起灸

（1）温和灸。将艾条的一端点燃，对准应灸的腧穴或患处，距皮肤 2～3 厘米处进行熏烤，使患者局部有温热感而无灼痛为宜，一般每穴灸 10～15 分钟，以皮肤红晕为度。

如果遇到局部知觉减迟者或小儿，医者可将食、中两指置于施灸部位两侧，这样可以通过医者的手指来测知患者局部受热程度，以便随时调节施灸时间和距离，防止烫伤。

（2）雀啄灸。将艾条一端点燃，手持艾条，对准施灸部位，一上一下，如鸟雀啄食一样。

（3）回旋灸。将艾条一端点燃，对准施灸部位，进行左右移动或旋转施灸。

2.实按灸

施灸时，先在施灸腧穴部位或患处垫上布或纸数层。然后将药物艾卷的一端点燃，趁热按到施术部位上，使热力透达深部，若艾火熄灭，再点再按；或者以6～7层布包裹艾火熨于穴位。若火熄灭，再点再熨。最常用的为太乙针灸和雷火针灸。

二、方法应用

（一）非瘢痕灸

金泽等采用麦粒灸治疗阴虚阳亢型高血压。分为治疗组和对照组，治疗组用麦粒灸，取曲池、足三里、石门。以蘸水的棉球涂于施灸部位，将艾绒制成麦粒状大小点燃后放于穴位上，待燃尽后去灰，每穴每次灸1壮。每周治疗3次，2周为1疗程，共治疗3个疗程。对照组根据《中国高血压防治指南》（2010年修订版）制定的高血压常规治疗方案，予硝苯地平控释片30毫克口服，每日晨服。2周为1个疗程，共治疗3个疗程。结果：治疗组总有效率为80.0%，对照组为73.3%，两组比较差异无统计学意义（$P>0.05$）。两组治疗后收缩压和舒张压与同组治疗前比较，差异均具有统计学意义（$P<0.05$）。治疗组治疗后收缩压和舒张压与对照组比较，差异均无统计学意义（$P>0.05$）。

张欣等采用艾炷灸治疗高血压。取穴：百会、神阙、足三里。操作：患者先取坐位，用高0.5厘米、底部直径0.5厘米的艾炷置于百会穴上，取少许凡士林固定艾炷后用线香点燃，燃至患者感觉有灼热感后用镊子取下，换艾炷再灸，共灸27壮。再让患者仰卧位，在神阙穴上放置食盐与腹壁平齐，将高1厘米、底部直径1厘米的艾炷分别置于神阙及足三里（双侧），用线香点燃艾炷，燃至患者感觉有灼热感后用镊子取下，换下一个艾炷，每穴各灸21壮。每天1次，共治疗10天。结果显示：治疗后血压下降，与治疗前相比有统计学意义（$P<0.05$）。

（二）瘢痕灸

王国明等采用瘢痕灸治疗高血压。操作如下：患者仰卧位，取双侧足三里、做好标记、常规消毒。取2%利多卡因1毫升，穴处皮肤局麻后用自制底直径为 0.5 厘米的锥形艾炷直接置于穴位上，点燃后待其自烬。艾灸 2～4 壮，以穴位处皮肤有灼伤为度；擦净艾炷灰烬，胶布密封，2 天后清除灸疮处的皮肤，再次敷以胶布促其化脓，3～4 天后即可清疮除脓。局部消毒处理后，形成一直径 0.8～1 厘米、深 0.2～0.3 厘米的灸疮，待其自行干燥结痂，约 2 个月结痂脱落，形成瘢痕。结果：178 例中显效 66 例，占 37.08%；有效 91 例，占 51.12%；无效 21 例，占 11.80%；总有效率为 88.20%。

袁民等用米粒状艾炷直接灸足三里、绝骨，两足两穴交替使用（即左足三里、右绝骨），每穴艾炷连灸 7 壮后，用胶布封固，目的是促成灸疮，灸疮形成后，每天换胶布，灸疮周围用 75% 酒精棉球消毒，灸疮处用干棉球吸干。每月灸 1 次。8 次为 1 个疗程。第 2 疗程分季节灸，即在"二分二至"和"四立"（春分、秋分、冬至、夏至、立春、立秋、立夏、立冬）时灸，共治疗 2 个疗程。结果显示，米粒状艾炷灸具有降低血压和改善症状的作用。

霍云等采用瘢痕灸治疗高血压。治疗组分固定穴位和辨证取穴两组。取穴：固定穴位组取关元、双侧足三里、双侧悬钟；辨证取穴组中，肝阳上亢型加双侧太冲、双侧曲池，阴阳两虚型加腰阳关、双侧三阴交，痰湿壅盛型加双侧丰隆、气海，瘀血阻络型加双侧膈俞、膻中。操作方法：在所取穴位上涂少量大蒜汁，将豌豆大小的艾炷置于所取穴位上，点燃艾炷，待艾炷慢慢烧尽，去除灰烬，在施灸穴位上贴上特制医用胶布，并嘱患者需食鱼腥或饮酒酿等发物 3～5 天，使局部组织产生无菌性的化脓反应，形成灸疮。正常情况下，5～7 天后灸疮达到最大胀满，此时用针刺破，不必用消炎药等处理灸处。数周后，灸处结痂，慢慢脱落，形成小疤痕。施灸 1 次，观察血压情况，如血压不降，2 周后再行施灸 1 次。对照组采取常规西医治疗，予口服苯磺酸氨氯地平片 5 毫克，每天 1 次，治疗 2 周为 1 个疗程，共治疗 2 个疗程。结果：治疗组与对照组临床总有效率分别为 91.72%、81.38%，两组比较有显著性差异（$P<0.05$），治疗后两组症状积分比较也有显著性差异（$P<0.05$），而辨证取穴组优于固定取穴组。

（三）温和灸

胡丽玲采用三才灸治疗高血压。分为治疗组（艾灸）和对照组（针刺），治疗组取百会、神阙、涌泉（双侧），艾灸操作方法：治疗组的患者均按照"先阳后阴，先上后下"的次序，首先取俯卧位灸百会穴，再依次取仰卧位灸神阙、双侧涌泉（注：先灸左侧，后灸右侧）。以上穴位均行温和灸法，每个穴位灸15分钟，至皮肤微泛红晕为度。在艾灸百会穴时，注意保护患者头发。疗程与治疗频次：每次艾灸治疗时间60分钟，每隔2日1次，连续治疗10次为1疗程，共1个疗程（1个月）。结果：两种方法在即刻降压、近期降压和改善临床症状疗效方面都有效果（$P<0.05$），且治疗组优于对照组（$P<0.05$）。

王蓉等观察艾灸治疗高血压。分为试验组（艾灸）和对照组，对照组患者仅接受原有降压药治疗；试验组患者在接受原有降压药治疗的同时，选用清艾条进行艾灸，肝阳上亢型取曲池、太冲和涌泉；气血亏虚型取百会、中脘和足三里；肾精不足型取百会、关元和肾俞。每次施灸前让患者休息30分钟左右。艾灸时清艾条的火点距离应根据患者皮肤对热敏感度进行调整，以患者局部有温热感而无灼痛为宜，一般距皮肤3～5厘米，每日施灸1次，每次每个穴位10分钟，连续灸1个月。结果：试验组艾灸治疗1个月后收缩压和舒张压明显低于对照组，差异有统计学意义（$P<0.05$）。

郑丽维等观察艾条灸治疗高血压。分为两组，对照组进行常规治疗和健康教育；观察组在此基础上给予艾灸疗法，取双侧丰隆、足三里，患者取舒适体位，充分暴露操作部位，清洁皮肤，艾灸时以患者局部有温热感而无灼痛为宜，以局部皮肤呈红晕为度。艾灸每日1次，每穴施灸5分钟，共20分钟，干预期为30天。结果：观察组收缩压低于对照组，有统计学意义（$P<0.05$）。

王巍采用艾条灸涌泉穴治疗高血压。分为两组，对照组给予苯磺酸氨氯地平片，每次5毫克口服，每日1次。观察组在对照组治疗的基础上采用艾灸涌泉穴治疗。选择干燥、没有松动的艾条；患者取仰卧位，操作者点燃艾条后对患者的涌泉穴施以温和灸。每次15～20分钟，每日2次，7天为1个疗程。治疗后，观察组患者的血压水平和症状积分明显低于对照组，比较差异有统计学意义（$P<0.05$）。

（四）热敏灸

赵帅等应用热敏灸治疗高血压，每次选用单侧穴位（曲池、百会、足三里）

为主探寻热敏点进行艾灸，热敏灸时间从开始到产生感觉或其他热敏效应，再到感觉消失结束计算，休息 15 分钟后进行血压测定及症状分析。热敏灸基本操作方法：测量血压后，辨证选取曲池、百会、足三里中的 1 个穴位，在该穴位上先进行 2 分钟回旋灸预热，再进行 2 分钟雀啄灸，探查热敏点，确定热敏点后进行温和灸，温和灸过程中维持艾条离穴位皮肤高 3～5 厘米距离，时间长短由患者是否出现热敏化点决定。若出现热敏化点则进行温和灸至患者热敏感觉消失，感觉可为①透热：灸热从施灸点皮肤表面直接向深部组织穿透，甚至直达胸腹腔脏器；②扩热：灸热从施灸点为中心向周围片状扩散；③传热：灸热从施灸点开始循经脉路线向远部传导，直达病所；④局部不热（或微热）远部热：施灸部位不（或微）热，而远离施灸的部位感觉热；⑤表面不热（或微热）深部热：施灸部位皮肤不（或微）热，而皮肤下深部组织甚至胸腹腔脏器感觉热；⑥其他非热感觉：施灸（悬灸）部位或远离施灸部位产生酸、胀、压、重、痛、麻、冷等非热感觉。每位患者接受热敏灸治疗 1 次，记录治疗前后血压值。结果显示：热敏灸组总有效率为 70.59%，对照组为 6.25%，两组总有效率比较，差异有显著性意义（$P<0.01$）。两组治疗后收缩压、舒张压比较，差异均有显著性意义（$P<0.05$）。

（五）隔物灸

张永树观察大剂量隔姜灸与常规针刺对原发性高血压病的疗效差异，灸法组取生姜切片（厚 1.5 厘米）置于关元穴，用特制的温灸盒放在关元穴上，点燃艾绒放在灸盒的铜丝网上，灸 40～60 分钟。针刺组取合谷、太冲、足三里、内关穴，每次取 2 穴，轮流针刺，平补平泻手法。两组均 1～2 天治疗 1 次，10 次为 1 个疗程，2 个疗程后观察疗效。两组降压疗效比较，灸法组总有效率为 71.8%，对照组为 66.4%，差异无显著意义（$P>0.05$）。两组症状疗效比较，灸法组总有效率为 70.1%，对照组为 57.9%，差异有显著意义（$P<0.05$）。

张凌凌等采用半夏白术天麻汤联合隔药灸治疗痰湿壅盛型原发性高血压，对照组予常规西药治疗，治疗组予半夏白术天麻汤联合隔药灸治疗。半夏白术天麻汤药物组成：黄柏（酒洗）12 克，干姜 15 克，天麻 9 克，苍术 9 克，茯苓 9 克，黄芪 9 克，泽泻 9 克，党参 9 克，白术 5 克，炒神曲 5 克，半夏（汤洗 7 次) 5 克, 麦蘖 5 克, 橘皮 5 克。药物制备: 将半夏白术天麻汤组方药物按比例取适当用量进行研磨, 将药粉均匀搅和备用。使用时, 用醋将药粉调成糊状, 制成直径约 1 厘米、厚 3 毫米的药饼, 并将艾绒捏成大小一致的三角炷。取穴: 双侧涌泉、肝俞、肾俞、脾俞。具体方法: 患者取俯卧位, 使穴位充分暴露并清洁穴周皮肤。用手指同身寸法进行定位, 以患者感觉局部酸、麻、胀为准。将所制药饼置于穴位上, 点燃艾炷施灸, 待艾炷燃尽且余热散尽后, 续取 1 壮施灸, 根据患者实际病情每穴连续灸 3 ~ 4 壮 (20 ~ 30 分钟)。每日 1 次, 单侧穴为 1 组, 两组穴隔日交替施灸。结果: 治疗组总有效率为 91.79%, 对照组为 76.12%, 差异有显著意义 ($P < 0.05$)。

(六) 蒜泥灸

叶成鹄等采用蒜泥灸治疗高血压, 先将所敷贴穴位或患处用 75% 酒精消毒, 再将新鲜大蒜捣成糊状, 涂在选定的穴位上或患处, 每次涂 5 ~ 10 分钟, 局部感到灼热为度, 即可去掉蒜泥。肝阳上亢取穴: 太冲或行间、阳陵泉、外关, 各 10 分钟; 痰湿中阻取穴: 蒜泥灸公孙、内关、大椎、外关, 各 10 分钟; 气血两虚取穴: 足三里、三阴交、中脘、大椎、外关, 各 10 分钟。

(七) 温针灸

黄效增应用温针灸足三里治疗高血压, 操作时用 1.5 ~ 2 寸毫针刺入足三里穴 (双), 令得气后在毫针上套上硬纸板 (以防灼伤), 然后在针柄上放艾炷如杏核大, 用火点燃, 每次灸 3 ~ 5 壮, 每天 1 次, 10 天为 1 疗程, 疗程间休息 5 天。3 个疗程后, 显效占 73%, 有效占 23%, 无效占 4%, 总有效率为 96%。

王雨燕观察温针灸治疗瘀血阻络型高血压。患者分为两组, 对照组每日 1 次服用施慧达 2.5 毫克, 连续服用 42 天。治疗组在口服西药的基础上, 采用温针灸治疗。主穴: 风池, 百会, 太冲; 配穴: 膈俞, 血海, 合谷, 足三里, 双侧取穴。用 1.5 寸 (0.30 毫米 × 40 毫米) 毫针和清艾条, 患者取俯卧位, 操作前先行穴位定位, 用 75% 酒精常规消毒穴位及周边 2 ~ 3 厘米范围, 左手拇指压于穴旁, 右手持 1.5 寸针垂直于皮肤表面快速破皮后, 再缓慢进针。风池斜刺, 针尖微下, 向鼻尖斜刺 0.5 ~ 1 寸, 以得气为度, 不加艾条; 膈俞向脊柱方向斜刺 0.5～0.8 寸，以得气为度，放置艾条前先于所灸穴位处，以硬纸板遮盖局部皮肤，以防止烫伤。将艾条（2～3 厘米）点燃后插入针柄上，燃端面向皮肤，距皮肤约 3 厘米。待艾条完全燃尽，清除灰烬后出针。再嘱患者变换为仰卧位，双腿屈膝 30°～45° 角，定位消毒后，百会平刺 0.5～0.8 寸，以得气为度，不加艾条；足三里、血海直刺 1～1.5 寸，合谷直刺 0.5～1 寸，太冲直刺 0.5～0.8 寸，以得气为度，按上述方法施以温针灸。每穴各 1 壮（1 段即为 1 壮），留针 20 分钟起针。隔日治疗 1 次，每周 3～4 次，2 周为 1 个疗程，连续治疗 3 个疗程。对照组按上述治疗方法服用西药，不外加其他治疗方法。结果：治疗组总有效率为 96.67%，对照组总有效率为 26.67%，差异具有明显统计学意义（$P < 0.01$）。

李龙春采用温针灸四关穴治疗阴虚阳亢型高血压，分为 3 组。其中，卡托普利组，常规服用卡托普利片，每次 25 毫克，每天 2 次，连服 28 天。温针组，在服药基础上行温针灸治疗。取四关穴即双侧合谷、太冲，揣穴定位后，常规酒精局部消毒，垂直于皮肤进针后施捻转手法，合谷穴针尖向后溪穴，太冲穴针刺向涌泉穴，得气后将针留在适当的深度，合谷穴进针 0.8～1 寸，太冲穴进针 0.8～1 寸。剪取约 2 厘米的陈艾条，一端用棉签柄戳一小孔，孔的深度约为针柄的 2/3，点燃后轻轻放置针柄上，根据患者的耐受程度，在皮肤上方垫以纸片，勿烫伤患者。每针温灸 2 壮，待艾条烧完后除去灰烬，出针。隔日 1 次，7 次为 1 个疗程。连续治疗 4 个疗程。针刺组，在服药基础上行针刺治疗。取四关穴即双侧合谷、太冲，隔日 1 次，7 次为 1 个疗程。连续治疗 4 个疗程。治疗后 3 组的收缩压、舒张压与治疗前相比较均有降低，具有统计学意义。温针组治疗后的收缩压比卡托普利组降低的幅度大，具有统计学意义。

三、机制研究

（一）艾灸对肾素-血管紧张素-醛固酮系统（RAAS）的影响

有研究发现，针刺、艾灸、针加灸这 3 种方法均可明显降低血浆中肾素活性和血管紧张素、醛固酮含量，说明针刺、艾灸、针加灸通过降低大鼠体内肾素活性，减少血管紧张素、醛固酮含量，降低血管紧张性，减少外周阻力，减轻水钠潴留来达到降压目的。艾灸疗法治疗后，"二肾一夹"型高血压大鼠血浆血管紧张素Ⅱ、肾素活性明显下降，且低于卡托普利治疗组，认为艾灸疗法可能通过多途径多作用点来综合抑制循环 RAAS 和局部 RAAS 活性来发挥降压作用。

（二）艾灸对神经系统的影响

艾灸对神经系统的调节起着重要作用，而神经系统在高血压的调控中发挥重要作用。有研究发现艾灸自发性高血压大鼠，使脑干、大脑皮层及丘脑部组织 5- 羟色胺（5-HT）、5- 羟吲哚乙酸（5-HIAA）、多巴胺（DA），脑干、大脑皮层 DA 升高，使血浆去甲肾上腺素（NE）降低，使血浆 DA 和 5-HT 升高。艾灸调节中枢神经系统的功能，尤其降低过亢的交感神经系统的功能活性，是其主要的降压机制。温针灸心俞穴 20 分钟内，交感神经放电明显减少，表示温针灸对自发性高血压大鼠的交感神经系统功能具有抑制作用。

（三）艾灸对信号转导通路的影响

有研究发现，麦粒灸可使自发性高血压大鼠血压下降，主动脉内膜增生不明显，仅部分内膜脱落，血清 NO 含量明显上升，主动脉 RhoA / ROCK1 和 RhoA / ROCK1 mRNA 含量显著下降，提示麦粒灸能有效降低自发性高血压大鼠的血压，保护主动脉血管内皮功能，其机制可能与抑制 RhoA / ROCK 信号通路表达相关。温针灸足三里可显著降低自发性高血压大鼠血压和炎症状态，其机制可通过抑制大鼠脾组织 Toll 样受体信号通路中 TLR4、MyD88、NF-κBp65 蛋白及 mRNA 表达调控信号传导，减轻血清炎症状态，提高血清抗炎能力，良性调控血管舒缩功能，从而降低炎性损伤程度，发挥对内皮细胞的保护作用。

（陈新勇）

第3节　拔罐

拔罐法是利用负压原理，以罐为器具，利用燃烧、抽吸、蒸汽等方法排除罐内空气造成罐内负压，使罐吸附在人体腧穴或体表的患处部位，使皮肤局部充血，以产生良性刺激，从而达到调整机体机能、防治疾病目的的中医外治疗法。拔罐法历史悠久，古人的拔罐器具以兽角为主，故称为"角法"。湖南长沙马王堆汉墓出土的帛书《五十二病方》已记载角法在治疗痔疾中的应用："牡痔居窍旁，大者如枣，小者如核者，方以小角角之二……即已。"

一、操作方法

（一）罐的种类

1. 角罐

角罐主要是由牛、羊角制成，是目前已知最早的拔罐工具。优点是吸附力强，操作便捷。但罐体不透明，无法观察内部皮肤变化。

2. 竹罐

取坚实、成熟的竹筒，一端开口并打磨光洁整平，另一端留节作底，做成中间略粗、两端稍细，形如腰鼓的圆柱形竹筒。竹罐长 8～10 厘米，罐口直径为 3～5 厘米。优点是轻便，价廉，耐用不易损坏，制作方便，可以与中药材一起蒸煮后制成药罐使用，兼顾中药的特性。但竹罐易燥裂漏气，质地不透明，无法观察内部皮肤变化，同时吸附力不强。

3. 陶瓷罐

陶瓷罐是陶罐和瓷罐的统称，用陶土制成，罐口平滑，腔大如瓷鼓状，再涂上黑釉或者黄釉。优点是价廉，吸拔力大；缺点是罐具较重，易于破裂，质地不透明，无法观察罐内皮肤变化。

4. 玻璃罐

玻璃罐是现在医院常用的拔罐器具，罐口平滑，口平腔大，形同球形，内外光滑。优点是规格多样，适用于身体不同部位的拔罐需求，吸附力大，适合走罐，透明便于观察，消毒方便；缺点是易碎，传热较快。

5. 抽气罐

抽气罐又名负压罐，是传统理论与现代工艺相结合的一种新型的带有抽气装置的罐具，分为罐体和抽气装置两个部分，其罐体的规格大小多样。优点是不易碎，可随意调节罐内压力，透明便于观察，操作安全便捷，可避免烫伤；缺点是无温热感，不能走罐。

6. 橡胶罐

橡胶罐是一种由橡胶制成的罐具。优点是不易碎，携带方便；缺点是无温热感，吸力不足。

7. 代用罐

代用罐是在平时生活中随处可见的一些口小腔大、口部厚且光滑平整、能产生一定吸拔力的器具，如茶杯、罐头瓶、小口碗等用具。优点是取材方便，实用。但因材料不同而具有不同的特性，相对缺点很多，不一一列举。

8. 多功能罐

随着现代科学技术的发展，市面上出现了一系列配置有其他治疗作用的新型拔罐器，如磁疗拔罐、砭石罐通仪、电热罐、灸罐等。

（二）罐的吸附方法

1. 火吸法

火吸法是指利用火在罐内燃烧氧气并借助燃烧时所产生的热力排出罐内空气，形成负压，使罐吸附在体表部位上的方法，具体有以下几种。

（1）闪火法。用镊子或止血钳等工具夹起95%酒精棉球，用火将酒精棉球点燃后，施术者一手握住罐体，使罐口斜向下，火在罐内绕1～3圈后随即退出，迅速将罐扣于应拔的部位，即可吸附在施术部位上。此法是最常用的吸附方法，适用于人体各部位。闪火法的罐内无火，不易烫伤皮肤，比较安全。但需注意，勿将罐口烧热，以免烫伤皮肤。

（2）投火法。用易燃纸片或蘸有酒精的棉花点燃后投入罐内，火燃烧旺盛时迅速将罐扣在应拔的部位，即可吸附在皮肤上。投火法因罐内有燃烧物质，易坠落烫伤皮肤，故多用于身体侧面或者横向拔罐。

（3）滴酒法。用95%酒精滴入罐内1～3滴，沿罐内壁摇，使酒精均匀附在罐内壁（切勿滴入过多，避免酒精流到罐口，烧伤皮肤），用火点燃后，迅速将罐扣在应拔的部位即可吸附。

（4）贴棉法。将1块大小适宜的酒精棉片，紧贴于罐内壁的下方，用火点燃酒精棉片后，迅速将罐扣在应拔部位。操作时应注意棉花浸酒精不宜过多，否则酒精过多易流淌至罐口，导致皮肤烫伤。

除闪火法以外的其他方法罐内均有火，应注意勿灼伤皮肤。

2. 水罐法

此法是先将罐（一般使用竹罐或木罐）放入水中煮沸 2～3 分钟（治疗时也可根据病症在水中加煮药物，从而增强治疗效果），用镊子将罐夹出，擦干水液，迅速用湿冷毛巾捂住罐口片刻，以吸掉罐内的水液，降低罐口的温度，并保持罐内的热气；快速将罐扣于应拔部位，并轻按罐具 30 秒左右，令其吸紧。操作过程中，一定要将罐内的水擦干净，否则沸水易烫伤皮肤。

水罐法温热作用强，适用于虚寒、寒湿及局部寒冷不温等病症；但其操作较为烦琐、复杂，且不能用于走罐、闪罐等方法，所以临床上不常使用。

3. 抽气罐法

先将抽气罐紧扣在皮肤上，用注射器或抽气筒抽出罐内空气，使其产生负压，即能吸附在应拔部位。

4. 其他罐法

如磁疗拔罐、砭石罐通仪、电热罐、灸罐等，可依据其相应的说明书进行操作。

（三）拔罐法的操作

1. 拔罐方法

（1）留罐。又称坐罐，拔罐后将罐吸附于皮肤应拔部位 5～10 分钟，以局部潮红或瘀斑为宜，然后将罐起下，并用棉球将皮肤表面擦干净。留罐时间与病人体质以及拔罐时的反应有关，面部及皮肤薄弱的部位留罐时间宜短，肌肉丰厚的部位可长一些，儿童与年老者留罐时间均不宜过长。留罐时间过久，施术部位可能会出现水泡，首先要对皮肤进行消毒，并且将水泡当中的脓液排出，必要时加以包扎，数日内吸收结痂，不留瘢痕。留罐法可用于拔罐治疗的大部分病症，是最常用的拔罐法。

（2）走罐。又称推罐，宜使用口径较大的罐具，罐口要求厚且平滑无破损，最好用玻璃罐，先将罐口或应拔部位上涂一层润滑剂（凡士林、液状石蜡或其他植物油），将罐吸拔于皮肤上，用手握住罐底，稍倾斜罐体，循着经络或需要拔罐的路线推罐，反复数次，至走罐部位皮肤红润、充血或起瘀点为止。此法适用于肌肉丰厚且平坦的部位，如背、腰部。适应证：急性热病或深部组织气血瘀滞之疼痛、外感风寒、风湿痹痛及较大范围疼痛等。

（3）闪罐。它是一种以闪火法使罐吸附于皮肤后，随即一只手压住罐口皮肤，另一只手握住罐体快速取下的方法。如此反复多次至皮肤潮红、充血或瘀血为度。操作手法需熟练，动作要快、准、轻，避免罐口烧热烫伤皮肤。闪罐适用于感冒、肌肤麻木、中风后遗症或功能减退等。

（4）刺络拔罐。又称刺血拔罐，先对拔罐部位的皮肤进行消毒，用三棱针、采血针等在消毒部位进行点刺放血，或用皮肤针叩打出血，在刺血部位拔罐，起罐后用消毒纱布擦净皮肤血迹，将罐进行消毒处理。此法多用于治疗丹毒、扭伤、乳痈等。

（5）留针拔罐法。针刺留针后，在以针为中心的部位上拔罐，留置 5～10 分钟，将罐起下，然后将针起出。此法一般使用玻璃罐，可随时观察罐内的情况。此法不宜在胸背部实施，易导致气胸。此法多用于治疗顽固性痹痛、各种软组织慢性损伤等。

（6）其他拔罐法。如挑痧拔罐法、温罐疗法、刮痧拔罐法、艾灸拔罐法等。

2.起罐的方法

起罐时，用一手扶住罐体向一侧倾斜，另一手拇指或食指在罐口旁边按压，使空气进入罐内，即可将罐取下。抽气罐则拔起其塞帽，空气进入后，罐即脱落，也可用上述方法起罐。罐吸附过强时，切不可用力猛拔，以免损伤皮肤。

3.起罐后的处理

起罐后用消毒纱布轻轻擦拭皮肤的罐斑处，瘙痒者不可抓破皮肤，数日内可消退。若因留罐时间较长而导致皮肤出现水泡，首先要对皮肤进行消毒，并且将水泡当中的脓液排出，必要时加以包扎，数日内吸收结痂，不留瘢痕；若刺络拔罐或留针拔罐出血，用消毒纱布擦净皮肤血迹，将罐进行消毒处理；若治疗疮疡，提前在罐口周围填以棉花或纱布，以免起罐时脓血污染衣服、被褥等，起罐后擦净皮肤脓血，并常规处理疮口。

二、方法应用

（一）刺络拔罐

徐佳等采用随机数字表法将 60 例高血压患者随机分为治疗组（刺络拔罐加针刺组）和对照组（单纯针刺组）。治疗组选取患者背部压痛点局部或背俞穴为治疗部位吸拔抽气罐 5 分钟，取罐后用消毒的手术刀刀尖点刺，从外向内以同心圆轨迹快速点刺 50～100 次，随即在点刺的部位滴入抗凝剂肝素钠溶液 10 微升并抽气拔罐 15 分钟；待出血量在 7 毫升左右时取下罐。每周刺络拔罐放血治疗 1 次，每次刺血 25～35 毫升，共治疗 4 次。试验表明，刺络拔罐疗法配合针刺在改善高血压病的临床症状方面优于单纯针刺组。冀晓薇采用相同方案，滴入 10 微升的肝素钠溶液进行抗凝处理并拔罐 30 分钟，通过对两组治疗前后症状评分、血压以及血脂变化的比较表明，观察组治疗前后差异显著，降幅明显高于对照组（$P < 0.05$）。

谢敏娇将高血压患者分成两组，治疗组在对照组的基础上用注射针头在患者背部肝俞点刺后留罐 10 分钟，每 3 天 1 次。结果表明：治疗组降压疗效明显优于对照组。郭克任治疗急进型高血压 35 例，用三棱针点刺大椎穴出血 10～20 毫升后拔大号罐，并用点刺耳尖、耳背降压沟，出血数滴。隔日治疗 1 次。结果：30 例患者经过 1 次治疗后血压下降明显，且患者头晕、头痛等症状减轻或消失。

（二）走罐

邱萍等在进行常规药物治疗和健康宣教的基础上，对治疗组中的痰湿体质高血压患者背部、腰骶部涂上刮痧活血剂，再用玻璃罐，沿督脉和足太阳膀胱经左右第 1、2 侧线共 5 条纵线走罐，每条经线拉行 5～10 次，再分别在肺俞、肝俞、脾俞、肾俞等部位，各揉罐 30 秒，待皮肤出现潮红、深红或起丹砂时则走罐结束。研究表明，治疗组收缩压、舒张压控制效果及在体质改善方面优于对照组。

（三）针罐

王敏等取风池、百会为主穴，神庭、本神、曲池、列缺、合谷、足三里、三阴交、太冲为配穴，留针30分钟后起针，随即以颈项为重点，沿督脉和膀胱经背部腧穴留闪走罐，待皮肤潮红或略见痧即可，治疗高血压性眩晕疗效显著。

（四）梅花针加拔罐

赵东以梅花针中强度叩击患者双侧肝俞，筋缩出血，用闪火法将火罐吸附于穴位上吸拔出血液2～3毫升，每次5～10分钟即可。此方法降压迅速，简便，无不良反应。

三、机制研究

目前，单用拔罐疗法治疗高血压的临床机制研究较少，拔罐方法降压的内在机制暂不明确，现有的观点主要有以下3种。

（一）改善血液循环

拔罐所产生的充血、瘀血或者走罐、刮痧拔罐所产生的血液往复灌注，使得毛细血管扩张，血液循环加快，负压的良性刺激通过神经－内分泌调节血管舒缩功能和血管壁的通透性，增强局部血液供应，从而改善全身血液循环。

（二）温热作用

拔罐疗法能使局部产生温热作用，血管扩张，血流量增加，改善皮肤的血液供应和营养供给，增强皮肤深层细胞的活力，增强血管壁的通透性。

（三）刺激神经内分泌

通过拔罐内的负压，使局部组织充血、水肿，产生刺激作用和生物学作用，负压也可使局部毛细血管破裂而产生组织瘀血，发生溶血现象。红细胞的破坏及血红蛋白的释放，使机体产生了良性刺激作用，从而引起一系列的神经内分泌反应。

（黄绍磊）

第 4 节　刮痧

　　刮痧是用铜币、水牛角、瓷匙等器具和相应的手法，蘸取水、油剂等介质在患者体表部位反复刮拭，使皮下出现紫红色的斑点（痧），以达到防治疾病与保健强身的目的。一般认为刮痧疗法起源于旧石器时代，古人身体不适时，本能地用手或者石片抚摩、捶击身体表面的某一部位，有时能使疾病得到缓解。古书《五十二病方》中记载："以匕周抿婴儿广契所。"

　　在中医古籍中"痧"有 3 层含义：一是指痧症，即多发于夏秋两季，因感受风、寒、暑、湿、燥、火六淫之邪气或疫疠之秽浊而出现的一些病症，如头痛、咳嗽、眩晕胸闷、身体肿痛、脘腹痞满、恶心呕吐、腹泻、指甲青黑等，又称痧气或痧胀；二是指麻疹，"痧"也是麻疹的别称；三是指"痧象"，现代中医学所说的"痧"即指所谓的"痧象"。痧象是经刮拭后在皮下所出现的充血性改变，如红色粟粒状或暗红色出血点等"出痧"变化。

一、操作方法

（一）刮痧工具

1. 刮痧板

　　刮痧工具由最早使用的苎麻，慢慢发展成小蚌壳、铜钱、牛角、瓷碗等，到现在最常用的各种刮痧板，即根据人体不同刮拭部位，制成不同弧度边缘、不同厚薄、大小不同的刮板。这些材质具有光滑耐用、易于擦洗消毒的特点，如水牛角刮痧板、玉石刮痧板及砭石刮痧板等。

2. 刮痧介质

　　刮痧介质是为了避免皮肤受损，同时减少刮痧阻力，增强刮痧疗效。操作之前一般给施术部位涂上一层刮痧介质。常见的刮痧介质有水剂、植物油、刮痧油等。

（二）刮痧方法

　　首先暴露患者的刮治部位，施术者用惯用手握住刮痧板，蘸取刮痧油等介质后，用腕力且力度均匀地在施术部位向一定方向（一般由上向下、由内向外）刮拭，以出现紫红色斑点或斑块为宜，力量大小根据患者体质、病情及承受能力而定。刮痧一般以 20 分钟时长或患者耐受为度。

（三）刮痧顺序

一般先刮颈项部，然后刮脊柱两侧，最后刮胸部及四肢部位。

（四）常用刮痧法

1. 角刮法

用特制的角形刮板或刮板的棱角与皮肤呈 45° 角倾斜，自上而下或由里向外刮拭。多适用于人体面积较小的部位或沟窝凹陷处。

2. 点压法

亦称点按法，刮痧板厚的边角与皮肤垂直，力量由轻到重且耐受，保持数秒抬起。适用于人体无骨骼的凹陷部位。

3. 按揉法

刮痧板在皮肤穴位上做柔和的旋转动作。多适用于对脏腑有强壮作用的穴位。

4. 弹拨法

用刮痧板的边角在肌腱、经筋附着处或特定的穴位进行点压、按揉刮拭后迅速向外弹拨。

5. 拍打法

用刮痧板一端的平面拍打体表部位，使皮肤逐渐充血，出现瘀点。

此外，还有特殊的刮痧法，包括揪痧法、逆刮法、摩擦法、颤刮法等。

二、临床应用

（一）辨证刮痧治疗

刘海华等先刮拭患者颈部风府至大椎、两侧夹脊穴与外侧风池至肩峰部位；次刮拭患者背腰部的督脉及两侧足太阳膀胱经循行区域；随后嘱患者仰卧位以刮拭颈部人迎穴区，上肢曲池至手三里区域，下肢足三里至丰隆区域，太冲穴区点按刮拭；最后坐位刮拭头部两侧太阳至风池、头部正中百会至印堂、风池、风府穴区。对实证患者采用重刺激泻法，以皮下毛细血管破裂、皮下瘀血为度；对虚证患者采用轻刺激补法，以皮下毛细血管充血、皮肤潮红为度。通过非线性回归分析表明，刮痧对原发性高血压具有明显的即时降压作用，且刮痧间隔以隔天为宜。

曾维轲等在辅以对照组常规刮痧方案上，以平补平泻手法刮肝经、肾经、膀胱经、头颈部督脉及部分络属腧穴；观察组则辨证刮痧方案，以补法刮肾经、泻法刮肝经并辨腧穴特性选用补泻手法进行刮痧。研究表明：辨证刮痧方案可降低原发性高血压病（肝阳上亢证）患者血压，改善症状，减轻焦虑，效果优于常规刮痧。

张小芳等根据随机数字表法将 89 例阴虚阳亢型 1 级高血压患者分为两组。治疗组在对照组的基础上配合既定的辨证刮痧方案治疗，刮痧以泻肝经、补肾经为主，肝经重点刮拭行间、太冲，肾经重点刮拭太溪、涌泉、大钟、然谷与复溜，并取膀胱经肝俞与肾俞分别予以泻法与补法。研究表明：辨证刮痧能够有效降低老年阴虚阳亢型高血压患者的血压，改善中医证候，提高生活质量。

（二）刮痧联合其他疗法治疗

季蓉等将轻度高血压患者 30 例与正常血压者 30 例进行对照，在头部用弧线刮法刮拭两组患者两侧太阳至风池，印堂至百会与百会至风池部位；在背部用直线刮法刮拭大椎至腰阳关及相应足太阳膀胱经第一侧线循行部位；在四肢用直线刮法刮拭曲池至手三里、足三里至丰隆部位。每个部位各刮拭 20 下，并在主穴上进行点压刮拭。按照上述刮拭方法重复 3 遍之后，再对受试者的大椎、肝俞进行放痧治疗（受试者俯卧，局部皮肤消毒后，用三棱针点刺至皮肤表面微微出血并用抽气罐抽吸以助血液排出）。结果表明：第 1 遍、第 2 遍和第 3 遍刮痧以及放痧后均有明显的降压作用（$P<0.01$），且刮痧配合放痧的降压作用最为显著（$P<0.01$）。研究中还发现，无论是采用单纯刮痧还是连续 3 遍刮痧之后再配合放痧对于正常人的血压没有影响，提示刮痧或者刮痧配合放痧疗法对机体都是一种良性调节作用。

李传惠等采用随机数字表法将患者分为对照组与治疗组各 30 例，治疗组在常规降压治疗基础上加用吴茱萸穴位贴敷结合刮痧疗法。从降压疗效来看，

治疗组总有效率为 80.00%，对照组为 50.00%，两组比较差异有统计学意义
（$P<0.05$）。在常规降压治疗基础上采用吴茱萸穴位贴敷涌泉穴联合刮痧，可
有效提高肝阳上亢型及痰浊中阻型原发性高血压患者临床疗效及生活质量，降
低血压。

周丽萍将原发性高血压患者 60 例随机分为观察组和对照组，两组均接受生
活方式干预指导，观察组则在此基础上加以五音疗法联合刮痧治疗。治疗 4 个
月后，观察组总有效率（90.0%）高于对照组（63.3%），差异具有统计学意义
（$P<0.05$）；观察组血压低于对照组，差异有统计学意义（$P<0.05$）。这说明五
音疗法联合刮痧对原发性高血压患者疗效确切，降压效果好，值得临床推广。

（三）特殊器具刮痧治疗

杨晓宇在对照组常规护理的基础上加蒙医传统银器具刮痧护理，选择百会、
天柱、风池、肩井、风市、曲池、人迎、足三里、太冲、丰隆等穴。观察组治
疗总有效率明显优于对照组，差异具有统计学意义（$P<0.05$）。蒙医传统银器
具刮痧护理应用于原发性高血压，可以有效改善高血压症状，对控制血压有辅
助作用。

刘姝等将肝火亢盛型高血压患者随机分为对照组和观察组，观察组在对照
组基础上配合虎符铜砭刮痧疗法在上肢先左后右，自上而下刮拭心包经、心
经、肺经及三焦经；在背部首开 4 穴（大椎宣肺、大杼养血、膏肓滋阴、神堂
安神）、督脉、膀胱经，开到腋前线胆经全覆；在头部重点刮拭百会、四神聪
调动气血，分别刮拭督脉、膀胱经、胆经；在颈部重刮颈椎七节骨、双侧胸锁
乳突肌、百劳四穴、风府、风池、天柱、翳风、安眠、气舍；在双下肢先左后
右、自上而下刮拭足三阴经与胆经。试验表明：虎符铜砭刮痧联合健康教育可
降低初诊为肝火亢盛型高血压患者的血压，改善临床症状。

三、机制研究

传统中医认为刮痧的降压机理可以概括为开腠理、活血脉、通经络、散邪
毒。现代医学对刮痧降压作用机制有多种解释，但尚未形成统一认识。当前比
较主流的观点有如下几种。

（一）改善血液流变学和微循环

现代研究发现刮痧不但能降低血清脂质含量，改变脂蛋白成分，还能降低全血黏度及血浆黏度，对红细胞聚集性的增强与红细胞变形能力的减弱均有抑制作用，并能抑制血小板聚集，对高脂血症和动脉粥样硬化有明显的防治作用，其作用途径不但可影响血液成分及其功能，还可影响血液流变性、流态和流速等，是预防心血管疾病的简易方法。沈爱玲等研究发现刮痧能活血化瘀、降低血液黏稠度，从而改善局部的微循环障碍。徐青燕等发现刮痧可明显提高被刮区域的血流灌注量，改善局部血液循环，升高局部皮肤温度，促进沿经组织新陈代谢，从而从整体上改善全身微循环，达到降低外周阻力、降低血压的效果。

（二）抑制炎症反应

血管炎症反应是高血压病的主要发病机制之一，有研究证实刮痧疗法可抑制炎症反应，减轻内皮损伤，从而保护血管。胡卓铭等通过观察人迎穴加全息经络刮痧的降压作用及对超敏 C 反应蛋白的影响，发现人迎穴加全息经络刮痧疗法除有明显的降压作用外，还能控制炎症反应，减轻内皮损伤，从而起到保护血管的作用。

（三）神经调节

现代研究发现，刮痧疗法对循环系统、呼吸中枢具有镇静作用。刮痧疗法所引起的局部瘀血是一种自体溶血现象，这种良性刺激过程可以通过向心性神经作用于大脑皮质，继续起到调节大脑的兴奋与抑制过程的平衡。所以，刮痧可以促使血压下降和改善高血压的自觉症状。

（黄绍磊）

第 5 节　三棱针法

三棱针法，是一种通过三棱针刺破血络或腧穴，放出少量血液或挤出少量液体，从而治疗疾病的方法。三棱针源于古九针之一的锋针，《灵枢·九针论》

记载："锋针，取法于絮针，筒其身，锋其末，长一寸六分，主痈热出血。"《灵枢·九针十二原》记载："刃三隅，以发痼疾。"三棱针一般由不锈钢制成，针柄较粗呈圆柱形，针身呈三棱形，针尖端三面有刃。通过三棱针刺络法放血可泻热镇痛，调整气血运行。

一、操作方法

（一）操作前准备

1. 针具

针长约 6 厘米，常用规格有小号和大号两种（图 4-1）。

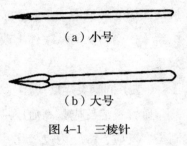

（a）小号

（b）大号

图 4-1　三棱针

2. 消毒

三棱针使用前必须高压消毒或用 75% 酒精浸泡 30 分钟消毒，消毒后放在器械消毒液里备用。建议使用一次性无菌采血针具，交叉感染概率更小。

（二）操作技术方法

1. 点刺法

点刺法是指用三棱针在腧穴内快速刺入后迅速出针的方法。

（1）按揉施术部位，使血液积聚，常规消毒。

（2）左手拇、食、中三指夹紧该部位，右手持针（拇、食指捏住针柄，中指紧贴针身下端，针尖露出约 3 毫米），对准穴位，迅速刺入约 3 毫米，随即出针。

（3）轻轻挤压针孔周围，出血 3 ～ 5 滴，再用消毒棉球压迫针孔。

高血压患者可在耳尖、印堂、太阳、肝俞、十二井穴点刺放血。

2. 散刺法

散刺法是指用三棱针在病灶周围多点刺血的方法，又叫"围刺""豹纹刺"。常规消毒后，在病灶周围由外到内点刺数针（10 ～ 20 针）。

3. 挑刺法

挑刺法是用三棱针挑断穴位皮下纤维组织以治疗疾病的方法，具体方法如下。

（1）常规消毒后，将针横向刺入穴位皮肤，挑破皮肤 2～3 毫米。

（2）深入皮下，挑断皮下白色纤维组织，挑尽为止。

（3）碘酒消毒，敷盖无菌纱布，胶布固定，或贴敷贴。

（4）畏痛者可先用 2% 利多卡因少许打一皮丘，再挑刺。

4. 泻血法

泻血法是用三棱针在浅表静脉放血的方法，具体方法如下。

（1）用橡皮管结扎施术部位上端，使静脉显现，局部常规消毒。

（2）左手拇指压其下端，右手持针对准静脉向心斜刺 2～3 毫米，深度以刺穿血管上壁、血液自然流出为度，出血停止前松开橡皮管。

（3）待出血停止后，用消毒棉球按压针孔。

高血压患者可在耳背上缘静脉放血。

二、方法应用

（一）耳尖点刺放血

取患者单侧耳轮顶端的耳尖穴，先用手指按摩耳郭使其充血，用碘酊和酒精常规消毒后，左手固定耳郭，右手持一次性采血针对准施术部位迅速刺入 1～2 毫米，随即将针迅速退出，轻轻挤压针孔周围的耳郭，使其出血，然后用酒精棉球吸取血滴。方跃屏等对 98 例肝阳上亢型高血压患者进行耳尖点刺放血，每侧穴位放血 5～10 滴，每周治疗 3 次，12 次为 1 个疗程，症状显效 80 例，有效 12 例，无效 6 例，总有效率 94%；降压显效 77 例，有效 13 例，无效 8 例，总有效率 92%。

李扬让患者取坐位，用 75% 酒精清洁患者耳郭，用左手手指按摩耳郭并将耳尖之处皮肤捏紧，右手使用采血针刺入耳尖，深度 0.5～1 毫米，稍用力挤捏，每挤 1 滴血使用酒精棉球擦净，反复挤压至出血 5～10 滴，再用干棉签按压。操作后 30 分钟及时评估患者血压及心率变化。50 例原发性高血压患者经治疗后头痛症状及血压情况均得到好转，对心率变化未见明显影响。

余承云观察耳尖放血疗法治疗高血压危象的效果。80 例高血压危象患者随机分为观察组和对照组。两组均给予 25 毫克卡托普利舌下含服，观察组加用耳尖放血疗法：患者双侧耳尖处常规消毒后，用三棱针迅速点刺耳尖皮肤 2～3 下，让耳尖部血液流出，必要时可辅助患者用手挤出血液。观察组治疗 15 分钟显效率即达 52.5%，治疗后 30 分钟升至 57.5%，后维持稳定，疗效明显高于单用降压药。

（二）印堂穴点刺放血

李伟灵等先将高血压患者分成 4 组：A 组仅以生活方式干预，B 组采用生活方式干预 + 苯磺酸左旋氨氯地平片治疗，C 组以生活方式干预 + 印堂穴放血疗法，D 组以生活方式干预 + 苯磺酸左旋氨氯地平片 + 印堂穴放血疗法。印堂穴放血疗法：患者取平卧位，使用一次性无菌采血针头，使用 75% 酒精棉球常规消毒，采用提捏进针手法，点刺 1 下，任放血部血液流出，必要时可辅助患者挤出血液，挤出 8～10 滴，拭净消毒，隔 2 天治疗 1 次，分别在治疗的第 1、4、7 天，共放血 3 次。结果：印堂穴放血疗法治疗高血压病的临床效果显著，可明显改善患者的血压水平与血脂水平。

（三）十二井穴点刺放血

皮希凤等分别取少商、少冲、中冲、商阳、少泽、关冲穴，按摩双手指末端，使之充血。操作者洗手，并戴一次性无菌手套。用碘酊或 75% 酒精在患者双手指末端定穴部位擦拭消毒，左手固定患者手指，右手拇指、食指持 1.6 毫米 ×62.0 毫米一次性三棱针尾部，中指抵于针尖部，对准穴位迅速刺入 2～3 毫米后快速出针，挤压针孔周围使其出血 5～8 滴后，用无菌干棉球或棉签按压止血及消毒放血部位。结果：经手十二井穴放血疗法干预后，患者干预后即时、10 分钟、30 分钟、60 分钟的血压水平与干预前比较，差异均有统计学意义（$P < 0.05$），中医证候总积分较干预前有所下降，差异亦有统计学意义（$P < 0.05$）。手十二井穴放血疗法能即时降低肝阳上亢型高血压病患者的血压水平，并改善患者肝阳上亢的症状。

（四）耳背沟放血

曹英华将原发性高血压患者 60 例，按随机数字表法随机分为治疗组（耳背沟放血加针刺组）和对照组（单纯针刺组）各 30 例。耳背沟放血方法：嘱患者采取坐位，按摩耳郭使其充血，在耳背沟（或迂曲脉络处）用碘酒常规消毒后，取一次性5号无菌注射器针头快速点刺出血并挤压，使之少量出血5～10滴。完成后再对施术部位进行消毒处理。两耳交替进行放血。每周3次，2周为1疗程。治疗2个疗程后，两组血压值治疗后较治疗前均有不同程度的下降，治疗组总效率为86.7%，对照组总有效率为76.7%且放血疗法配合针刺在改善高血压病的临床症状方面优于单纯针刺组。

（五）头顶放血

吕计宝等将门诊原发性高血压病（肝阳上亢型）60例，随机分为治疗组和对照组各30例。对照组服用硝苯地平缓释片20毫克，每天2次，治疗组在对照组基础上采用头顶放血：在头顶百会穴至神庭穴，双侧承灵穴至双侧头临泣穴组成的区域，寻找压痛、压硬、压高点以及软性结节点，即为放血点。用记号笔标注，然后用碘伏消毒放血区域头皮，选择5号一次性注射针头，快速点刺标注点，深度约2毫米，取消毒纸垫于患者额头，嘱患者稍低头，血压高者可见有血从针孔冒出，使其自然出血，直至瘀血出尽，用干棉签蘸75%的酒精消毒针眼。每周治疗2次，8次为1个观察疗程。结果表明：两组均能降低血压，但治疗组降压效果优于对照组（$P < 0.05$）。

三、机制研究

目前对于三棱针法降压的现代机制研究比较匮乏，三棱针法降压的内在机制尚不明确，现有的观点主要包含以下3种。

（一）血管生物学机制

陈华德等证实，耳尖放血疗法可通过影响血中NO的浓度进而调节肝阳上亢型高血压模型大鼠的血压，且与苯磺酸氨氯地平片有协同作用。

（二）引起血液流变学的改变

刺血可引起血液流变学的改变，起到降压作用。王丽君证实刺血疗法可降低高血压患者总胆固醇（TC）、甘油三酯（TG）、低密度脂蛋白（LDL-C），且均有显著性差异（$P < 0.05$），总有效率92.68%。田长安等通过大椎、百会、太阳等刺络放血38例，观察到该法能有效改善高血压病患者血液流变学组分，降低全血黏稠度、血浆黏度、血细胞比容（$P < 0.01$）。

（三）对脑、神经系统的作用

朱凯等研究发现井穴刺络放血可使丘脑区组织液流动减慢，反映该区域神经元代谢率下降，这可能是卒中时该方法保护神经的机制。姜小秋等观察井穴刺络放血对健康小鼠耐缺氧时间的影响，结果表明井穴刺络放血可以延长小鼠大脑的耐缺氧时间。

（邵国梁）

第6节　皮肤针法

皮肤针法属于针灸治疗体系中的丛针浅刺法，由多支短针组成，叩刺人体腧穴或一定部位，使叩刺部位皮肤充血或渗出微量血液，以治疗疾病。根据针的数量不同，分为梅花针（5支针）、七星针（7支针）和罗汉针（18支针）。

皮肤针由"毛刺""扬刺""浮刺"和"半刺"发展而来。《灵枢·官针》记载："毛刺者，刺浮痹皮肤也""扬刺者，正内一，旁内四，而浮之""浮刺者，傍入而浮之""半刺者，浅内而疾发针，无针伤肉，如拔毛状"。皮肤针法的主要理论来源为中医经络学说的皮部论。《素问·皮部论》曰："凡十二经络脉者，皮之部也""是故百病之始生也，必先于皮毛……经脉满则入舍于府藏也"。这说明十二皮部与经络、脏腑联系密切，运用皮肤针叩刺皮部，可激发、调节相应的脏腑经络功能，以达到内病外治的目的。皮肤针适应范围广泛，操作简便易行，治疗效果明显，无不良反应，是临床和家庭保健的常用方法。

一、操作方法

（一）操作前准备

皮肤针使用前必须高温消毒或75%酒精浸泡30分钟消毒，消毒后放在器械消毒液里备用。建议使用一次性针具。

（二）操作技术

患者选取适当体位。选取穴位或叩刺部位，进行局部皮肤消毒。通过腕部弹力垂直叩刺，频率为每分钟 70～100 次，使局部皮肤潮红充血，以隐隐出血为度。治疗结束后，使用消毒干棉球擦拭干净，使表皮出血不留血，并保持局部清洁以防止感染，每次 15 分钟。

叩刺根据力量大小分为轻刺、重刺和中等刺法。不论轻刺、重刺，都应注意运用腕部弹力，使针尖刺到皮肤后，由于反作用力而使针弹起，这样可减轻患者针刺部位的疼痛。叩刺速度要均匀，且针刺垂直于皮肤。

对于高血压病，按照不同的症状分型，选取不同的穴位进行皮肤针叩刺法。比如，肝火亢盛证取肝俞、曲池、三阴交、太冲穴等。

二、方法应用

皮肤针在内科疾病诊疗中发挥着非常重要的作用，可以刺激相关经络，治疗气机阻滞、血运失常导致的各种疾病，比如高血压、头痛和睡眠障碍等。

孙满娟等对门诊及住院高血压患者共 36 例采用梅花针法治疗，以中度手法循督脉或膀胱经经穴叩刺，叩至皮肤潮红为度，对有其他并发症者施以对症治疗，每日 1 次，每 2 周为 1 个疗程。治疗后发现患者血压明显改善，同时并发症也有较大的改观。

勾祥辉等对 61 例住院高血压患者实施大型梅花针叩击治疗，患者采取抱枕俯卧式，用大型梅花针沿颈椎至腰骶部叩击 1 遍，再沿脊旁足太阳膀胱经从上至下叩击 1 遍，各反复 3 次，以患者有明显刺痛又能忍受为宜，每日 1～2 次。治疗总有效率为 80.3%。

严熹对 131 例高血压病患者行滚刺筒皮刺治疗，取背部督脉和足太阳膀胱经为主，四肢肘、膝以下手、足三阴经为次，部位随症加减，循经自上而下缓慢轻浅地反复刺激 15～20 分钟，部位皮肤出现充血，呈红疹样为佳，经治疗后总有效率为 84.7%，说明滚刺筒皮刺疗法具有一定降压及改善血液循环的作用。

三、机制研究

目前，皮肤针治疗高血压的临床机制研究较少。内皮素（ET）是一种收缩血管的活性物质，可以调节血压的稳定，ET-1升高在原发性高血压中起重要作用。实验研究显示，针刺太冲等穴位可以降低血浆ET-1水平，进而调节血压。王雪蕊等人的研究显示，刺激太冲穴14天可通过下调还原型烟酰胺腺嘌呤二核苷酸磷酸（NADPH）氧化酶活性和膜催化亚基（NOX$_2$）的表达来降低高血压大鼠的血压。总之，皮肤针疗法的降压作用可能源于其调节氧化还原和炎症因子以及血管内皮功能的作用。

（邵国梁）

第7节　耳针

　　耳针法是通过对耳郭特定点的刺激来防治疾病的一种中医外治疗法，是微针疗法的重要组成部分。耳针法应用于临床在我国已经有几千年的历史，其植根于中医理论，现代医学及科学技术的发展使耳针法的可操作性得到了增强，加之取材容易，经济价廉，疗效确切，且具有安全性好、不良反应少等优点，被临床广泛应用。《灵枢·口问》中提到"耳者宗脉之所聚也"，即耳与经脉、脏腑等有着密切的联系，因此能够通过耳郭经络作用反映人体某个脏腑或部位的病变，也能通过刺激疾病病位所对应的耳穴治疗各种病症。

　　耳穴刺激方法除传统的毫针针刺外，还有电刺激法、埋针法、放血法、注射法、磁疗法、耳夹法、药敷法、贴膏法、压丸豆法、激光法等20多种。

一、操作方法

（一）操作前准备

　　严格遵循无菌原则，施针者双手消毒，清除患者耳部油垢、汗渍等后，用75%酒精棉球消毒其耳郭。

（二）操作技术

1.毫针刺法

（1）采用0.5寸的短柄毫针，常规消毒后，用左手固定耳郭，右手持针对准所选定的耳穴敏感点进针。

（2）进针深度应以耳郭局部的厚薄而定，一般刺入皮肤 2 ～ 3 毫米，以透过软骨但不穿透对侧皮肤为度。

（3）留针期间行捻转手法数次以加强刺激。

高血压患者可选取角窝上（降压点，即三角窝 1 区，在三角窝前 1/3 的上部）和耳背沟（降压沟，在对耳轮沟和对耳轮上、下脚沟处）。

2. 揿针刺法

（1）选用 0.2 毫米 ×0.6 毫米耳揿针，75% 酒精棉球消毒一侧耳穴。

（2）将揿针针体部分直刺于耳穴内，按压胶布使之完全黏附于皮肤。

（3）嘱患者每日按压胶布 3 ～ 4 次，每次按压 3 ～ 4 分钟，以耳郭出现胀痛、红润、发热为佳。

（4）取下揿针时用消毒干棉签按压针孔以防出血。

3. 耳豆贴压法

（1）患者取坐位，75% 酒精棉球消毒一侧耳穴。

（2）选用王不留行籽耳贴，贴在耳穴处，确保粘贴稳固。

（3）嘱患者每日按压胶布 3 ～ 4 次，每次按压 3 ～ 4 分钟，以耳郭出现胀痛、红润、发热为佳。

降血压穴位可选取降压沟、神门、肝、心、肾、交感、皮质下、降压点、内分泌等耳穴。

二、方法应用

（一）耳穴压豆

冯曙霞取耳穴肾、肝、角窝上、耳背沟、结节、高血压点、神门、失眠穴、皮质下等，以探棒于穴区敏感点定位，常规消毒耳郭，胶布裁剪至 0.7 厘米 ×0.7 厘米，王不留行籽粘至胶布，贴于所取穴位，耳背沟串压王不留行籽 3 ～ 5 粒，对压强刺结节穴、肝穴，轻按肾穴，其他穴位选择平泻平补法；每次按压 3 分钟，每日 2 次。结果：耳穴压豆干预后，研究组 SDP、DBP 低于常规组（$P<0.05$），耳穴压豆可以有效控制患者血压。

范文曦将 60 例肝肾阴虚型高血压患者随机分为对照组和治疗组，各 30 例，分别给予单纯药物治疗和药物基础上加体针结合耳穴压豆治疗，比较两组临床治疗效果。结果：治疗组患者血压控制明显优于对照组，治疗总有效率（96.7%）高于对照组（83.3%），比较差异有统计学意义（$P<0.05$）。耳穴压豆治疗肝肾阴虚型高血压疗效确切，可改善高血压伴随症状，提高患者生存质量。

吴川丽等采用随机数字表法将原发性高血压患者 67 例随机分为观察组 34 例和对照组 33 例，截至研究终点两组有效患者各 30 例。观察组患者采用耳穴压豆联合吴茱萸贴敷涌泉穴合并苯磺酸氨氯地平片治疗，对照组则单纯使用苯磺酸氨氯地平片治疗。经过 3 个疗程的治疗后，两组患者的血压下降幅度、达标率与治疗前比较均有明显提高，且观察组患者血压下降幅度及达标率均大于对照组，差异均具有统计学意义（$P<0.05$）。这说明耳穴压豆联合吴茱萸贴敷涌泉穴合并苯磺酸氨氯地平片治疗原发性高血压效果明显优于单纯使用苯磺酸氨氯地平片。

（二）毫针刺法

章苡丹等对痰湿型高血压患者一耳施以耳穴针刺，另一耳进行耳穴贴压，对照组进行常规西医降压治疗。治疗后观察组收缩压、舒张压、总胆固醇、三酰甘油、低密度脂蛋白胆固醇、痰湿质评分、体质指数明显低于对照组，表明耳穴针刺联合穴位压豆，不仅可平稳降压，并且可降低血脂、体质量，改善痰湿症状。潘超群等采用养肝降压 Ⅱ 号方联合耳针治疗阴虚阳亢型高血压病，具有较好疗效。吕雪莲对 1 级高血压患者进行耳针联合体针治疗，治疗组相比仅生活方式干预的对照组在血压和血脂的降低方面差异有统计学意义，而中医证候积分与体质指数差异无统计学意义，认为在治疗轻度高血压病方面，耳针联合体针降压和降脂效果更明显。

（三）揿针刺法

吕海波等对 1 级高血压患者分别进行辨证揿针耳穴贴压和体针治疗，治疗 1 小时后两组血压均较干预前显著降低，两组间降压效果无显著差异，表明揿针耳穴贴压治疗高血压病的疗效与体针相近，而揿针耳穴贴压较体针更方便省时。许曼曼对肝火亢盛型高血压前期患者进行揿针贴压治疗和生活方式干预，对照组进行单纯医用胶布贴压和生活方式干预，结果显示，治疗 4 周后治疗组的降压疗效与证候疗效与对照组相比，差异有统计学意义。由此可见，揿针贴压联合生活方式干预不仅可以降低高血压前期患者的血压，还能改善其肝火亢盛症状。

三、机制研究

（一）耳-迷走神经连接理论

诸多研究团队对针刺耳甲区治疗高血压病、糖尿病、失眠、抑郁症等进行了一系列机制和临床研究，在大量研究基础上提出了耳 - 迷走神经连接理论，认为迷走神经耳支分布于耳甲区，对耳甲区进行刺激可以引起类似副交感神经兴奋的内脏反射。高昕妍等人实验证实电针和手针刺激耳甲区能有效降低高血压大鼠与正常大鼠动脉压，且降压效果显著优于平补平泻手法针刺内关穴。而这种降压效果在迷走神经切断术后消失，电刺激迷走神经产生类似耳针的降压和减缓心率的效果，表明耳甲针刺降压可能与迷走神经结构和功能的完整性有关。

（二）神经递质介导

国内有学者认为针刺耳甲区降压的机制与神经递质有关。木丽仙等在确立家兔"胸肺区"概念基础上，对高血压家兔耳郭"胸肺区"进行针刺，结果显示可以有效降低动脉血压，其原因可能是由于耳针信号引起内源性阿片类物质活性增强，作用于相应的阿片受体，抑制心血管活动中枢和交感神经活动，外周阻力降低，从而引起动脉血压的下降。

（邵国梁）

第 8 节　穴位贴敷

穴位贴敷法是指以中医经络理论为依据，直接在穴位上贴敷药物，通过腧穴和药物的双重作用来防治疾病的特殊治疗方法。使用某些刺激性的药物可引起贴敷部位化脓发疱，古称"天灸"或"自灸"，现代多称为发疱疗法。

中医穴位贴敷疗法起源于原始社会人的实践，在《五十二病方》中就有记载："蚖……以蓟印其中颠"，即治疗毒蛇咬伤，可用芥子泥贴敷于百会穴，使局部皮肤发红。这是有关贴敷最早的文字记载。至明清时期，穴位贴敷已经发展得较为成熟，《理瀹骈文》一书中每病治疗都以膏药薄贴为主，选择性地配以点、敷、熨、洗、搐、擦等多种外治法，且把该法治疗疾病的范围推及内、外、妇、儿、皮肤、五官等科，提出了"以膏统治百病"的论断。近年来，穴位贴敷与现代科技相结合，在临床应用和理论研究方面都有了较大的突破，成为中医保健疗法中必不可少的一部分。

一、操作方法

（一）操作前的准备

1.药物的选择

除根据中医辨证论治配伍组方外，药物选择还应考虑透皮吸收等方面，主要分为以下几类。

（1）善通经走窜、开窍活络之品。此类药物芳香通络，可以使药物直达病所，拔病外出，如冰片、麝香、细辛、花椒、乳香、没药、葱、姜、蒜等。

（2）刺激发疱类的药物。此类药物可使皮肤充血、发疱，对腧穴起到较强的刺激作用，以内调脏腑，如白芥子、斑蝥、蒜泥、甘遂、墨旱莲等。

（3）气味醇厚、药力峻猛之品。此类药物用量不宜过大，贴敷时间不宜过长，如生半夏、川乌、草乌、附子、巴豆等。

（4）选择适当的赋形剂，使之与药物混合，制成相应的剂型进行贴敷，如盐水性味咸寒，能软坚散结、强壮筋骨；酒能活血通络、消肿止痛；醋可解毒、化瘀、敛疮。常用的赋形剂有水、盐水、黄酒、生姜汁、蜂蜜、凡士林等。

高血压常用的药物为杞栀膏（桃仁、杏仁、栀子、胡椒、糯米）、吴茱萸膏、降压外敷膏（蓖麻仁、吴茱萸、附子、冰片、生姜）、降压散（肉桂、吴茱萸、磁石）等。

2.药物的剂型

根据病情和药物，选择适当的剂型进行贴敷。常用的剂型有散剂、糊剂、饼剂、丸剂、软膏剂、硬膏剂、锭剂等。

3. 选穴原则

以经络理论为指导，合理选方。可循经取穴，也可选择病变局部阿是穴、经验要穴等。治疗高血压常用穴位有涌泉、曲池、三阴交、内关、肝俞等。

（二）操作技术方法

1. 贴敷方法

贴敷之前，对腧穴皮肤进行常规消毒。

（1）贴法：将药物直接贴压在穴位上，用医用胶布固定；或先将药物置于医用胶布上，再行粘贴。硬膏剂温化或直接对准穴位贴牢。

（2）填法：将药物填于脐中，外覆纱布，再用胶布固定。

（3）敷法：将药物直接涂擦于穴位上，外用医用防渗水辅料，再用胶布固定。

（4）熨帖法：将贴剂加热，趁热敷于穴位上。或先将熨帖剂贴敷于穴位上，再用艾火温熨药物。

2. 贴敷时间

根据疾病的种类和患者的身体状况而定，老年、儿童、体质偏弱者贴敷时间宜短，若出现皮肤过敏、瘙痒、疼痛等异常情况可提前取下，感到局部温热舒适者可适当延长贴敷时间。

3. 换药

一般 1～2 天换药 1 次。换药时，可先用无菌干棉签蘸取温水清洁皮肤上的药物，擦干后再行贴敷。若局部出现水疱，可等皮肤愈合后再行贴敷。小水疱一般不用处理，待其自行吸收；较大的水疱可用无菌针挑破其底部，将液体排出，消毒以防感染。

二、方法应用

（一）平肝降压散

邓子卡等收治 40 例原发性高血压合并失眠患者，随机平均分为观察组和对照组。对照组予常规西药（氯沙坦钾氢氯噻嗪片联合苯磺酸左旋氨氯地平片）

治疗，观察组在对照组基础上予以穴位贴敷治疗联合天麻钩藤饮加减。选用中药吴茱萸、草决明、钩藤、川牛膝，以上诸药晒干研成粉末，鲜姜汁调和成膏状。取双侧涌泉穴、双侧肝俞穴，每日1次，治疗时间为3周，每次贴敷6小时。观察组总有效率明显高于对照组（P<0.05）。说明穴位贴敷联合中药治疗原发性高血压临床疗效显著，并能改善失眠症状。

（二）加味升降散

刘田莉等评价加味升降散治疗痰热型原发性高血压的疗效，将61例患者随机分为治疗组30例、对照组31例。对照组口服苯磺酸左旋氨氯地平片10毫克，每日1次。治疗组在此基础上加用加味升降散穴位贴敷。僵蚕6克、蝉蜕3克、姜黄9克、大黄12克、清半夏9克、炒白术9克、竹茹12克、川牛膝15克，诸药研末，干燥放置备用。加生姜汁调和制成1厘米×1厘米×0.5厘米的药饼，放置于5.5厘米×5.5厘米无纺布医用空白贴上制备成药物贴。取穴：中脘、足三里（双侧）、涌泉（双侧）。局部皮肤清洁、常规消毒后，于21：00贴敷于上述穴位上，9小时后取下，每周贴敷7次。连续治疗4周，2周为1个疗程，共治疗2个疗程。治疗组患者治疗后中医证候评分、24小时动态血压测定结果均优于对照组。说明加味升降散穴位贴敷能有效降低痰热型原发性高血压患者的血压水平，且对夜间血压的改善尤为明显，从而减少血压波动，改善患者症状。

（三）降压膏

曾海燕等将84例阴虚阳亢型高血压病患者随机分为观察组和对照组，每组各42例。对照组予口服苯磺酸左旋氨氯地平片5毫克，每日1次，晨起7时服；观察组在对照组基础上予以降压膏穴位贴敷治疗。降压膏制作取吴茱萸、天麻、枸杞子、沙苑子各50克（约5天量），研磨为细末，过80目筛，加醋调制，做成膏剂备用。取穴：内关、曲池、涌泉、三阴交，将降压药膏摊在3厘米×3厘米医用胶布上，贴于穴位上，每日1次，于每晚睡前进行贴敷，第2天早晨取下。两组均治疗1个月。中医证候疗效总有效率观察组为83.33%（35/42），对照组为71.43%（30/42），两组比较，差异有统计学意义（P<0.05）。说明降压膏穴位贴敷治疗阴虚阳亢型高血压病在改善中医症状、提高生活质量方面优于单用西药治疗，值得临床进一步推广运用。

（四）欣悦降压穴位贴

王博深等收集 114 例老年单纯收缩期阴虚阳亢型高血压患者，采用随机数字表法分为观察组和对照组，各 57 例。在不改变原有口服降压药的常规治疗基础上，观察组给予欣悦降压穴位贴贴敷治疗。丹参、决明子、钩藤、川牛膝、夏枯草，按照 3∶3∶2∶2∶1 的比例进行研粉、过 80 目筛、搅拌均匀，用适量白醋和蜂蜜调匀成丸，药丸每颗重 1 克，独立密封包装，外用贴胶布配以尺寸为 5 厘米 ×5 厘米的医用胶布。睡前将欣悦降压穴位贴贴于双侧涌泉穴，每次贴后用手轻轻按揉 3 分钟，晨起时揭掉。1 周为 1 疗程，连续治疗 4 个疗程。配合欣悦降压穴位贴的患者降压效果更好，在中医证候积分上差异有统计学意义，临床疗效显著。说明欣悦降压穴位贴能明显改善老年单纯收缩期阴虚阳亢型高血压患者的中医证候，有辅助治疗作用。

（五）祛痰降压方

陈仕梅等将 78 例高血压患者分为研究组和对照组，每组各 39 例。两组均口服苯磺酸左旋氨氯地平片 5 毫克，每日 1 次；对照组配合常规护理干预，研究组在对照组基础上采取祛痰降压方穴位贴敷联合情志护理。参照《中医病证治验条辨》进行组方，具体如下：法半夏 15 克、白术 30 克、茯苓 20 克、丹参 20 克、川芎 15 克、陈皮 15 克、藿香 10 克。将上述中药颗粒剂混匀，用蜂蜜制成膏状，捏成硬币大小圆饼状。以胶布固定于双侧涌泉、双侧内关穴。每日 1 次，每次贴敷 6 小时后去除，每日 1 次，并进行情志干预。两组均干预 4 周。结果：研究组护理后血压水平和 SDS、SAS 评分均低于对照组，差异有统计学意义（$P<0.05$）。表明祛痰降压方穴位贴敷联合情志护理能够降低高血压患者血压水平，改善心理状态，患者满意度更高。

（六）伤湿止痛膏

赵春红等研究穴位贴敷联合降压药物改善高血压患者生活质量的临床效果，对照组患者给予苯磺酸左旋氨氯地平片进行治疗，观察组则给予穴位贴敷联合降压药物进行治疗。用伤湿止痛膏剪成一条状药膏 2 格（20 毫米左右）贴在肾、胰胆、肝穴上；另一条状药膏 1 格半（15 毫米左右）贴在内分泌、三焦、心、肺穴上，双耳贴敷。2 天更换 1 次，贴 5 次 10 天，停 4 天；再继续贴 5 次

10 天，停 4 天，依次循环，共观察 8 周。结果：观察组的总有效率为 98.0%，明显优于对照组的 83.0%，说明采用穴位贴敷联合降压药物的方式对高血压患者进行治疗效果更显著。

（七）吴茱萸膏

李传惠等将 60 例中重度原发性高血压患者随机分为对照组和治疗组，各 30 例。对照组给予钙离子通道阻滞剂联合肾素-血管紧张素-醛固酮系统抑制剂降压治疗，治疗组在常规降压治疗基础上加用吴茱萸穴位贴敷结合刮痧疗法。吴茱萸粉 10 克加适量醋调成团状贴敷于涌泉穴，每日 20：00 贴敷，次日早 6：00 去之，配合督脉、手阳明大肠经、足太阳膀胱经、足阳明胃经的一定区域刮痧。结果：治疗组总有效率为 76.67%，对照组为 50.00%，两组比较差异有统计学意义（$P<0.05$）。表明在常规降压治疗基础上采用吴茱萸穴位贴敷涌泉穴联合刮痧，可有效提高肝阳上亢型及痰浊中阻型原发性高血压患者临床疗效及生活质量，降低血压。

（八）定眩止痛贴

侯杰军等观察定眩止痛贴治疗阴虚火旺型老年原发性高血压患者的临床疗效。将 200 例阴虚火旺型老年原发性高血压患者按照随机数字表分为观察组和对照组，每组 100 例。两组均给予常规基础治疗，观察组给予定眩止痛贴穴位贴敷治疗。定眩止痛贴组方：天麻 10 克、钩藤 12 克、石决明 10 克、牛膝 8 克、麦冬 9 克、五味子 12 克、生龙骨 12 克、生牡蛎 10 克、炒酸枣仁 10 克、玉竹 8 克、川芎 12 克、蔓荆子 10 克、菊花 8 克、冰片 6 克、薄荷脑 6 克。患者均于夜间贴敷神阙穴、双侧涌泉穴，于次日晨起摘除，每日更换敷贴 1 次，连续使用 42 天。观察组中医症候、临床总有效率均高于对照组，观察组收缩压、舒张压和脉压差均较治疗前显著降低，观察组治疗后以上指标均低于对照组，以上差异均有统计学意义（$P<0.05$）。定眩止痛贴治疗阴虚火旺型老年原发性高血压的临床疗效明确。

（九）交泰丸加味制备巴布剂

魏思宁等探索中药巴布剂穴位贴敷对老年阴虚阳亢型 1 级原发性高血压的干预效果。将 60 例原发性高血压患者随机分为两组，各 30 例。两组均保持原有治疗不变，均进行健康教育。对照组在此基础上予无药巴布剂贴敷，贴敷组予交泰丸加味制备的巴布剂贴敷。免煎颗粒黄连 10 克、肉桂 1 克、吴茱萸 5 克、川芎 5 克，蒸馏水融化，作为 1 剂，混入聚乙烯醇、吡咯烷酮、羧甲基纤维素钠等制备基质中，每剂可制备 10 贴巴布剂。两组均于每晚睡前（大约 22：00）将巴布剂贴敷于神阙穴、涌泉穴（双侧）、太溪穴（双侧），次日晨起（大约 6：00）摘下，贴敷持续时间约 8 小时。两组每周均贴敷 6 天、休息 1 天，共干预 4 周。给予交泰丸加味巴布剂穴位贴敷的患者，其收缩压较干预前下降，中医症状改善总有效率为 53.33%，明显高于对照组。该法有助于降低患者收缩压，并能改善患者的临床症状。

（十）天麻钩藤饮

郑丽维等纳入符合高血压诊断标准的患者 70 例，采用随机数字表法将其分为治疗组 36 例，对照组 34 例。两组按高血压常规治疗与护理，治疗组加神阙、双侧涌泉穴贴敷治疗。天麻 9 克、钩藤 12 克、杜仲 10 克、栀子 9 克、黄芩 9 克、牛膝 12 克、桑寄生 9 克、益母草 9 克、首乌藤 9 克、茯神 9 克、石决明 18 克。诸药研成极细粉末混匀，过 100 目筛，干燥放置备用。贴敷时，每穴取 5 克，加冰片 0.1 克，用醋调成糊状（5 克药粉取 2 毫升醋调和），装入专用敷贴的凹槽内。取双侧涌泉、神阙穴，常规消毒后，将敷贴贴于穴位上，晨起时揭下。周一至周五，每穴每晚 21：00 贴敷 1 次，持续时间为 8 小时，干预 4 周。天麻钩藤饮贴敷神阙、涌泉穴能够辅助降低肝阳上亢型高血压患者的收缩压水平，有效改善患者的肝阳上亢症状。

（十一）自拟方

方圆将 75 例高血压患者随机分为对照组 37 例、观察组 38 例。对照组口服马来酸依那普利片，每日 5～10 毫克，根据患者血压水平逐渐调整用药剂量。观察组患者给予中药穴位贴敷治疗。沙苑子 15 克、枸杞子 15 克、菊花 15 克、决明子 15 克、吴茱萸 10 克、白芥子 10 克、细辛 3 克、女贞子 20 克、生地黄 20 克，研磨后以醋调和进行贴敷。穴位取涌泉、三阴交、曲池、内关等。观察干预效果优于对照组，在心血管疾病、脑血管疾病等并发症发生率方面低于对照组。中药穴位敷贴治疗老年性高血压，疗效确切。

柳威等选择符合纳入标准的高血压患者 100 例，随机分为对照组和治疗组各 50 例。对照组口服硝苯地平控释片 30 毫克或替米沙坦片 80 毫克，每日 1 次。治疗组在对照组的基础上予穴位贴敷治疗。肝阳上亢证，用天麻、钩藤、杜仲、牛膝各 15 克；气血亏虚证，用党参、白术、黄芪、当归各 15 克；肾精不足证，用熟地黄、山萸肉、山药、菟丝子各 15 克；痰湿中阻证，用制半夏、陈皮、薏苡仁、茯苓各 15 克；瘀血阻窍证，用川芎、赤芍、桃仁、红花各 15 克。以上中药均制为颗粒，使用时用香油调为糊状，贴于穴位上。取三阴交、神阙、内关穴，每天 1 次。两组患者疗程均为 2 周。穴位贴敷组能有效降低高血压患者的收缩压和舒张压，比单纯常规药物治疗其降压程度更加显著，同时显著改善高血压患者的头晕、头痛症状，较单纯常规药物治疗效果更加明显。

（十二）时辰穴位贴敷

陈仕梅等探讨子午流注指导下穴位贴敷联合耳穴压豆对痰浊中阻型高血压患者血压控制效果及中医证候的影响。88 例患者，每组 44 例。两组患者采取相同的西药治疗方案，观察组在此基础上采用子午流注指导下穴位贴敷联合耳穴压豆干预。穴位贴敷：选择白术、半夏、陈皮、茯苓各 10 克，打磨成粉，白醋调和成糊状，制成直径 1 厘米圆饼，贴敷穴位为脾俞、胃俞、中脘、丰隆、阳陵泉、足三里（右侧），用透明胶布固定，时间 6 小时，于卯时（5:00～7:00）开始，每日 1 次，每周持续贴敷 5 天。耳穴压豆：选择耳郭区降压沟、心、脾、胃、肾、神门、皮质下等反应区，每日按压 3 次，分别于辰时（7:00～9:00）、午时（11:00～13:00）、酉时（17:00～19:00）进行，胶布每日更换 1 次，双耳轮流进行。两组患者均持续干预 4 周。在高血压患者中采取子午流注指导下穴位贴敷联合耳穴压豆干预，血压控制效果、改善中医证候、提升患者满意度均优于单纯西药控制。

三、机制研究

（一）神经内分泌系统

徐巧仙等观察在涌泉穴处行降压散穴位贴敷联合指压降压沟和口服卡托普利片治疗阴虚阳亢型原发性高血压的临床疗效，结果提示该方法比单纯西药组明显改善患者的临床症状，增强降压效果、降低血清血管紧张素 Ⅱ（Ang-Ⅱ）、SCr 水平，降低肾素–血管紧张素–醛固酮系统活性。

徐永娟等发现血清 microRNA-92a、WBC、Hcy 水平与脐灸联合穴位贴敷治疗后阴性体质高血压患者的血压控制水平密切相关，可能通过影响肾素-血管紧张素-醛固酮系统激活及胰岛素抵抗、神经、血管等进行血压的调控。

（二）血流动力学

王森等用吴茱萸粉末醋调敷于日本大耳兔足心，观察发现吴茱萸碱和吴茱萸次碱均可透皮吸收进入血液循环，且停药后 24 小时内仍能维持血药浓度，通过经络与穴位途径，改善动脉血管壁弹性，解除细小动脉痉挛，使血管扩张、外周阻力下降，进而降低血压。

（李瑞 王媛）

第 9 节 穴位埋线

穴位埋线法指的是根据针灸学理论，通过针具将可吸收的外科缝线置于穴位内，在穴位内产生持续刺激以防治疾病的方法，通过将肠线在体内软化、分解、液化和吸收，对穴位产生一种长效针感效应，促使阴阳平衡，达到"深纳而久留之，以治顽疾"的效果。穴位埋线疗法在国内应用已久，1970 年前后曾普及全国，其适应证广泛，对各种慢性、顽固性疾病，如高血压、慢性支气管炎、血管性头痛等有独特的疗效。

一、操作准备

（一）操作前准备

1. 埋线用具

包括皮肤消毒物品、洞巾、注射器、止血钳、镊子、各种可吸收性外科缝线（羊肠线一般选用 00 号、0 号、1 号、2 号）、套管针或埋线针、皮肤缝合针、2% 利多卡因、手术剪刀、无菌纱布、胶布以及敷料等。

2. 选穴

一般根据针灸治疗的处方原则辨证取穴，宜少而精，每次埋线 1～3 穴为宜，多取背、腰、腹等肌肉丰厚部位的腧穴。高血压病埋线治疗临床多选择太冲、曲池、肝俞、肾俞、丰隆等穴，具体穴位需结合临床症状辨证分析。

3. 疗程

每 2～3 周埋线 1 次，3～5 次为 1 个疗程，同一穴位多次埋线要偏离前次治疗的部位。

（二）操作技术方法

1. 套管针埋线法

（1）局部皮肤消毒后，取适当长度的可吸收外科缝线，放入套管针的前端，后接针芯。

（2）用一手拇指、食指固定穴位，另一手持针刺入腧穴，达到一定的深度后，施以适当的提插捻转手法，针下得气后，边推针芯边退针管，将线埋在穴位的肌层或皮下组织内。

（3）出针后用无菌干棉球按压针孔片刻，以防出血。

2. 埋线针埋线法

（1）局部皮肤消毒后，利多卡因局部浸润麻醉。

（2）用一手持镊取 1 厘米左右的外科缝线，将线中央置于麻醉点上，另一手持埋线针，缺口向下压线，以与皮肤呈 15°～45° 角刺入皮下，将线推入。完全进入后，再适当进针 0.5 厘米，然后退针。

（3）出针后，用无菌干棉球按压片刻后，再行无菌敷料包扎，3～5 天后揭下。

埋线针埋线法操作图示如图 4-2 所示。

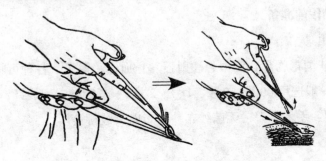

图 4-2　埋线针埋线法

3. 医用缝合针埋线法

（1）先在穴位两侧用碘伏做进针点标记，再行局部皮肤消毒及麻醉。

（2）用持针器夹住带有可吸收性外科缝线皮肤缝合针，从一侧局麻点进入，再从对侧局麻点穿出，捏起施术部位的皮肤，紧贴皮肤尖端两端线头，再按揉局部皮肤使线完全进入皮肤。

（3）出针后，用无菌干棉球按压片刻后，行无菌敷料包扎。

二、方法应用

（一）单纯埋线疗法

1. 高血压早期

杨丽研究穴位埋线对高血压早期的临床疗效，将 36 例高血压前期患者随机分为两组，每组 18 人，对照组口服半夏白术天麻汤，每日 1 剂，7 天为 1 个疗程，间隔 3 天后进行下 1 个疗程，共治疗 3 个疗程；观察组采用穴位埋线疗法治疗，每 10 天 1 次，1 个疗程为 1 次，共治疗 3 个疗程。选择中脘、太冲、曲池、足三里、天枢、脾俞、风池以及丰隆穴位，局部消毒后，选择合适长度的 0 号羊肠线并将其用无菌镊装入 9 号一次性无菌埋线针，进针方式及角度同常规进针，针下得气后，缓慢将针芯推入，埋入羊肠线，且缓慢退针。穴位埋线组治疗前后患者血压较中药组明显降低，差异有统计学意义（$P<0.05$）。穴位埋线对高血压前期患者的临床治疗效果相比于口服半夏白术天麻汤疗效更佳。

2. 痰湿型高血压前期

李玲等观察穴位埋线对痰湿型高血压前期人群血压以及心血管危险因素的影响，将痰湿型高血压前期人群 70 例随机分为两组，每组 35 例。对照组给予口服半夏白术天麻汤，7 天 1 个疗程，治疗 3 个疗程；治疗组给予穴位埋线，每 10 天埋线 1 次，1 次为 1 个疗程，共治疗 3 个疗程。选取曲池、太冲、风池、中脘、天枢、足三里、丰隆、脾俞穴，穴位处常规消毒后，取长度合适的 0 号羊肠线，将羊肠线用无菌镊装入 9 号一次性无菌埋线针，进针角度和深度同常规针刺，待有酸麻沉胀感时，将羊肠线缓推埋入，出针后用创可贴贴敷埋线处。穴位埋线防治高血压前期具有确切的疗效，能有效降低 SBP、DBP、总胆固醇

（TC）、甘油三酯（TG）、低密度脂蛋白胆固醇（LDL-C）、体重指数（BMI），同时升高高密度脂蛋白胆固醇（HDL-C）和减少白细胞数。穴位埋线在相同的疗程下，在改善 SBP、DBP 和 WBC 方面优于半夏白术天麻汤组。

3. 瘀阻脑络型高血压

秦小永将 70 例瘀阻脑络型高血压患者随机分为治疗组和对照组，每组 35 例。治疗组采用穴位埋线治疗，每 15 天治疗 1 次，共治疗 3 次；对照组采用药物治疗，口服硝苯地平片 2 毫克，每日 2 次，治疗 45 天。取足三里、曲池、三阴交、降压点。严格消毒后，将 0.5～1.5 厘米长的 00 号羊肠线装入 9 号一次性无菌埋线针，垂直刺入穴内 0.5～2 厘米，轻度提插得气后，边推针芯边退针，将线埋入穴位内，针孔局部用棉签按压不出血后用创可贴贴敷。治疗组降压和症状总有效率分别为 88.6% 和 85.7%，对照组分别为 68.6% 和 60.0%，两者比较差异均具有统计学意义（$P < 0.05$）。可见，穴位埋线是一种治疗瘀阻脑络型高血压的有效方法。

4. 高血压晚期

王亚杰等使用穴位埋线疗法治疗高血压病患者 360 例。取穴双侧血压点、心俞、肝俞、肾俞为主穴，头晕者配百会；前头痛者配太阳、印堂；后头痛者加风池；胸闷、心悸、气短者加内关。局部消毒后，采用一次性医用埋线针将中药线埋入穴位，使线头完全进入穴内。埋线后用创可贴贴敷施术部。一般 1 个月埋线 1 次，较重者 15 天埋线 1 次，6 次为 1 疗程，一般治疗 1～3 个疗程。总有效率为 98.3%，疗效显著。

（二）埋线结合西医疗法

1. 多穴埋线结合降压药

鲍毅梅等选取 60 例肥胖型高血压患者，按随机数字表法分为治疗组和对照组，每组 30 例。对照组口服高血压相关药物，1 个月为 1 个疗程，共治疗 3 个疗程。治疗组在对照组的基础上进行埋线治疗，穴位选取脾俞、天枢、梁门、丰隆、大横、四满、水道、曲池、腹结（以上均为双侧）。消毒后，用 7 号埋线针管，2～0 号医用可吸收 PDO 高分子线，用无菌镊将线置入针管，快速刺入穴内，根据肥胖程度选择相应埋线深度（线置于脂肪与肌肉间为宜），得气后推入针芯出针，胶布固定埋线穴位。每 10 天 1 次，1 个月为 1 个疗程，治疗 3 个疗程。治疗组患者治疗前后血压、体重指数（BMI）、肥胖度、体脂百分率降低程度均显著高于对照组。穴位埋线对肥胖型高血压具有良好的干预效果，值得临床推广应用。

胡灿等将 60 例原发性高血压患者分为治疗组和对照组，各 30 例。治疗组采用穴位埋线（血压点、肝俞、心俞、肾俞、足三里）配合依那普利治疗，对照组单纯应用同等剂量依那普利治疗。治疗 1 个疗程后，结果显示：降压疗效治疗组总有效率 96.7%，对照组总有效率 86.7%，两组差异有统计学意义（$P<0.05$）。

2. 单穴埋线结合降压药

马界等将 80 例高血压患者随机分为 4 组，分别为西药组、西药 + 太冲组、西药 + 肝俞组、西药 + 血压点组，每组 20 例，比较 4 组前后动态血压及证候积分。穴位埋线方法：埋线针内置入 1.0 厘米羊肠线，常规皮肤消毒后，左手固定相应腧穴，右手持针快速刺入皮下，得气后，将线推入腧穴内。20 天埋线 1 次，2 次为 1 个疗程。治疗结果：3 组埋线组治疗前后证候积分较单纯西药组明显减少，治疗组间比较，西药结合穴位埋线组较西药组证候积分减少更明显。

（三）埋线联合中医疗法

1. 埋线联合资生丸加减

施贝德等筛选 84 例痰湿型高血压患者，平均分为两组。对照组给予基础和穴位埋线治疗，观察组在对照组的基础上加用资生丸改良方汤剂口服，两组均以 1 个月为 1 疗程，治疗 3 个疗程。埋线穴位主要选取天枢、气海、丰隆、上巨虚、下巨虚、脾俞、阴陵泉等穴位。取合适的 0 号铬制无菌医用羊肠线，用无菌镊装入 9 号一次性无菌埋线针，以常规进针角度和深度针刺，待针下得气后，将线埋入，出针后用胶布贴敷埋线处。每 15 天治疗 1 次。观察组的总体疗效、降压效果以及对腰围、BMI、TC、LDL-C、中医证候、体质改善等指标的良性影响要优于对照组。资生丸改良方汤剂联合穴位埋线具有良好的辅助降压、改善症状、改良体质作用。

2. 埋线联合天麻钩藤饮

于洪浩等评价天麻钩藤饮配合穴位埋线治疗 1 级高血压病肝阳上亢型患者

降压时间的临床疗效。将 80 例患者随机分为治疗组和对照组，对照组行天麻钩藤饮中药汤剂常规治疗，治疗组在天麻钩藤饮汤剂常规治疗基础上在太冲穴、太溪穴、肝俞穴、肾俞穴同时进行埋线。将 000 号医用羊肠线 2 厘米浸泡在 75% 酒精中备用。将经高压消毒过的 8 号穿刺针的针芯抽出 3 厘米，将一段羊肠线置入穿刺针管内，在选定的穴位上常规消毒，肝俞穴由上向下平刺，肾俞穴由下向上平刺，太冲、太溪穴垂直刺入皮下，循经进针到肌肉层，然后把针芯推入，将肠线植入穴位内，快速退出针头，线头不得外露，按压针孔。在降压时间上，无论是收缩压还是舒张压，治疗组均优于对照组。天麻钩藤饮结合穴位埋线治疗肝阳上亢型高血压降压效果明显，降压迅速，且安全性高。

3. 埋线结合耳尖放血

刘华等观察穴位埋线结合耳尖放血在高血压治疗中的即刻及近期降压疗效，将 83 例分为 A 组（耳尖放血）28 例、B 组（穴位埋线）29 例、C 组（穴位埋线配合耳尖放血）26 例。耳尖放血每侧穴位放血 10～15 滴，每周治疗 3 次，1 个月为 1 个疗程。穴位埋线取双侧曲池、足三里。采用一次性医用 7 号注射器不锈钢针头作为套管，将直径为 0.35 毫米的不锈钢毫针剪掉针尖作为针芯，用 3～00 号医用羊肠线剪成长 1 厘米的线段若干，浸泡在 75% 酒精内备用。施术部位严格消毒后，将羊肠线置于针头内，用针芯推动肠线，将线埋在皮肤与肌肉之间为宜，一般深为 1.5～2.0 厘米，稍做提插得气后，出针，按压片刻防止出血。每周 1 次，1 个月为 1 疗程。记录各组治疗前 5 分钟及治疗后 5 分钟、15 分钟、30 分钟、60 分钟血压，比较即刻降压疗效。对各组治疗前及治疗 1 个月后血压进行分析，比较近期降压疗效。C 组无论是即刻还是近期降压疗效均优于其余两组。穴位埋线配合耳尖放血是一种治疗高血压的有效方式。

4. 埋线结合穴位注射

许剑等应用穴位注射联合埋线治疗高血压患者 64 例。用 9 号注射针针头作为套管，28 号 2 寸长的毫针剪去针头作为针芯，将 00 号羊肠线 2 厘米放入针头内埋入风池穴，每周 1 次，14 天为 1 疗程。复方当归针穴位注射双侧足三里、曲池穴，每穴注射 0.5 毫升，每日 1 次，14 天为 1 个疗程。疗效显著，其中显效 42 例（占 65.62%），有效 17 例（占 26.63%），无效 5 例（占 7.81%），总有效率 92.19%。

三、机制研究

（一）血管生物学机制

1. 血浆内皮功能

周蕾等观察穴位埋线辅助西药治疗原发性高血压，患者较治疗前一氧化氮（NO）升高，ET-1、CRP 水平降低，且优于单纯西药治疗组。这说明原发性高血压患者存在血管内皮功能损伤，在西药贝那普利治疗基础上，穴位埋线辅助治疗对原发性高血压患者血压及血管内皮功能有显著改善作用。马界等研究发现，在太冲、肝俞以及血压点（第 6、7 颈椎棘突之间旁开 2 寸）联合降压药可以降低患者血浆内皮素水平，对高血压病血压值降低疗效显著。

2. 血浆 D- 二聚体

马界等发现穴位埋线结合基础降压药明显降低了患者血浆 D- 二聚体含量，由此推断综合疗法可有效减少高血压病并发症的发生率，从而减少高血压病靶器官的损伤。

（二）神经内分泌系统

孙静等用体六穴（前曲池、前内关、后丰隆、后太冲、心俞、肾俞）埋线治疗原发性高血压模型大鼠，长时间的持续刺激穴位降低高血压模型大鼠中枢神经系统的兴奋性，抑制交感神经反射，增加超氧化物歧化酶（SOD）活性，降低丙二醛（MDA）含量，降低肾素-血管紧张素-醛固酮系统活性。

（李瑞　王媛）

第 10 节　穴位注射

穴位注射法又称为水针法，是以中、西医理论为指导，将针刺和药物的双重刺激作用有机结合起来，依据穴位作用和药物性能，在经络、腧穴或压痛点内注入药物以防治疾病的方法，具有操作简便、用药量小、适应证广、作用迅速等特点。由于应用的药物剂量通常比常规剂量小，穴位注射法又名小剂量药物穴位注射。该法形成于 20 世纪 50 年代初期，经历了初创、推广应用、系统总结 3 个阶段后，注射的部位由局部、神经点逐渐扩展至腧穴、耳穴等，治疗的病种也逐渐增多，并逐渐与其他疗法相结合，形成如耳穴综合疗法等。

一、操作方法

（一）操作前准备

1. 针具

针具多使用一次性注射器。根据注射剂量大小和针刺部位深度选择，可使用 1 毫升、2 毫升、5 毫升、10 毫升注射器，注射针头选用 4～6 号普通注射针头、牙科用 5 号长针头等。

2. 药物剂量

剂量选择主要取决于药物种类、浓度和注射部位等。5%～10% 葡萄糖注射液每次可注射 1～2 毫升，刺激性较大的药物以及特异性药物（如激素、阿托品等）每次用量为常规的 1/10～1/3，中药注射液常规用量为 0.5～2 毫升。一般耳穴每穴 0.1 毫升，头面部每穴 0.3～0.5 毫升，四肢部每穴 1～2 毫升，胸背部每穴 0.5～1 毫升，腰臀部每穴 2～5 毫升。

3. 选穴处方

根据针灸治疗的选穴原则辨证选穴，亦可选用阳性反应点。选穴以精为要，一般 2～4 个穴位。高血压患者一般选用曲池、合谷、太冲、内关、足三里、降压点等穴位。

（二）操作方法

1. 操作程序

患者取合适体位，选择合适的注射器及针头。局部皮肤常规消毒后，快速将针迅速刺入皮下，然后缓慢推进或上下提插，待针下得气后回抽，如无回血，可将药液缓慢推入。注射药物量多时，可由深至浅，边退针边推药，或变换不同的方向进行注射。注射完毕后，退针并用消毒干棉球按压针孔片刻，防止出血或溢液，并嘱患者休息片刻，观察有无不良反应。

2. 注射深度及角度

根据穴位所在部位、病变组织及病情的需要确定注射的深度及角度。一般病变在浅表、病情轻者注射宜浅，病变在深层、病情较重者注射宜深。如头面、耳穴处宜平刺或斜刺，臀部及腰部等处宜直刺、深刺（图 4-3）。

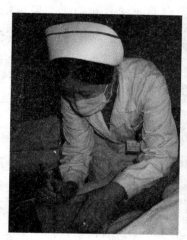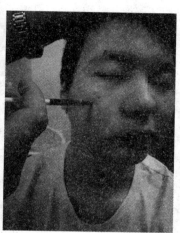

图 4-3　穴位注射示意图

（三）疗程

一般每日或隔日治疗 1 次，其中急重病患者每日注射 1 次，慢性病患者隔日注射 1 次，穴位可左右或两组穴位交替使用，同一穴位注射间隔 1 ～ 3 天。7 ～ 10 天为 1 个疗程，宜间隔 3 ～ 5 天后进行下一疗程治疗。

二、方法应用

（一）单纯穴位注射

1. 太冲穴注射

姜京明等探讨针灸治疗原发性高血压（EH）的临床高效疗法，随机将中医辨证为肝阳上亢的 60 例 EH 患者分为治疗组 30 例、对照组 30 例。治疗组运用太冲穴注射川芎嗪 0.5 毫升 / 次，对照组臀部肌肉注射川芎嗪 2.5 毫升 / 次。治疗组降压疗效、改善症状疗效及总的临床疗效均相当于对照组肌注川芎嗪；在降低血压方面，以及改善 EH 患者血液高凝状态等方面，明显优于对照组。太冲穴注射川芎嗪是一种治疗高血压疗效确切的方法。

许翠英等研究观察 40 例高血压患者（住院患者 25 例、门诊患者 15 例），以就诊先后顺序，随机分为治疗组 20 人（住院患者 12 例、门诊患者 8 例）和对照组 20 人（住院患者 13 例、门诊患者 7 人）。治疗组以 2 毫升注射器 5 号针头，太冲穴穴位注射川芎嗪 10 毫克，每日 1 次。注射时，先行捻转提插，待针下得气后，缓慢注入药液；对照组用 2 毫升注射器 7 号针头，臀部肌内注射川芎嗪 40 毫克，每日 1 次。7 次为 1 个疗程，共观察 5 个疗程。治疗组在降压、改善患者症状、血液流变学方面的疗效均明显优于对照组。

2. 肾俞穴注射

朱东晓选取肝阳上亢型高血压患者 80 例随机平均分为治疗组和对照组。治疗组用 2 毫升注射器在肾俞穴处注射川芎嗪 10 毫克，每日 1 次；对照组取 2 毫升注射器在臀部肌肉注射川芎嗪 40 毫克，每日 1 次。7 次 1 疗程，共治疗 5 个疗程。每日测量 1 次血压，治疗前血压值取治疗前 3 天的平均数，治疗后血压值取治疗停止后 3 天内的平均值。测量时患者卧位，取左上肢，时间为上午 8:00～9:00。降压方面，治疗组总有效率（77.5%）均高于对照组（45.0%）；症状方面，两组均能改善 ET 的症状，治疗后耳鸣、失眠、烦躁 3 个症状两组治疗后比较差异无显著性（$P>0.05$），头痛、眩晕、心悸等 3 个症状的改善治疗组优于对照组。肾俞穴注射川芎嗪在控制血压和改善症状方面疗效显著。

3. 曲池穴注射

杨佃会等利用随机数码表将 60 例高血压患者随机分为穴位注射组（穴注组）和肌肉注射组（肌注组），每组各 30 例。穴注组在曲池穴（单侧）局部常规消毒后进针 0.8～1.5 寸，轻轻提插得气后，抽吸无回血后再将利血平 0.5 毫克缓缓注入穴内。肌注组臀部肌肉常规消毒后注射利血平 1 毫克。利用 BM-05 型自动血压脉率监护仪，分别记录注射后 5 分钟、15 分钟、30 分钟、60 分钟、120 分钟、240 分钟、480 分钟时的血压值。测量前嘱患者安静休息 20 分钟，平卧位测量右臂血压，连续测量 3 次，取其平均值，观察疗效。穴注组即时降压效应从注射后 5 分钟开始至少能维持 235 分钟，而肌注组即时降压效应从注射后 30 分钟开始至少能维持 210 分钟。穴注组的即时降压效应在起效时间、维持时间方面均优于肌注组。

4. 颈夹脊穴注射

吕琪泳等取颈部夹脊穴穴位注射治疗颈性高血压 54 例，以 C_2 夹脊穴为主，结合颈部 X 片，取病变部位相应夹脊穴 1 对。患者端坐微低头位，常规消毒，用一次性 5 毫升注射器 7 号针头，抽取维生素 B_1、维生素 B_{12} 各 1 毫升混合后，将针快速刺入皮下，缓慢推向椎板骨膜处，使针感向头颈及胸背传导。回抽无血，推入药液，出针后按压针孔以防出血，隔天 1 次，5 次为 1 个疗程。治疗 54 例，痊愈 52 例。10 例病人随访 1 年以上未复发。

（二）穴位注射联合西药口服

1. 丹红注射液联合苯磺酸左旋氨氯地平

雷贻禄等观察足三里注射丹红注射液治疗血瘀型老年高血压的效果，将 66 例患者随机平均分为观察组和对照组，两组均口服苯磺酸左旋氨氯地平片 5 毫克、阿司匹林肠溶片 50 毫克，每日 1 次，观察组增加在双侧足三里处交替进行 1 毫升丹红注射液穴位注射治疗，将注射器针头垂直插入穴位内，待患者产生针感后，将药液缓缓注入，后用消毒干棉球按压针孔，防止出血，每日 1 次，连续治疗 14 天。足三里穴位注射丹红注射液治疗血瘀型老年高血压患者，能调节收缩压和舒张压、提高血清 NO 含量、降低 D- 二聚体含量、改善血液流变学指标、有效改善中医证候积分，均优于对照组，临床效果显著。

2. 参附针联合乐卡地平

张堪宝等用参附针穴位注射治疗 89 例阳虚型轻、中度高血压患者，随机分为试验组 44 例，对照组 45 例。对照组口服乐卡地平 10 毫克，每日 1 次，于早餐前服用，治疗 2 周后血压不达标者，改为 20 毫克，每日 1 次；试验组在对照组基础上采用参附针足三里、肾俞、曲池穴注射（双侧轮替）。用 5 毫升一次性无菌注射器抽取参附注射液 5 毫升，采用快速进针法，与表面皮肤垂直进针，刺入足三里、肾俞穴、曲池，双侧穴位轮流注射。针刺得气后回抽无回血，缓慢注入药液，以患者自觉穴位局部酸胀感后注射。每穴各注射1毫升，起针后用无菌棉球按压1～3分钟，以防出血。隔日注射1次，两组疗程均为60天。两组的收缩压及舒张压均有降低且试验组降压幅度明显大于对照组；试验组临床总有效率（90.90%）、症状缓解疗效总有效率（86.36%）均明显高于对照组，两者比较有显著性差异（$P<0.05$）。

（三）穴位注射联合中药口服

1. 黄芪注射液联合天麻钩藤饮

周虹等将116例肝阳上亢型高血压病患者随机分为两组，每组58例。治疗组服用天麻钩藤饮，早晚分服，配合黄芪注射液穴位注射，每次选2穴，主、配穴各一（主穴：曲池、内关；配穴：太冲、肝俞），方法：常规消毒后，取5毫升注射器吸取黄芪注射液，刺入穴位得气后，回抽针管无回血，向每个穴位注射0.5～1毫升，隔日1次。对照组予依那普利10毫克，每日1次。两组均治疗6周。治疗组显效39例，有效13例，无效6例，总有效率89.66%，明显高于对照组，差异有显著性意义（$P<0.05$）。

（四）复方当归针穴位注射联合埋线

许剑等应用穴位注射联合埋线治疗高血压64例。取风池穴埋线，每周1次；复方当归针穴位注射双侧足三里、曲池穴，每穴注射0.5毫升，每日1次，14天为一个疗程。疗效显著，其中显效42例（占65.62%），有效17例（占26.63%），无效5例（占7.81%），总有效率92.19%。

三、机制研究

（一）改善动脉弹性功能

杨兴顺等证实将丹参注射液注入肾俞、足三里，同时配合常规西药降压，可以改善老年高血压患者的动脉弹性功能，以改善全身血管及微循环来降血压。

（二）改善血管内皮功能

雷贻禄等观察到穴位注射联合苯磺酸左旋氨氯地平片在治疗血瘀型老年高血压方面可以改善血管内皮功能指标、减少循环阻力及降低血栓形成风险，具有肯定效果。

（三）降低血栓素 B_2（TXB_2）水平

王樟连等通过穴位注射当归注射液治疗肾性高血压，通过调节血栓素及前列环素，抑制血浆 TXA_2 产生和拮抗 TXA_2 的活性，增加血浆 PGI_2 活性或水平，调节血压。

（四）降低血浆肾素活性（PRA）、Ang Ⅱ

王樟连等证实穴位注射当归注射液能降低 PRA、Ang Ⅱ，从而降低 RASS 的活性，降低血中 TXB_2 以及拮抗 RASS 的作用，从而降低其升压效应。

（李瑞 王媛）

第 11 节 穴位磁疗

穴位磁疗法亦称磁穴疗法，是运用磁场作用于人体的经络腧穴，以防治疾病的一种方法，简称磁疗，具有镇静、止痛、消肿、消炎、降压等作用。磁穴疗法无创伤、无痛苦、不良反应少。

我国古典医籍中很早就有用磁石治疗疾病的记载。刘完素《素问玄机原病式》载有"含浸针砂酒，以磁石附耳"治疗耳聋；严用和《济生方》有用鸣聋散（磁石、穿山甲）塞耳，口含生铁，治疗暴聋和耳鸣等记载。20 世纪 60 年代初应用人工磁场治病在我国兴起，至 20 世纪 70 年代磁疗技术的研究和应用取得重大突破，并且引起国内外医学界重视。近年来，磁疗与针灸结合形成穴位磁疗法，为广大患者所欢迎。

一、磁疗器械

（一）磁片、磁珠

一般由钡铁氧体、锶铁氧体、铝镍钴永磁合金、铈钴铜永磁合金、钐钴永磁合金等制作而成，磁感应强度为 0.03～0.3 特。从应用情况来看，以铈铁氧体较好，因其不易退磁，表面磁感应强度可达 0.1 特左右。钡铁氧体最为便宜，但表面磁感应强度一般较弱，比较适合用于老弱病人。

磁片有大有小，一般分为大、中、小共 3 种型号。大号的直径在 30 毫米以上，中号的直径 10～30 毫米，小号的直径在 10 毫米以下，厚度一般为 2～4 毫米，也有条形和环形的。直径 10 毫米、厚 4 毫米左右的磁片常用于腧穴及病变局部。除此之外，还有磁珠，直径在 3 毫米以内，圆形或椭圆形，其磁感应强度一般为 0.3 特左右，常用于耳穴治疗。

（二）旋转磁疗机

旋转磁疗机简称旋磁机，目前使用较多。其形式多种多样，但它的构造原理比较简单，是用一只小马达（电动机）带动 2～4 块永磁体旋转，形成一个交变磁场（异名极）或脉动磁场（同名极）。

旋磁机的磁铁柱选用磁感应强度较强的钐钴合金永磁体，直径为 5～10 毫米，长度为 5～7 毫米，表面磁感应强度可达 0.3～0.4 特。旋磁机转速应在每分钟 1500 转以上。在治疗时转盘与皮肤保持一定距离，对准腧穴进行治疗。

（三）电磁疗机

电磁疗机的原理是由电磁体（电磁线圈或电磁铁）通以电流（直流成交流）产生磁场，所产生的磁场可以是恒定磁场或交变磁场。临床上所用交流电磁疗机大部分是在矽钢片上绕以一定量的漆包线，通电后产生一定强度的交变磁场。交变磁场频率一般为 50 赫兹，磁感应强度为 0.05～0.3 特。磁头有多种形式，圆形的多用于胸腹部和四肢，凹形的常用于腰部，环形的常用于膝关节，条形的常用于其他腧穴或会阴部。

二、操作方法

（一）直接贴敷法

直接贴敷法是将磁片（或磁珠）直接贴敷在穴位或痛点上，产生恒定的磁场以治病的方法。直接贴敷法根据治疗部位不同，贴敷时可采用单置法、对置法或并置法。

一般急性病或病变浅表者贴敷 3 天～1 周，慢性病或病变深者贴敷时间应较长。

1. 单置法

只使用一块磁铁片或磁珠，将其一极面正对治疗部位，这种方法局限于浅部病变。

2. 对置法

将两块磁铁片的异名极面，以相对的方向贴敷在治疗穴位上。如内关和外关、内膝眼和外膝眼等。此法可使磁感线充分穿过治疗部位。

3. 并置法

若选用的穴位相距比较近，并列应用两块磁片时，则根据同名极相斥的原理，采用同名极并置法，可使磁感线深达内部组织和器官。在这种情况下，不用异名极并置法，以免磁感线发生短路，不能达到深层组织。若病变浅且范围较大时，可在病变范围两端贴敷异名极磁片，这种方法可使更多的磁感线穿过病变部位。

（二）间接贴敷法

将磁铁片放到衣服口袋中，或缝到内衣、衬裤、鞋、帽内，或根据磁铁的大小和穴位所在部位，缝制专用口袋，将磁铁装进口袋，然后穿戴在身上，使穴位接受磁场的作用。间接贴敷法主要针对患者皮肤对胶布过敏；或磁铁较大，胶布不易固定；或出汗、洗澡时贴敷磁铁有困难；或慢性病需长期贴敷磁铁片。如治疗高血压时，可使用"磁性降压带"作用于内关或三阴交等穴。

（三）磁针法

将皮内针或短毫针刺入穴位或痛点上，针的尾部伏在皮肤外面，其上再放一磁铁片，然后用胶布固定，这样可使磁场通过针尖集中透入深层组织以达到治疗疾病的方法。这种方法常用于五官科疾病，也可用于腱鞘炎及良性肿物等。

磁极针是一种永磁合金材料制作的磁疗针灸针。按针具尖端的磁极性分为 S 极和 N 极两种类型，并在针柄上标明以示区别。在临床治疗过程中一般采用"同极法"和"异极法"，使其在穴位内一定的深度形成磁场，从而产生磁疗。并与毫针协同发挥治疗作用，以提高针灸临床疗效。

1. 同极法

选用相同极性的磁极针（S极或N极），按一般毫针取穴针刺、捻转提插。

2. 异极法

选用不同极性的磁极针（S极或N极），沿经脉点极性交叉进行取穴用针，捻转提插。

3. 补泻法

补法用N极性针，泻法用S极性针。进行针刺补泻。

（四）磁疗剂量

和其他疗法一样，磁疗治疗剂量也是一个重要的问题。磁疗剂量划分标准有以下几种。

1. 按磁片的表面磁感应强度分级

（1）小剂量。每块磁片表面磁感应强度为0.02～0.1特。

（2）中剂量。每块磁片表面磁感应强度为0.1～0.2特。

（3）大剂量。每块磁片表面磁感应强度为0.2特以上。

2. 按人体对磁感应强度的总接受量分级

总接受量即贴敷人体的各个磁片的磁感应强度的总和。

（1）小剂量。磁片的总磁感应强度为0.4特以下。

（2）中剂量。磁片的总磁感应强度为0.4～0.6特。

（3）大剂量。磁片的总磁感应强度为0.6特。

3. 磁疗治疗剂量和疗效

磁疗和其他疗法一样，治疗剂量是否恰当，会影响治疗效果，同时还影响患者的耐受度。选择剂量可参考以下情况而定。

（1）患者年龄、体质情况。年老、体弱、久病、儿童可用小剂量，若无不良反应，可逐步增加剂量。年轻体壮者可用中剂量或大剂量。

（2）疾病情况。急性疼痛或急性炎症，如骨折、肾绞痛等可用大剂量，疗程宜短，症状消失即可停止治疗。慢性疾患如高血压、神经衰弱等，可用小剂量，疗程宜长。

（3）治疗部位。头颈、胸腹部宜用小剂量，臀、股等肌肉丰满处可用大剂量。

二、方法应用

（一）穴位敷磁法

金完成等选取 100 例高血压患者，取主穴：曲池、百会、太冲。配穴：肾俞、内关、足三里、三阴交、行间、人迎。耳穴：降压沟。根据中医分型取主穴 1～2 对，或随症加用配穴。使用穴位贴磁法，或脉冲磁电法，或旋磁法。通过临床观察，初步认为穴位磁疗有一定降压作用，尤以 1 级高血压治疗效果较好，对晚期并有动脉硬化、心肾功能严重影响者效果较差。

顾力华等选取高血压患者共 41 例，按随机原则分为治疗组和对照组。对照组：在未用或停用其他抗高血压药物 1～2 周后开始用药。口服苯磺酸左旋氨氯地平片 5 毫克，每日 1 次。治疗组：在对照组的基础上，使用纳米穴位磁贴敷贴于双足涌泉穴。每 2 天换 1 次，共使用 6 天。临床研究表明，治疗组在改善高血压患者的临床症状和降压作用方面与对照组相比有显著性差异（$P<0.05$）。该方法能降低患者的血压，改善临床症状，尤其是与苯磺酸左旋氨氯地平片合用时。

陈志霞等将 260 例轻中度高血压患者随机分为对照组和治疗组各 130 例。治疗组：除苯磺酸氨氯地平片治疗外，给予耳穴辨证配合穴位磁贴治疗。其中耳穴辨证治疗选取降压沟、皮质下、角窝上、神门为主穴。配穴为阴虚阳亢配肝、肾；肝火亢盛配交感、肝；肾气亏虚配肾、脾；痰瘀互结配内分泌、三焦。将耳穴磁珠贴敷在选用的耳穴上。每穴按压 10 分钟。每日自行按压 3 次。每 3 天更换 1 次。双耳交替。4 周为 1 个疗程。按压时要求耳郭有轻度发热、发胀、微痛感。刺激强度依患者情况而定。穴位磁贴治疗选取双侧涌泉穴。选用 2 枚纳米穴位磁贴分别贴于双足涌泉穴上。2 天更换一次。治疗 4 周为 1 个疗程。共治疗 2 个疗程。疗程间休息 2 周。对照组：予苯磺酸氨氯地平片治疗。疗程同治疗组。两组患者经治疗后，收缩压均下降明显（$P<0.05$）。治疗组舒张压明显下降（$P<0.05$）；与对照组比较，治疗组舒张压下降更为明显（$P<0.05$），收缩压无统计学意义（$P>0.05$）。

刘春燕等将 120 例轻度高血压患者随机分为治疗组和对照组，每组各 60 例。

对照组仅给予常规西药（络活喜）治疗，治疗组则在此基础上给予耳穴辨证配合涌泉穴穴位磁贴治疗。两组均以 4 周为 1 个疗程，共观察 3 个疗程。两组患者治疗后血压均明显下降（$P < 0.01$），治疗组降压疗效优于对照组（$P < 0.05$）。

王剑波等将 260 例轻中度高血压患者随机分为对照组和治疗组各 130 例。对照组予口服苯磺酸左旋氨氯地平片，治疗组在此基础上给予耳穴辨证配合涌泉穴位磁贴治疗。两组患者治疗后收缩压均明显下降（$P < 0.05$），组间比较差异无统计学意义（$P > 0.05$）；治疗组舒张压明显下降（$P < 0.05$），与对照组比较差异有统计学意义（$P < 0.05$）。治疗组中医证候改善明显优于对照组（$P < 0.05$），中医证候总有效率优于对照组（$P < 0.05$），且无明显不良反应。耳穴辨证配合穴位磁贴可明显改善轻中度高血压患者的中医证候，并具有协同增效降压作用，且安全性较高。

（二）磁珠耳压法

马江琼采用磁珠耳压法治疗 58 例原发性高血压患者。用耳穴探测仪在耳郭上选主穴：角窝上、交感、降压沟、神门、心、高血压点、皮质下。根据病情任选以上 4 个穴位，每次贴敷 3 ～ 5 天，休息 3 ～ 5 天后，再贴敷第 2 次，5 次为 1 个疗程。肝阳亢盛者加太冲、肝俞；痰湿、痰火、风痰者加脾俞、肝俞；阴阳两虚者加三阴交、关元。根据中医分型取主穴两对，随症加用配穴 1 对，用 600 ～ 1000 高斯（高斯，磁感应强度非国标单位，1 高斯 = 10^{-4} 特）的磁片，将磁片用胶布或缝在松紧带上固定在穴位上，敷贴 1 周后轮换穴位，2 周为 1 个疗程。治愈（血压恢复正常或临床症状消失）29 例，好转（舒张压下降 > 20 毫米汞柱或达临界高血压症状减轻或消失）27 例，无效（血压无改善）2 例。

孙桂萍等选取 60 例难治性高血压患者。各患者均选取相同之耳穴：肝、心、肾、交感、耳尖、耳背沟及角窝上。在相关穴位上贴上每粒含约 150 高斯的磁珠。使用穴位探测仪找准穴位敏感点或阳性反应点定位。耳郭常规消毒后，用胶布将磁珠固定在穴位上，每次贴一耳，一周后更换耳贴于对侧。各患者收缩压、舒张压及平均动脉压于治疗前后有显著性差异（均 $P < 0.001$），即耳穴磁疗是有效的高血压病的辅助治疗手段，并且耳穴加压对电磁疗法的疗效没有明显影响。

（三）刺血配合穴位磁疗

阙艳等把 40 例难治性高血压患者，随机分为观察组和对照组，每组各 20 例。观察组在常规口服降压西药的基础上，给予百会、大椎及双侧耳尖、太冲穴位处刺络放血后配合双侧三阴交、内关、肾俞、曲池穴磁疗，每天 1 次；对照组给予常规西药降压治疗。观察组在治疗第 2 天、1 周后及 2 周后早晨平均血压均低于对照组，比较差异有统计学意义（$P < 0.05$）；观察组治疗后血压较前有显著下降且趋于稳定，自觉症状明显缓解。刺络放血配合穴位磁疗法对难治性高血压有显著疗效，优于常规西药治疗，值得临床推广。

三、机制研究

（一）电动力学学说

人体是一种导电体，因体内有大量体液则导电性良好，体内有反磁物质与顺磁物质，受到磁场作用，微电流发生变化对体内生物电活动产生作用，促进细胞膜内外物质的交换，刺激神经末梢，从而影响神经功能；同时，磁场可以改变体内生物电分布情况，引起组织、器官功能发生相应的变化。

（二）酶学说

酶具有催化作用，参与人体的新陈代谢过程。酶的催化活性受磁场的影响，通过金属离子与非金属离子介导发挥磁场作用，从而提高新陈代谢水平。

（三）经穴作用

经穴与磁密切相关，经络穴位具有生物电特性，根据电与磁相互作用的原理即电动生磁、磁动生电。现代仪器检查证实，经络穴位存在电活动，而穴位是生物电流触点，经络是传导生物电流的途径，经络穴位的电流会随人体器官活动功能变化而改变，说明人体生物电流得到有效调控，益于疾病康复。

（四）神经内分泌作用

磁场参与大脑皮质层的兴奋与抑制过程，主要是通过神经内分泌作用，恢复大脑皮质层功能，有利于对皮质下血管运动中枢的调节和控制，使血管扩张、微循环改善，从而血压得到调控。

（五）穴位磁疗的降压作用

高血压时，动脉血管处于痉挛收缩状态，血管管径变窄，外周循环阻力增大，故使血压升高；磁场作用人体后，使血管扩张，血管管径增大，血流加快，外周循环阻力降低，从而使血压下降。

（刘长玥）

第 12 节　中药熏洗

熏洗疗法是以中医药基础理论为指导，用中药煎煮后，先利用蒸气熏蒸，再用药液淋洗、浸浴全身或局部患处的一种治疗疾病的方法，是外治疗法的重要组成部分。中药熏洗（浴）疗法最早记载于《五十二病方》，用于痈症、痔瘘等疾病的治疗。秦汉时期，其应用增多并初步形成理论，《素问·阴阳应象大论》曰："其有邪者，渍形以为汗。"清代《理瀹骈文》认为"熏蒸渫洗之能汗，凡病之宜发表者，皆可以此法"。中药熏洗（浴）疗法作为一种用药形式，因其疗效明确、依从性好、成本低廉，故而在临床中广泛应用。

一、操作方法

（一）用药前准备与处理

1. 用物准备

备好熏洗所需器物。若为眼部熏洗，应备消毒纱布。

2. 熏洗（浴）剂的制备

辨病与辨证相结合，配备熏洗用药。药液要在洁净、常温环境中制备。熏洗饮片加水浸泡30分钟后煎煮，加水量以超过药面3～5厘米为宜。武火煮沸后转文火煮20～30分钟，收集药液，备用。也可将相应中药配方颗粒用沸水直接溶解后供熏洗用。药液质量浓度需在医师指导下根据病情状况而定。

（二）常用方法

1. 坐浴法

选择专用木盆进行熏洗。先将药液（50～70℃）加入已消毒的坐浴盆中，药量以能全部浸泡患处为宜，将患处对准木盖上的孔进行熏蒸，一般熏蒸10～20分钟。待温度降至36～40℃后，缓慢坐入盆中，浸洗10～20分钟。擦干患处后更换干净衣裤，卧位静养。也可采用自动熏洗椅熏洗，原液通过蒸气雾化。

2. 手熏洗法

可选择日常所用脸盆进行熏洗。将药液（50～70℃）加入已消毒的脸盆中，药量以全部浸泡患处为宜。将患肢（手）放于脸盆上方并用浴巾覆盖患肢及脸盆进行熏蒸，一般熏蒸10～20分钟。待温度降至38～45℃时，撤去浴巾，将患肢（手）浸泡药液中20～30分钟。擦干并注意保暖，避风。

3. 足熏洗法

选择专用足浴盆进行熏洗。将药液（50～70℃）加入已消毒足浴盆中，药量以全部浸泡患处为宜（药液高出患处2～3厘米）。将患足（下肢）放于盆上方，用浴巾覆盖，一般熏蒸10～20分钟。待温度降至38～45℃时，撤去浴巾，将患足（下肢）浸泡药液中20～30分钟。擦干并注意保暖，避风。

4. 眼熏洗法

选用适宜器皿进行熏洗。将药液（50～70℃）加入消毒的器皿中，将器皿放置脸前，向前弯腰面向药液，距离10～20厘米，紧闭双眼进行熏蒸，一般熏蒸眼部10～20分钟；待药液降至38～45℃时，将纱布在药液中浸润后反复擦拭患眼。也可在器皿下保持恒温，熏洗眼部10～20分钟。熏洗结束后也可用消毒纱布包裹药渣（或浸药液），热敷患眼。

5. 全身熏洗法

选择浴桶进行全身熏洗。将部分药液（50～70℃）加入已消毒浴桶中，坐于活动架上，使整体高于液面10厘米为宜，用浴巾盖住浴桶，仅露出头部，一般熏蒸10～20分钟；待药液温度降至38～45℃时，撤去浴巾及活动架，加入剩余药液，总药液量以浸泡到肩膀以上为宜，全身浸泡于药液中，浸洗

20～30分钟。然后用温水洗去身上残留药液，擦干并更换干净衣物。

（三）注意事项

熏洗前应清洗熏洗部位，若熏洗局部存在破损，应停止熏洗。采用坐浴及全身熏洗（浴）疗法时，应提前排空大小便。熏洗过程中应根据患者实际情况对室温进行调节，一般部分熏洗保持室内温度在20～26℃，全身药浴时可保持在25～28℃，注意避风，以防感冒；注意水温，避免烫伤或温度偏低影响疗效。注意观察患者整体反应，一旦出现异常，应立即停止熏洗。熏洗结束及时擦干熏洗部位，注意保暖；及时补充水分，以免因出汗过多造成脱水；熏洗出汗后，禁止用冷水冲洗；整个疗程中，禁食生冷食物。

二、临床应用

（一）中药熏洗

吴慧君将高血压患者100例根据入院顺序分为治疗组与对照组，各50例，两组都采用传统的药物治疗与护理，治疗组在此基础上加用中药熏洗治疗，配方：石决明、党参、黄芪、当归、桑枝、枳壳、乌药、白芍、炒杜仲、牛膝各6克，独活18克，将诸药水煎取汁，放入浴盆中，待晾温时足浴，每日1次，每次10～30分钟，每剂药可用2～3次。治疗组的总有效率（96.0%）明显高于对照组（78.0%）。可见，中药熏洗治疗高血压能有效提高治疗效果，缓解临床心理症状，值得推广应用。

郑明凤等选取老年难治性高血压患者739例，根据入院先后将其分为两组，1组369例，设为对照组，服用常规降压药；2组370例，设为观察组，在上述治疗前提下进行中药熏洗。配方：丹参20克，千年健20克，当归20克，川红花20克，赤芍20克，牛大力20克，川芎20克。将上述药物煎后温水泡双脚并行相应的护理，每天1次，每次45分钟，10天为1个疗程。观察组血压明显低于对照组；观察组和对照组总有效率依次为97.02%和82.38%，观察组明显高于对照组（$P < 0.05$）。中药熏洗能降低老年难治性高血压患者血压，整体治疗效果较好。

廖若夷将70例老年高血压病合并失眠症患者，按随机数字表法分为观察组和对照组。治疗组患者接受常规西药降压和助睡眠治疗，同时给予中药熏洗疗法。中药自拟方：钩藤 30 克，牛膝 20 克，生地黄 15 克，白芍 15 克，杜仲 15 克，丹参 15 克，龙骨 15 克，酸枣仁 10 克，茯神 10 克，加水浓煎成 250 毫升药液，将药液倒入浴盆，加沸水，下肢架于盆上用浴巾或布单围盖后熏蒸，待水温适宜时（夏季 38～34℃，冬季 41～43℃），将双足浸入浴盆泡洗，每次 20～30 分钟，早晚各 1 次。对照组按治疗组方法给予温水熏洗治疗。每次 20～30 分钟，早晚各 1 次。中药熏洗疗法配合中医护理，不仅能改善睡眠，同时还有辅助降压的作用，尤其适用于老年性高血压合并失眠症患者。

（二）中药熏洗配合其他疗法

郑俊选择 60 例肝阳上亢型高血压患者，按照随机分组法分为对照组和治疗组，每组各 30 例，对照组口服苯磺酸左旋氨氯地平片，每次 5 毫克，每日 1 次；每天在酉时（17:00～19:00）采用温水进行熏洗，方法与治疗组相同，每次 20～30 分钟，一个疗程为 7 天，治疗时间为 4 个疗程。治疗组采用中药熏洗方法，中药自拟方：赤芍、怀牛膝、桑叶各 15 克，菊花、钩藤各 20 克，川芎、夏枯草各 30 克，加入 4000 毫升水后煎煮，进行去渣取液，在酉时采用一次性药袋灌注药液，将其放入装有温水的腿浴疗器中，在腿浴疗器上放置下肢架，围盖上浴巾后熏蒸，即保证药温在 50～70℃之间，待水温逐渐降低且适宜后，叮嘱患者将双足浸入腿浴疗器中，深度需达膝关节下 10 厘米处，浸泡时间为每次 20～30 分钟，完成浸泡后使用浴巾将双足擦干；以拇指对足、腿高血压点，即三阴交、太冲、涌泉等穴位进行按摩，先按揉 1～2 分钟，再按照由轻到重的原则按压 3～4 分钟，治疗后叮嘱患者多喝水。治疗组患者的临床治疗总有效率显著高于对照组（$P<0.05$）。由此可见，应用中药熏洗联合穴位按摩治疗肝阳上亢型高血压效果确切，可作为高血压病的辅助治疗方法在临床中大力推广普及。

陈笑莹等将 300 例老年顽固性 2 级和 3 级高血压患者随机分为观察组和对照组，各 150 例，对照组患者入院后采用常规降压治疗和护理，观察组在此基础上采用中药熏洗，中药组成：丹参 20 克、千年健 20 克、当归 20 克、川红花 20 克、赤芍 20 克、牛大力 20 克、川芎 20 克。煎汤剂后温水泡双脚，每日 1 次，每次 45 分钟，10 天为 1 个疗程，避免在进餐前后 30 分钟进行中药熏洗。观察组血压控制有效率、SF-36 生存质量评分、治疗和护理依从性显著优于对照组（$P<0.05$）。表明中西医结合治疗难治性高血压结合相应的护理可改善患者的血压控制情况，具有确切的作用。

三、机制研究

中药熏洗以中医药基础理论为指导，以脏腑经络学说为依据，根据患者的证候及舌苔脉象进行辨证用药。清代吴师机《理瀹骈文》提及"外治之理，即内治之理"，即内外治法在病因病机、辨证用药上是相同的。

（一）热效应的物理刺激作用

皮肤在热效应的刺激下，疏通腠理，舒经活络，放松肌肉，消除疲劳；毛细血管扩张，行气活血，促进血液循环和淋巴循环，改善周围组织的营养状况，同时排废排毒，使得机体气血畅通，代谢平衡，改善亚健康；热效应温通解凝，能促进血瘀和水肿的消散；热是治病因子"风、寒、湿"的克星，能有效排除体内的风、寒、湿邪，对因风、寒、湿邪引起的疾病，热疗能起到非常明显的效果；人体的肾，女性的卵巢、子宫，是喜温恶寒的器官，在热效应作用下，这些器官的血液循环加快，活性增强，更利于其功能的正常发挥。

（二）局部性药理效应

在患部的直接熏蒸，药蒸气通过皮肤的渗透、转运、吸收，直达病灶，药效高度聚集，在病灶处清热解毒、散寒消肿、祛风燥湿、杀虫止痒，舒筋活络、行气止痛。通过患部皮肤吸收，高浓度的药物直达病灶，这是中药熏蒸相对内服药最为突出的优势，因为人体的有些组织如肌肉组织、结缔组织、筋骨膜类组织，由于本身的结构，导致血液中的药物穿越脂膜的透过率很低，从而使得治疗效果不理想。比如妇科炎症，医生会开洗液和栓塞药物；关节疼痛，医生会开贴敷膏药，目的就是利用高浓度的药物直达病灶。

（三）整体性药理效应

整体性药理效应分为穴位经络效应和血液循环效应。

1. 穴位经络效应

中药雾化气体中所含的芳香化浊、辛香走窜的药物离子作用于皮肤、腧穴后，在穴位经络效应和穴位的信息效应影响下，通过神经体液装置和经络系统，调节高级神经中枢、内分泌、免疫系统，从而达到迅速调整人体脏腑气血和免疫功能的目的。

2. 血液循环效应

药物通过皮肤吸收后，一部分药物进入毛细血管，药物通过血液循环稳态扩散至全身，调节全身状况。

（刘长玥）

参考文献

［1］ 吴焕林,李晓庆,王侠.针刺太冲穴对65例肝阳上亢型高血压病患者的即时降压效应［J］.中医杂志,2008（7）:622-624.

［2］ 陈中.太冲穴针刺捻转泻法对原发性高血压即刻效应影响的临床研究［D］.北京:北京中医药大学,2013.

［3］ 万文俊,马朝阳,熊修安,等.电针曲池穴治疗原发性高血压病疗效观察及机制探讨［J］.中国针灸,2009,29（5）:349-352.

［4］ 邹艳,吕小笑,罗志平.曲池穴捻转补泻法治疗原发性高血压疗效观察［J］.上海针灸杂志,2015,34（9）:52-54.

［5］ 陈邦国,钱春艳,张静宁,等.针刺风池穴对高血压病降压疗效临床观察［J］.上海针灸杂志,2006（3）:15-16.

［6］ 尤阳,高霞.针刺风池穴对高血压病的临床疗效观察及对TNF-α的调节作用［J］.世界中医药,2017,12（12）:3121-3123,3127.

［7］ 黄晋芬,韦翠娥,贺建平,等.针刺风池穴对原发性高血压的临床疗效观察［J］.中西医结合心脑血管病杂志,2007（11）:1130-1131.

［8］ 张旭东."育阴潜阳,平冲降逆"针刺治疗肝阳上亢型高血压病研究［D］.北京:北京中医药大学,2021.

［9］ 梁燕,鲍晓华,李晨梅,等.调督熄风针法配合药物治疗肝阳上亢非勺型高血压疗效观察［J］.上海针灸杂志,2020,39（8）:955-959.

［10］ 沈钦彦.平肝疏肝滋肾针刺法治疗肝阳上亢型高血压的效果观察［J］.河南医学研究,

2016,25（10）：1879－1880.

[11] 黄婷婷.健脾化痰方针刺治疗痰湿壅盛型高血压的临床疗效观察[D].福州：福建中医药大学，2018.

[12] 邢瀚，张妍，刘晓东，等.针刺治疗痰湿壅盛型原发性高血压临床研究[J].山东中医杂志，2016,35（9）：802－806.

[13] 任超，陈士炯，倪凌雁，等.针刺血海膈俞为主治疗气虚血瘀型高血压临床疗效研究[J].中国妇幼健康研究，2016,27（S2）：217－218.

[14] 王楚璇.针药结合治疗气虚血瘀型高血压的临床观察探究[D].沈阳：辽宁中医药大学，2020.

[15] 田艳鹏，王朝阳，孙静文，等.针刺捻转补泻手法对自发性高血压大鼠RAS的影响[J].世界中医药，2015,10（7）：1062－1066.

[16] 郝日雯，关伟，郭继龙，等.电针对二肾一夹高血压大鼠血压、血管重构的影响研究[J].山西中医学院学报，2017,18（4）：16－19.

[17] 李宏宝，鲁彦，郑天珍.头端延髓腹外侧区与原发性高血压[J].中华高血压杂志，2011,19（10）：917－919.

[18] 孙嫘，郑婕，徐建超，等.针刺人迎穴对自发性高血压大鼠血压及延髓头端腹外侧区氧化应激反应的影响[J].中医药导报，2019,25（2）：101－104.

[19] 霍则军，姚海江，张莉，等.电针对急性高血压大鼠肾上腺素和去甲肾上腺素的影响[J].中国康复理论与实践，2012,18（2）：128－130.

[20] 王晶，林晓杰，罗晓舟，等.针刺太溪穴降低SHR血压及调节延髓TNF-α、IL-6蛋白表达[J].暨南大学学报（自然科学与医学版），2016,37（4）：327－330.

[21] 苗嘉芮.电针对高血压前期大鼠T淋巴细胞亚群及TLR4信号通路影响的研究[D].沈阳：辽宁中医药大学，2015.

[22] 金泽，李斌.麦粒灸治疗阴虚阳亢型原发性高血压疗效观察[J].上海针灸杂志，2014,33（9）：803－804.

[23] 张欣，彭伟.灸法治疗痰湿瘀阻型高血压病47例[J].中国针灸，2009,29（12）：966.

[24] 王国明，温峰云，李丽霞，等.瘢痕灸治疗原发性高血压病178例临床观察[J].中国中医药信息杂志，2006（1）：55.

[25] 袁民，徐玉珍，陈大中.化脓灸治疗高血压病的临床观察[J].上海针灸杂志，1995（3）：104－105.

[286] 霍芸，韦艳碧.疤痕灸治疗原发性高血压145例临床观察[J].光明中医，2017,32（20）：2928－2930.

[27] 胡丽玲.三才灸法对痰湿壅盛型1级高血压病的即刻及近期降压疗效观察[D].济南：山东中医药大学，2019.

［28］王蓉，刘妍，陈瑶，等．艾灸治疗原发性高血压病的探讨［J］．护理实践与研究，2013，10（4）：33-34.

［29］郑丽维，纪小凤，陈丰，等．艾灸丰隆、足三里治疗痰湿壅盛证高血压患者的疗效［J］．解放军护理杂志，2017，34（2）：43-47.

［30］王巍．艾灸涌泉穴治疗高血压病的临床观察［J］．中国民间疗法，2018，26（3）：17-18.

［31］赵帅，苏懿，万鸣，等．热敏灸治疗原发性高血压病患者34例疗效观察［J］．新中医，2011，43（8）：131-133.

［32］张永树．关元穴大剂量隔姜灸治疗原发性高血压117例临床总结［C］//国际传统医药大会论文摘要汇编．北京，2000：497-498.

［33］张凌凌，戈盾．半夏白术天麻汤联合隔药灸治疗痰湿壅盛型原发性高血压的临床疗效及对血管内皮损伤标志物和早期肾损伤指标的影响［J］．河北中医，2021，43（5）：751-755，761.

［34］叶成鹄，韩碧英．灸法的临床应用第十二讲：蒜泥灸和线香灸［J］．中级医刊，1990（5）：53-59.

［35］黄效增．温针灸足三里穴治疗高血压病［J］．山西中医，1994（6）：38.

［36］王雨燕．温针灸治疗瘀血阻络型高血压的临床疗效观察［D］．沈阳：辽宁中医药大学，2020.

［37］孙国杰，王华，张英，等．针刺、艾灸、针加灸对肾素-血管紧张素-醛固酮系统影响的比较［J］．针刺研究，1998（1）：57-60.

［38］李龙春．温针灸四关穴治疗阴虚阳亢型高血压的临床研究［D］．广州：广州中医药大学，2012

［39］朱新安，任宇丁，肖辉．两种艾灸法对二肾一夹型高血压大鼠血压及血管紧张素Ⅱ、肾素活性的影响［J］．新疆中医药，2006（3）：4-8.

［40］周逸平，夏崇茂，王月兰，等．艾灸对SHR大鼠的降压作用与血、脑单胺类神经递质的变化关系［J］．针刺研究，1992（4）：265-267.

［41］赵天平，吕婷婷，程玲，等．灸法治疗原发性高血压临床与基础研究概况［J］．现代中西医结合杂志，2017，26（13）：1476-1479.

［42］张宏如，管媛媛，陶嘉磊，等．基于Rho/ROCK信号通路的麦粒灸对自发性高血压大鼠主动脉血管内皮功能保护作用机制探讨［J］．南京中医药大学学报，2016，32（06）：557-560.

［43］金圣博．基于Toll样受体信号介导炎症反应探讨温针灸对自发性高血压大鼠的抗炎机制［D］．沈阳：辽宁中医药大学，2020.

［44］陶冶．中医手法治疗代谢类疾病的文献研究［D］．长春：长春中医药大学，2013.

［45］洪寿海，刘阳阳，郭义．拔罐疗法作用机理的研究进展［J］．河南中医，2012，32（02）：

261-263.

[46] 严健民.五十二病方注补译[M].北京:中医古籍出版社,2005:124.

[47] 甄雪燕,侯中伟,梁永宣.古之"角法"今之"罐"君[N].中国中医药报,2016-08-29(4).

[48] 孟祥燕.拔罐疗法治疗优势病症的文献研究[D].济南:山东中医药大学,2011.

[49] 王富春,马铁明.刺法灸法学[M].4版.北京:中国中医药出版社,2016:68-73.

[50] 徐佳,刘立公,郑敏宇,等.刺络拔罐配合针刺治疗原发性高血压病的血液流变学观察[J].上海针灸杂志,2015,34(12):1165-1168.

[51] 冀晓薇.刺络放血拔罐与针刺疗法治疗原发性高血压病疗效对比研究[J].四川中医,2017,35(6):205-207.

[52] 谢敏娇.肝俞穴放血治疗肝火亢盛型原发性高血压的临床研究[D].广州:广州中医药大学,2019.

[53] 郭克任.刺血拔罐治疗急进型高血压35例[J].中国针灸,1999(9):36.

[54] 邱萍,卞兰华.背部走罐联合辨体调质对痰湿体质高血压病患者的影响[J].光明中医,2015,30(5):1024-1026.

[55] 王敏,董怀富.针罐治疗高血压性眩晕[J].中国民间疗法,1997(6):18-19.

[56] 赵东.梅花针加拔罐治疗高血压[J].四川中医,1987(12):62.

[57] 杨金生,王敬.拔罐疗法的治病机理探讨[J].中国中医基础医学杂志,1996(6):39-40.

[58] 赵毅,季远.推拿手法学[M].北京:中国中医药出版社,2016:179.

[59] 陈春艳,葛林宝,徐鸣曙.痧症与刮痧源流考[J].中医外治杂志,2014,23(5):9-10.

[60] 杨金生,王莹莹,赵美丽,等.'痧'的基本概念与刮痧的历史沿革[J].中国中医基础医学杂志,2007(2):104-106.

[61] 杨金生.刮痧常用手法及应用[J].中医杂志,2004(11):875-876.

[62] 刘海华,刘朝,王莹莹,等.刮痧对原发性高血压降压作用的时效规律研究[J].中国针灸,2015,35(7):711-714.

[63] 曾维轲,潘晓彦,雷建兰,等.辨证刮痧方案在原发性高血压病(肝阳上亢证)患者中应用疗效观察[J].辽宁中医药大学学报,2021,23(4):135-138.

[64] 张小芳,莫辛欣,潘晓彦.辨证刮痧对老年阴虚阳亢型高血压患者血压及中医证候影响的研究[J].中医药导报,2017,23(10):83-85.

[65] 季蓉,孙田雨,孙洁,等.刮痧配合放痧治疗轻度高血压临床观察[J].中国针灸,2015,35(3):275-278.

[66] 李传惠,丁玉芳,鲁志霞,等.吴茱萸穴位贴敷联合刮痧用于原发性高血压的疗效观察[J].护理研究,2020,34(14):2544-2547.

[67] 周丽萍.五音疗法联合刮痧在原发性高血压防治中的疗效[J].当代护士(中旬刊),

2019,26（5）:108-110.

［68］杨晓宇.蒙医传统银器具刮痧对原发性高血压的临床护理［J］.中国民族医药杂志,
2020,26（12）:77-78.

［69］刘姝,秦元梅,钟远,等.虎符铜砭刮痧联合健康教育对初诊肝火亢盛型高血压患者干
预效果评价［J］.北京中医药,2019,38（10）:995-998.

［70］刘海华.刮痧治疗原发性高血压的临床观察［D］.北京:中国中医科学院,2014.

［71］佚名.刮痧对家兔血液流变学的影响［J］.河南中医,1996（1）:26-27.

［72］沈爱玲,丁优,罗小光.通络刮痧法对肝郁血瘀型乳腺增生大鼠乳房微循环及血管生成
的影响［J］.中华中医药杂志,2015,30（7）:2521-2524.

［73］徐青燕,杨金生,杨莉.刮痧对正常人背部体表温度与血流灌注量影响的观察［C］//中
国针灸学会.2011中国针灸学会年会论文集（摘要）.北京,2011:6.

［74］徐青燕,杨金生,杨莉,等.委中穴区刮痧对本经同侧经脉线上皮肤微循环血流灌注量
的影响［J］.针刺研究,2013,38（1）:52-56.

［75］杨强玲.刮痧治疗高血压病的研究进展［J］.湖南中医杂志,2020,36（2）:150-152.

［76］蔺晓源,易健,谭元生.高血压病血瘀证与血管炎症的关系探讨［J］.中医药信息,2016,
33（2）:27-28.

［77］胡卓铭,李启杰,曾晓彬.人迎穴加全息经络刮痧对高血压的降压作用及对超敏C反应
蛋白的影响研究［J］.中医临床研究,2017,9（14）:53-55.

［78］方跃屏,吴如飞,朱正铭,等.耳尖放血治疗肝阳上亢证高血压病98例［J］.浙江中医杂
志,2017,52（11）:838.

［79］李扬.耳尖放血干预高血压的即时疗效观察［J］.临床医药文献电子杂志,2020,38（7）:
50.

［80］余承云.耳尖放血疗法治疗高血压危象效果观察［J］.中国乡村医药,2016,23（19）:
25-26.

［81］李伟灵,刘未艾.印堂穴放血疗法治疗高血压病的临床观察［J］.中医临床研究,2019,
11（28）:73-75.

［82］皮希凤,阮婷婷,罗丹,等.手十二井穴放血疗法对肝阳上亢型高血压病患者的即刻效
应观察［J］.湖南中医杂志,2020,36（5）:100-102.

［83］曹英华.耳背沟放血配合针刺治疗原发性高血压的临床研究［D］.广州:广州中医药大
学,2016.

［84］吕计宝,韦英才,王凤德.头顶放血治疗肝阳上亢型高血压病30例［J］.中医外治杂志,
2017,26（4）:26-27.

［85］陈华德,王翀敏,方针.耳尖放血对高血压肝阳上亢证大鼠血清NO的影响［J］.中医药
学刊,2004（5）:817-819.

[86] 王丽君. 刺络泻血疗法治疗原发性高血压的量效研究[D]. 北京：北京中医药大学，2013.

[87] 田长安, 郝金风. 刺络放血法对高血压病血液流变学的影响[J]. 针灸临床杂志, 2002（7）：29-30.

[88] 朱凯, 和清源, 韩鸿宾. 手十二井穴刺络放血后脑卒中好发区组织液流动速率变化规律研究[J]. 中国医药导报, 2014, 11（10）：20-24.

[89] 姜小秋, 卢轩, 张静莎, 等. 井穴刺络放血对健康小鼠耐缺氧时间的影响[J]. 上海中医药大学学报, 2012, 26（1）56-57.

[90] 王富春, 李铁.《刺法灸法学》名称的探讨[J]. 中国针灸, 2009, 29（10）：840.

[91] 阎圣秀, 杨昌习, 王亚文. 皮肤针疗法临床应用近况[J]. 中国针灸, 1995（6）：41-44.

[92] 莫仁姣, 彭青, 龙安国. 皮肤针联合针刺治疗围绝经期睡眠障碍临床观察[J]. 山西中医, 2020, 36（1）：27-28, 35.

[93] 孙满娟, 周振熙, 谭淑芬, 等. 梅花针叩刺治疗高血压病 36 例疗效分析[J]. 针灸临床杂志, 1993（Z1）：48-49.

[94] 勾祥辉, 李秋菊. 大型梅花针叩击肾区治疗高血压病 61 例[J]. 辽宁中医杂志, 1993（09）：38.

[95] 严熹. 滚刺筒皮刺治疗高血压患者 131 例[J]. 上海中医药杂志, 1981（9）：18.

[96] 王雪蕊, 杨静雯, 姬彩硕, 等. 针刺太冲穴对自发性高血压大鼠延髓头端腹外侧区中 NOX 家族表达的影响[J]. 中华中医药杂志, 2018, 33（11）：4899-4902.

[97] 王家有, 唐纯志, 贺振泉, 等. "太冲"穴中等强度针刺对高血压大鼠血压及血浆内皮素含量的影响[J]. 针刺研究, 2011, 36（1）：36-39.

[98] 冯曙霞. 穴位贴敷联合耳穴压豆对原发性高血压患者血压控制及睡眠质量的影响[J]. 临床研究, 2021, 29（8）：191-192.

[99] 范文曦. 体针结合耳针治疗肝肾阴虚型高血压的临床疗效评价[J]. 中国医疗器械信息, 2018, 24（20）：84-85.

[100] 吴川丽, 林娴, 薛兰霞. 耳穴压豆联合吴茱萸贴敷涌泉穴治疗原发性高血压疗效观察[J]. 海南医学, 2017, 28（2）：287-288.

[101] 章苡丹, 蔡海荣, 林良才. 耳穴针刺联合压豆治疗痰湿质原发性高血压的临床疗效观察[J]. 中西医结合心脑血管病杂志, 2018, 16（16）：2293-2295.

[102] 潘超群, 张琪. 养肝降压Ⅱ号方联合耳针治疗原发性高血压（轻中度）的疗效观察[J]. 中医药导报, 2015, 21（12）：10-13.

[103] 吕雪莲. 针刺结合耳针治疗 1 级原发性高血压的临床疗效观察[D]. 成都：成都中医药大学, 2018.

[104] 吕海波, 甘收云. 撳针耳穴贴压与体针疗法对 1 级高血压病即时降压疗效的比较[J].

广州中医药大学学报,2018,35(3):451-454.

[105] 许曼曼.耳撤针加生活方式干预高血压前期的临床研究[D].广州:广州中医药大学,
2018.

[106] 李少源,翟煦,荣培晶,等.电针耳甲区对 2 型糖尿病大鼠痛觉障碍及抑郁症状的影
响[J].中医杂志,2014,55(2):148-152.

[107] 赵敬军,翟煦,罗曼,等.电针耳穴体穴对 2 型糖尿病猴即时空腹血糖的影响(英文)[J].
World Journal of Acupuncture-Moxibustion,2016,26(1):19-23.

[108] 罗曼,屈箫箫,李少源,等.耳穴迷走神经刺激治疗原发性失眠症及其情感障碍 35 例:
病例系列研究[J].中国针灸,2017,37(3):269-273.

[109] 黄凤,荣培晶,王宏才,等.耳甲迷走神经刺激干预 35 例糖耐量受损患者临床观察[J].
中华中医药杂志,2010,25(12):2185-2186.

[110] 高昕妍,李艳华,朱兵,等.针刺耳甲区对自发性高血压及正常大鼠血压的影响及其机
理探讨[J].针刺研究,2006,21(2):90-95.

[111] 木丽仙,韩毅,周文琪.耳针对兔急性实验性高血压的降压作用及机制的研究[J].昆
明医学院学报,2012,33(1):3-7.

[112] 邓子卡,冯伟,李媚.天麻钩藤饮联合穴位贴敷治疗原发性高血压并失眠临床观察[J].
中国中医药现代远程教育,2021,19(13):106-108.

[113] 刘田莉,梁燕,多慧玲,等.加味升降散穴位贴敷治疗痰热型原发性高血压临床研究[J].
国际中医中药杂志,2021,43(6):541-545.

[114] 曾海燕,黄海银,赵燕.降压膏穴位贴敷治疗高血压病阴虚阳亢证 42 例临床观察[J].
湖南中医杂志,2021,37(2):78-80.

[115] 王博深,张玉龙,任凤英,等.欣悦降压穴位贴辅助治疗老年单纯收缩期高血压临床观
察[J].老年医学与保健,2020,26(5):737-739.

[116] 陈仕梅,李亚轩,曾博斯,等.祛痰降压方穴位贴敷联合情志护理对高血压病患者血压
水平及心理状态的影响[J].齐齐哈尔医学院学报,2020,41(19):2491-2493.

[117] 赵春红,杨伟峰,王南南,等.伤湿止痛膏贴敷耳穴辅助治疗原发性高血压的临床研
究[J].结直肠肛门外科,2020,26(S1):68-69.

[118] 李传惠,丁玉芳,鲁志霞,等.吴茱萸穴位贴敷联合刮痧用于原发性高血压的疗效观
察[J].护理研究,2020,34(14):2544-2547.

[119] 侯杰军,路亚娥,吕予,等.定眩止痛贴治疗阴虚火旺型老年原发性高血压 100 例[J].
环球中医药,2019,12(12):1864-1867.

[120] 魏思宁,彭伟,刘杨,等.中药巴布剂穴位贴敷对老年阴虚阳亢型 1 级原发性高血压的
干预研究[J].山东中医杂志,2019,38(11):1042-1045.

[121] 郑丽维,刘秀珠,俞晓莲.天麻钩藤饮贴敷对肝阳上亢型高血压患者血压及证候积分

的影响[J]福建中医药,2016,47(5):3-5.

[122] 方园.中药穴位贴敷治疗老年性高血压的效果及临床干预效果[J].实用中医内科杂志,2021,35(10):71-73.

[123] 柳威,邓林华,赵英强.中药穴位贴敷治疗高血压临床观察[J].山西中医,2021,37(6):43-44.

[124] 陈仕梅,李亚轩,曾博斯,等.子午流注指导下穴位贴敷联合耳穴压豆在高血压患者中的应用[J].中国当代医药,2021,28(16):166-169.

[125] 徐巧仙,杨巧黎.降压散穴位贴敷、指压降压沟联合西药治疗阴虚阳亢型原发性高血压临床研究[J].新中医,2021,53(16):154-157.

[126] 徐永娟,苏稼航,迟荣香,等.脐灸联合穴位贴敷治疗阴性体质高血压病人血清 microRNA-92a 水平的变化[J].中西医结合心脑血管病杂志,2021,19(6):1008-1011.

[127] 王森,欧水平,雷小娟.吴茱萸粉末醋调敷日本大耳兔足心的药代动力学分析[J].中国实验方剂学杂志,2017,23(19):124-128.

[128] 杨丽.穴位埋线对高血压前期的临床干预疗效观察[J].中西医结合心血管病电子杂志,2019,7(10):158-159.

[129] 李玲,郑仕中,汪海燕,等.穴位埋线对痰湿质高血压前期的随机对照研究[J].上海针灸杂志,2016,35(12):1401-1404.

[130] 秦小永.穴位埋线治疗瘀阻脑络型高血压疗效观察[J].上海针灸杂志,2013,32(1):21-22.

[131] 王亚杰,刘彦省,谢书姣,等.穴位埋线治疗高血压360例[J].中国针灸,2015,35(S1):13-14.

[132] 鲍毅梅,宋昳星,李秀娟,等.穴位埋线干预肥胖型高血压临床疗效观察[J].亚太传统医药,2018,14(11):182-184.

[133] 胡灿,罗小宁.穴位埋线配合西药治疗原发性高血压的疗效[J].实用医学杂志,2009,25(2):305-306.

[134] 马界,陈学忠,王霄箫,等.穴位埋线结合西药治疗高血压病的临床研究[J].中国中医基础医学杂志,2014,20(7):974-975.

[135] 施贝德,郑英奇,诸国庆,等.资生丸改良方联合穴位埋线对痰湿质高血压的干预效果[J].中国中医药科技,2018,25(4):562-564.

[136] 于洪浩,张艳.天麻钩藤饮结合穴位埋线治疗1级高血压病降压时间的临床研究[J].长春中医药大学学报,2017,33(6):932-935.

[137] 刘华,秦照梅.耳尖放血与穴位埋线治疗高血压疗效对比研究[J].上海针灸杂志,2015,34(7):635-638.

[138] 许剑,刘恒,何鲜平.埋线治疗配合穴位注射治疗高血压病64例[J].中医外治杂志,

2014,23（4）：9.

［139］周蕾,蔡红芳.穴位埋线辅助治疗原发性高血压及对患者血管内皮功能的影响［J］.中国针灸,2018,38（4）：349-352.

［140］马界,张璐,范丹,等.穴位埋线结合降压药治疗高血压病的临床疗效分析［J］.世界中西医结合杂志,2019,14（11）：1559-1562.

［141］马界,范丹,张璐,等.穴位埋线结合降压药对高血压病血浆 D-二聚体含量的影响及临床意义［J］.四川中医,2019,37（10）：193-195.

［142］孙静,刘宝林,鲁光宝.体六穴埋线法对原发性高血压模型大鼠血浆 SOD、MDA 的影响［J］.北方药学,2012,9（8）：67.

［143］姜京明,岳增辉.太冲穴注射川芎嗪对高血压病降压作用的临床观察［J］.中华现代中医学杂志,2006,2（1）：49-50.

［144］许翠英,王凤玲.太冲穴注射川芎嗪对高血压降压作用的临床观察［J］.职业与健康,2009,25（18）：2000-2002.

［145］朱东晓.肾俞穴注射川芎嗪对高血压病降压作用的临床观察［J］.中国实用医药,2009,4（15）：38-40.

［146］杨佃会,单秋华.曲池穴注射小剂量利血平即时降压疗效观察［J］.中国针灸,2003（11）：15-17.

［147］吕琪泳,钱军.穴位注射治疗颈性高血压 54 例［J］.上海针灸杂志,2000（S1）：15-79.

［148］雷贻禄,卢健棋,李成林,等.足三里穴位注射丹红注射液治疗血瘀质老年高血压的临床观察［J］.中国老年学杂志,2019,39（19）：4643-4646.

［149］张堪宝,袁俊文,杨月花.参附针穴位注射联合乐卡地平治疗阳虚型高血压病的临床观察［J］.数理医药学杂志,2018,31（8）：1185-1187.

［150］周虹,杨坚毅,张明.天麻钩藤饮联合穴位注射疗法治疗原发性高血压病 58 例临床观察［J］.医学信息,2014,27（5）：78-79.

［151］许剑,刘恒,何鲜平.埋线治疗配合穴位注射治疗高血压病 64 例［J］.中医外治杂志,2014,23（4）：9.

［152］杨兴顺,张瑶.中药穴位注射治疗对老年高血压患者动脉弹性功能的影响［J］.中国康复医学杂志,2007（2）：170-171.

［153］王樟连,单建贞,楼建国,等.当归注射液对肾性高血压鼠血栓素 B2 和 6-酮-前列腺素 F1a 的影响［J］.浙江中医学院学报,2004（3）：44-46.

［154］王樟连,单建贞,楼建国.当归针穴位注射对慢性肾炎高血压大鼠 PRA、Ang Ⅱ 的影响［J］.上海针灸杂志,2003（9）：7-10.

［155］周万松.磁与磁疗［M］.北京：科学技术文献出版社,2010：112-114.

［156］王富春,马铁明,刺法灸法学［M］.北京：中国中医药出版社,2016：131-133.

［157］金完成，朱华．高血压病 100 例的穴位磁疗（附 18 例微循环实验观察）［J］．中国针灸，1983（2）：8-10.

［158］顾力华，周端．纳米穴位磁贴治疗原发性高血压病的临床及实验研究［J］．辽宁中医药大学学报，2007（6）：172-174.

［159］陈志霞，王剑波，吴克明，等．耳穴配合穴位磁贴对轻中度高血压患者生活质量的影响［J］．中西医结合心脑血管病杂志，2015，13（1）：78-80.

［160］刘春燕，沈琳，周端，等．耳穴辨证配合穴位磁贴治疗社区轻度高血压的临床研究［J］．辽宁中医杂志，2016，43（6）：1280-1283.

［161］王剑波，吴克明，陈志霞，等．耳穴辨证配合涌泉穴位磁贴治疗轻中度高血压疗效评价［J］．中国中医药信息杂志，2014，21（12）：25-28.

［162］马江琼．磁疗在高血压病中应用的护理体会［J］．云南中医中药杂志，2010，31（8）：88-89.

［163］孙桂萍，叶昭幸．耳穴磁疗治疗不同中医证型之高血压病［J］．辽宁中医杂志，2015，42（7）：1325-1327.

［164］阙艳，郑粤文，李拥彬．刺血加穴位磁疗治疗难治性高血压 20 例［J］．中国中医药现代远程教育，2015，13（15）：65-66.

［165］王玫．穴位磁疗法对中风偏瘫患者肌力的影响［D］．福州：福建中医药大学，2018.

［166］苏培基，梅全喜．熏洗疗法的历史沿革［J］．时珍国医国药，2001（4）：349-350.

［167］苗明三，许二平，武晏屹，等．中药熏洗（浴）疗法临床外用技术规范（草案）［J］．中国实验方剂学杂志，2020，26（9）：85-89.

［168］吴慧君．中药熏洗治疗护理高血压的临床研究［J］．中国实用医药，2013，8（4）：213-214.

［169］郑明凤，苏秀青，孔苓，等．老年难治性高血压中药熏洗的疗效观察［J］．中国卫生标准管理，2018，9（8）：106-108.

［170］廖若夷．中药熏洗治疗老年高血压病并失眠患者疗效观察及护理体会［J］．湖南中医杂志，2012，28（2）：82-83.

［171］郑俊．肝阳上亢型高血压应用中药熏洗联合穴位按摩的效果及护理观察［J］．光明中医，2018，33（18）：2756-2758.

［172］陈笑莹，郑明凤，苏秀青．中药熏洗联合药物治疗在老年难治性高血压患者中的应用［J］．齐鲁护理杂志，2018，24（8）：39-41.

［173］严炎国．中药熏洗对人工全膝表面关节置换术后功能康复的影响［D］．福州：福建中医药大学，2019.

第 5 章　推拿

推拿是以中医基础理论为指导，术者以手（肢体）或器具通过特定规范化动作结构的操作技术，作用于受术者身体特定部位、经络、腧穴上，调节其机体状态，以达到防治疾病的治疗方法，古称为"按摩""乔摩""按跷""按蹻""折枝""扶形""摩挲""案杌"等。早在甲骨文卜辞中就出现"拊"的初文——象形文字"付"字，意思为一人用手部按摩治疗患者腹部疾患。"按摩"一词最早见于《素问·血气形志》："形数惊恐，经络不通，病生于不仁，治之以按摩醪药。"《黄帝岐伯·按摩十卷》是我国历史第一部推拿专著，《黄帝内经》中记载了按摩工具"九针"中的"圆针"与"鍉针"，两者是推拿医学理论体系的建立标志，为推拿治疗内、外、妇、儿、骨伤、神经、五官科等病症奠定了基础。近年来，推拿与现代科学理论相结合，促进了推拿学科防治疾病专业化建设。

第 1 节　操作方法

一、操作前的准备

（一）术者准备

（1）全面诊断受术者病情与体质，辨证施治，制定最佳的推拿治疗方案，包括治疗时间、强度、频率、顺序及次数，治疗一般为从前至后、自上而下、由浅及深、循序渐进，依据受术者状况合理调整。

（2）术者与受术者充分沟通治疗方案及注意事项，检查患者身体，排除推拿禁忌证，如全身评估高血压对血管产生的影响、血管内是否存在血栓等，规范操作，以免发生脱落危险。

（3）术者清洁双手，并保持温暖，穿着宽松衣物，指甲不宜过长，不宜佩戴饰物，以防给受术者造成不适甚至损伤其皮肤。

（4）术者要调身、调息、调心，集中意念于施术部位，做到手到、眼到、心到、气到，不受外界干扰，与受术者充分交流沟通，以平复受术者情绪与配合治疗。

（5）选穴原则：在中医基础理论与中医经络理论的指导下，辨证取穴，循经取穴，合理选方，也可选择阿是穴、经验要穴等。推拿治疗高血压一般以肝经、肾经、心经为主，配合脾、胃两经，术者于受术者的头面部多选用印堂、神庭、太阳、攒竹、睛明、鱼腰、翳风、听宫、率谷、百会、头维等穴位，于四肢躯干部多选用桥弓、涌泉、曲池、合谷、太冲、肝俞、内关、足三里、肾俞、丰隆等穴位，具体穴位需结合临床症状辨证分析。

（6）术者根据操作手法与受术者的施术部位及体位选择适当的操作体位、步态及姿势，一般多为站位或坐位，术者取站立位时下肢应为丁字步或双脚自然开立位，以利于操作、节省体力为宜。

（二）受术者准备

（1）治疗前，受术者调神，排除杂念，与术者充分沟通，提前排空二便，勿过饱或过饥，勿大渴或大汗，勿大劳或醉酒，运动后应平复呼吸与身心。

（2）受术者穿着宽松衣物，受术部位清洁，依据术者指导，选择适合施术并受术者身体舒适的体位。

（三）施术环境准备

（1）治疗室应安静、明亮、洁净、舒适，空气清新，并定期消毒。

（2）治疗室内采用"一人一巾"原则，使用洁净的治疗巾与床单。

（四）推拿介质准备

（1）推拿介质起到保护皮肤、药物治疗、增强疗效的作用。

（2）常用介质剂型通常有乳剂、油剂、膏剂、汁剂、水剂、粉剂等，如葱姜汁、荷叶汁、菊花浸液、清凉油、冬青膏、滑石粉等。

二、操作方法

（一）综合推拿

1. 抹法

受术者取仰卧位，术者取高坐位于受术者头顶侧，采取抹法，可使用推拿介质，自印堂穴向上抹至神庭穴，再从印堂穴沿眉弓向两侧分抹至太阳穴，继用拇指自上而下推抹桥弓穴（胸锁乳突肌），每侧 1 分钟，两侧交替进行，反复操作 5～6 遍。

2. 按法、揉法、拿法

受术者取仰卧位，术者取高坐位于受术者头顶侧，术者用拇指或中指按揉受术者印堂、神庭、攒竹、睛明、鱼腰、太阳、率谷、听宫、翳风穴等，每穴操作时间为 1 分钟；大鱼际揉前额部，从一侧太阳穴至另一侧太阳穴，往返 3～5 遍；继用拇指按揉百会穴 2 分钟。受术者取仰卧位，术者取坐位于受术者身侧，双手拇指按揉双侧内关、神门穴，拿合谷穴，操作时间为 2～3 分钟。

3. 一指禅推法

受术者取坐位，术者取站位于受术者身后，沿颈椎两侧膀胱经及沿颈椎棘突自风府至大椎往返治疗约 4 分钟。

4. 扫散法

受术者取坐位，术者取站位于受术者身侧，沿侧头部足少阳胆经循行线，自头维穴至风池穴行扫散法，双侧交替进行，操作时间为 1～2 分钟。

5. 拿法

受术者取坐位，术者取站位于受术者身后，自前额经头顶向后至后枕部行五指拿五经法，至颈项部行三指拿法，沿颈椎两侧拿至大椎两侧，反复操作 5～6 遍。

（二）脏腑推拿

1. 旋揉神阙

受术者取仰卧位，术者取坐位于受术者左侧，右手呈拱手状，虚叩于受术者神阙穴上，以肘关节为支点，前臂做主动运动，带动腕部及手掌，并带动皮下组织做顺时针环转交替施力按压揉动神阙穴，如此反复，以每分钟 15～30 次的频率，反复操作 5 分钟。

2. 掌运法

术者以手平放、掌心对准受术者脐部，由掌根施力沿腹部由左侧向右侧垂直身体纵轴做弧形推动，由右侧向左侧斜上方或斜下方做弧形回拉，仅在受术部位体表水平面上做摩擦旋转被动运动，不带动深部肌肉组织运动，直至运动到正中线上，上述手法反复操作 3 分钟。

3. 叠掌按法

术者将左手平放于受术者腹部，将左手中指指腹放于受术者的特定穴位上，将右手放于左手中指上，随受术者的呼气缓缓向耻骨联合、脊柱处按压，至手下有明显的腹部搏动感时，于此部位停留一段时间，以受术者得气为宜；继而顺受术者呼吸之势缓慢下压至腹部搏动感减弱，视受术者身体反应于此部位停留 1～3 分钟，顺受术者呼吸之势缓慢回位。

4. 按揉法

按揉关元、气海、中脘、大横等腹部穴位，每穴操作 1 分钟。

（三）穴位推拿

1. 基础推拿穴位

点、按、推、揉攒竹、印堂、鱼腰、太阳、百会、风池、肩井、头维、风府、大椎、肝俞、率谷、桥弓、承山、降压点等穴，每穴操作 1 分钟。

2. 辨证施治

（1）根据高血压受术者不同证型，选择相应穴位进行推拿操作。

①肝阳上亢：点、按、推、揉心俞、期门、章门、腰阳关、肾俞、委中、阳陵泉等穴，每穴操作 1 分钟。

②痰浊中阻：点、按、推、揉天突、膻中、中脘、神阙、足三里、丰隆等穴，每穴操作 1 分钟。

③瘀血内阻：点、按、推、揉内关、曲池、血海、阳陵泉、三阴交、膈俞、膏肓等穴，每穴操作 1 分钟。

④气血亏虚：点、按、推、揉中脘、关元、内关、气海、曲池、合谷、足三里、三阴交、脾俞、胃俞、心俞等穴，每穴操作1分钟。

⑤肾精亏虚：点、按、推、揉中脘、神阙、气海、关元、肾俞、命门、太溪、涌泉等穴，每穴操作1分钟。

（2）根据高血压病出现的不同兼症，选择相应穴位进行推拿操作。

①便秘者，点、按、推、揉大横、天枢等穴，每穴操作1分钟。

②胸闷、心痛者，点、按、推、揉膻中、心俞、内关、大陵、天宗等穴，每穴操作1分钟。

③耳鸣、耳聋、头痛，颈肩及手麻木、疼痛、上肢无力、活动不便等症状者，点、按、推、揉中渚、外关、百会、肩髃、天宗等穴，每穴操作1分钟。

（四）整脊疗法

1. 放松类手法

受术者取坐位，术者取站立位于受术者的侧后方，于颈椎、胸椎及其周围组织行滚法、一指禅推法、揉法、按法等放松类手法，每个部位操作5分钟。

2. 扳法

受术者逐渐前屈脊柱，术者以一手中指放于受术者棘突上，食指、无名指放于棘突两侧，自上而下进行触诊，重点诊察 $C_1 \sim C_3$、$C_5 \sim C_6$、$T_2 \sim T_6$、T_9 偏歪棘突与脊柱两侧肌肉的紧张度、压痛点、条索状物等阳性反应点，术者于受术者阳性反应点所在脊柱节段的扳机点行扳法治疗，常可闻及扳机声，但不应刻意寻求扳机声，以受术者阳性反应点症状缓解为宜。

3. 放松类手法

扳法操作后，术者应按照上述放松类手法于颈椎、胸椎及其周围组织进行放松。

（五）自我按摩

1. 预备姿势

取坐位，穿着宽松衣物，微闭双眼，放松神志，并将双手分别放于大腿两侧，双脚自然开立，与肩同宽，以利于操作、节省体力为宜。

2. 头面部操作

（1）双手摩擦至热，敷于面上，如清洗面部之状，沿前额自眉中印堂穴向两侧分抹至太阳穴、耳前，逐渐上移至发际，反复 20～30 次。按摩手法宜轻松柔和，以局部产生温热感为度。

（2）运攒竹、运太阳：双手中指按揉攒竹穴，拇指按揉太阳穴。

（3）患者于头侧面以食、中、无名、小指指腹，自耳前上方往耳后下方按揉至风池穴，以局部酸胀感为度，随后用双手拇指与食指对按于双耳降压沟。

（4）双手拇指从印堂穴推按至大椎穴，并于头侧线行扫散法，自前发际线向后发际线行拿五经手法，即患者从前发际至枕部以一手五指拿头部，从枕部至颈部以一手食指、中指、无名指三指拿后头部。

3. 颈项部操作

（1）推桥弓：患者沿一侧胸锁乳突肌上端（乳突）向下端（胸锁关节）推摩，操作宜轻柔，每侧每次操作 1 分钟，双侧交替进行 6 遍，颈内动脉患者禁止操作，如严重动脉狭窄、血管瘤、动脉炎、动脉斑块和心动过缓者等。

（2）拿肩井与两侧颈部。

4. 胸背部操作

（1）推揉膻中穴，以大鱼际沿患者前中线向两侧肋骨分摩。

（2）点按背俞穴，如心俞、厥阴俞、脾俞、胃俞、肾俞、肝俞、膀胱俞等穴位。

（3）搓摩胁肋，双手掌沿胁肋部前后、上下进行搓摩。

5. 腰骶部操作

（1）在患者腰骶部，双手握拳以拳背交替沿腰椎两侧，进行上下推摩与叩击，以局部透热为度。

（2）双手相对摩擦至掌心热，将掌心对于腰眼处，重复操作 10 次。

6. 四肢部操作

（1）上肢部：患者以一手放于另一侧上肢上，以五指循手少阴心经行按揉法，自极泉穴至少冲穴。拇指与食指对捏分别按揉双侧合谷、劳宫、十宣、曲池、内关等穴位，以局部酸胀感为度，每个穴位操作 1 分钟。

（2）下肢部：双手于大腿内侧行掌擦法，重点按揉血海、三阴交、太溪、阴陵泉、丰隆、太冲等穴位，以局部酸胀感为度，每个穴位操作1分钟。沿大腿两侧以手掌部自上而下拍打。

（3）擦涌泉穴：涂抹一定介质于涌泉穴，以对侧手掌小鱼际部于涌泉穴行擦法，以局部发热为度。

7. 腹部操作

（1）患者以手指点按中脘、中极、气海、关元等穴位，以局部酸胀感为度，每个穴位操作1分钟。

（2）顺时针摩腹揉脐，以带动腹部下组织为宜，并行振法，操作5～10分钟。

8. 调气

（1）患者取站立位，双脚自然分开，取小马步。身体重心下沉，调整呼吸，缓慢深呼吸，放松机体，吸气时，双手掌心向上，慢慢上举；呼气时，双手掌心向下，慢慢下放，如此反复操作数次，至患者感到气机通畅为度。

患者自我按摩的操作时间、次数，应根据动态血压监测结果来制定。血压具有"双峰一谷"的节律，指导患者在晨醒、下午血压高峰期前、临睡前进行自我按摩。每日1次，10次为1个疗程，休息3日后进行下一个疗程治疗，共治疗3个疗程。

第 2 节　推拿要领

"一旦临症，机触于外巧生于内，手随心转，法从手出"是手法施术的最高境界。

一、明确适应证

明确高血压推拿的适应证与禁忌证，全身评估高血压对血管产生的影响、血管内是否存在血栓等，以免发生脱落危险。

根据患者的病因、病机、症状、病程发展，进行辨证论治，合理开具推拿处方。

二、体位手法选择

（一）术者、受术者的体位

术者、受术者的体位选择，以利于持续操作而节省体力、不易感觉疲劳的舒适姿势和步态为宜，可选取坐位或卧位。术者取站立位时，下肢应为丁字步或双脚自然开立位，特殊情况时可根据治疗需要选取某种特殊体位。术者手法、身法、步法应协调一致，自然、协调地变换动作，把"点""线""面"有机结合，遵守手法操作规范，确保手法的准确性、安全性和有效性。

（二）手法的选择

推拿手法一般遵循"急则治其标，缓则治其本"的思想，对急性、慢性症状，选取不同治疗的手法与部位。手法规范才能保证手法的质量，在良好质量的基础上，力量、频率、节律、方向、时间等因素合理搭配，达到一个最佳的治疗剂量，才能保证好的临床疗效。

进行"三步"推拿操作：

（1）用轻柔手法，使患者放松紧张情绪，适应手法需要，以达到松弛肌肉、关节，缓解痉挛，减轻疼痛的作用，如推法、按法、揉法等。

（2）轻柔手法适当加大用力，给受术部位局部以适当重的刺激，如拿法、拨络法、弹筋法等，并可根据患者病情针对病症选用手法，如旋转屈伸手法及扳动类手法等。

（3）患者往往有一些施法后的刺激反应，此时运用一些较柔和的手法，以减缓局部反应刺激，从而起到整理收功的作用，如抖、散、拍打手法等。

（三）合理选择推拿手法的方向

手法的方向决定着手法是否能够深透直达病所，决定着手法的补泻作用，如成人推拿中摩腹、向心方向推、离心方向推，顺经推、逆经推等均有不同的作用。

（四）合理选择推拿手法的力度大小

手法力度的大小，要根据不同的施术部位、不同的疾病、患者不同的体质等进行适当的调整。同一部位、同一疾病、同一病人、同一手法，在不同的操作阶段力量的大小也是不同的。局部治疗则按手法操作的主次施术，施术力度应以先轻后重、由重转轻为原则。

（五）合理选择推拿手法的频率

手法的频率有一个基本的要求，例如滚法、一指禅推法等要求频率在每分钟 120～160 次，像摩法等则要求相对要缓慢得多。针对不同的施术部位、不同的疾病、不同的患者，手法的频率也要进行适当的调整。同一手法作用到不同患者、部位、疾病、疾病的不同时期，手法频率也是不同的。

（六）合理选择推拿手法的节律

推拿的节律如同中药的君臣佐使，须合理搭配方能取得良效。

推拿治疗过程中，不同的手法需要有机地结合起来，轻重缓急，合理搭配。不能始终是一种节律，要根据病人不同的体质、不同的疾病、不同的虚实程度、不同的取穴部位等进行轻重缓急的合理搭配。

三、穴位选取

手法的补泻不仅与手法刺激的强弱、力量大小等有关，同时还与穴位本身的功效有一定的关系。不同的穴位有着不同的特性，有的穴位具备补泻两种功能，如七节骨、脾经等；有的穴位只具备一种作用，或补或泻，如三关就只有补的作用，六腑就只有泻的作用。

在中医基础理论与中医经络理论的指导下，辨证取穴，循经取穴，合理选方，也可选择阿是穴、经验要穴等。推拿治疗高血压一般以肝经、肾经、心经为主，配合脾、胃两经，术者于受术者的头面部多选用印堂、神庭、太阳、攒竹、睛明、鱼腰、翳风、听宫、率谷、百会、头维等穴位，于四肢躯干部多选用桥弓、涌泉、曲池、合谷、太冲、肝俞、内关、足三里、肾俞、丰隆等穴位，具体穴位需结合临床症状辨证分析。

四、推拿操作时间

不同的手法其操作的时间要求也是不同的，一般而言，力量越大的手法要求其操作时间相对就越短，而力量越小的手法则要求持续操作的时间相对要长。不同的部位、不同的疾病、疾病的不同阶段要求手法的作用时间也是不同的。推拿不是时间越长越好，如经穴疲劳综合征。

五、医者与患者的身、心、息调整

医者调身、调息、调心，集中意念于施术部位，只有注意调神、体位得当、心平气和、注意力集中、认真操作，才能做到手到、眼到、心到、意到、力到、气到，真正做到用心去推拿，亦即"手随心转，法从手出"。倘若心不在焉、注意力不集中，推拿的同时聊天、看书、看手机等，必将手法散乱，其节律、频率、力度、方向等飘忽不定。操作过程中应密切观察患者的反应，及时调整手法刺激量，防止不良反应、意外发生。如果发生意外情况，应立即停止推拿，及时对症治疗，妥善处理。

患者的姿势、呼吸等直接影响着手法的施术及疗效。患者的心理因素也影响疗效，注意与患者适当地有效沟通，不谈论与治疗无关的话题或随意中断操作，让患者了解病情、推拿治疗的作用、疗程、其他注意事项等，提升患者理解、支持度，提高患者依从性。若患者对医者敬畏、信任，可以提高疗效。反之，若患者心不在焉，或对医生不信任如质疑医者的年资、职称、性别等，也会影响疗效。

医患的身体状况影响手法的疗效。若医者身体虚弱或身染感冒等疾患，会影响手法的操作，进而影响疗效；若患者身体虚弱或耐受力差，会影响手法力度、时间等的到位；若患者身染其他疾病或在月经期、妊娠期、哺乳期等，也会影响患者的体位、手法的力度、作用部位等，进而影响手法的疗效。

受术者与术者均应提前排空二便，勿过饱或过饥，勿大渴或大汗，勿大劳或醉酒，运动后应平复呼吸与身心；穿着宽松衣物，受术部位保持清洁。

六、环境因素

环境温度、环境是否安静、治疗床的高低、软硬度、柔韧度等会影响疗效。治疗室应安静、明亮、洁净、舒适、空气清新，并定期消毒。治疗室内采用"一人一巾"原则,使用洁净的治疗巾与床单。

七、推拿介质

推拿介质起到保护皮肤,药物治疗,增强疗效的作用。常用介质剂型通常有乳剂、油剂、膏剂、汁剂、水剂、粉剂等,如葱姜汁、荷叶汁、菊花浸液、清凉油、冬青膏、滑石粉等。

八、自我按摩

通过医师根据患者病情与体质辨证施治,进行指导,制定最佳的自我按摩治疗方案,包括治疗手法、时间、强度、频率、顺序及次数,治疗一般为从前至后、自上而下、由浅及深、循序渐进,依据患者自身身体与疾病状况合理调整。注意推拿力度适当、循序渐进、柔和持续、均匀有力。自我按摩宜按照头面部、颈项部、胸背部、腰骶部、四肢部、腹部的顺序进行推拿操作。

患者需检查身体,排除自我按摩禁忌证,如全身评估高血压对血管产生的影响、血管内是否存在血栓等。患者提前清洁双手,并穿着宽松衣物,保持温暖,指甲不宜过长,不宜戴饰物,以防造成不适甚至损伤其皮肤。

自我按摩期间,患者需戒烟酒,调节饮食,忌高脂肪、高盐食品摄入。适当锻炼身体,保证良好的睡眠。

自我按摩不受时间、地点、体位限制,方便舒适、省力有效、安全可靠、简便廉验,患者借助自身肢体或器具,可双手交替进行,配合推拿介质与呼吸、意念进行自身推拿,达到防治疾病的目的。自我按摩的时间长短、次数以个人舒适为度,可根据病情轻重加减穴位,长期坚持能降低高血压对心、脑等靶器官的不利影响,且无不良反应,易于推广应用,经济效益与社会效益显著。

第 3 节　临床应用

一、综合推拿法

刘长青采用推拿复位手法治疗颈源性高血压患者 65 例，行按法、揉法、摩法、拿法、扫散法、擦法作用于百会、印堂、风池、桥弓、率谷、曲池、丰隆、太冲、涌泉等穴位，于颈部行仰卧位拔伸法、俯卧位侧扳法等复位手法，痊愈率占 32.3%，好转率占 58.5%，无效率占 9.2%。

王学锋等采用推拿治疗颈性高血压患者 42 例，于风池、缺盆、肩井、肩中俞、天宗、曲池、合谷、桥弓等行滚法、捏揉法、拿捏法、按揉法、拔伸法、旋转扳法等，痊愈率占 42.85%，显效率占 47.61%，无效率 9.25%。

二、脏腑推拿法

张盼将肝阳上亢型高血压患者 60 例随机分为治疗组（予以通经调脏法推拿干预，摩、运、推、点、拿、拍腹部穴位为主，配用百会、风池、三阴交、太冲、涌泉等穴）与对照组（予以耳穴贴压干预），通经调脏法推拿治疗组总有效率为 90%，高于耳穴贴压对照组的 60%（$P<0.05$）。

李伦等将原发性高血压患者 40 例随机分为治疗组（予以腹宫推拿联合饮食运动干预，采用摩法、点振法、碾法、点法作用于上脘、中脘、下脘、天枢、气海、关元等腹部穴位）与对照组（予以单纯饮食运动干预），腹宫推拿联合饮食运动治疗组总有效率为 85%，高于单纯饮食运动对照组的 45%（$P<0.05$）。

吴文玉等采用中医脏腑推拿治疗痰湿壅盛型原发性高血压 120 例患者，随机分为对照组（口服苯磺酸左旋氨氯地平片）与治疗组（中医脏腑推拿治疗，取腹部阑门、水分、梁门、中脘、石关等腹部穴位，行按法、摩法、振法），结果显示收缩压和舒张压均较治疗前明显降低（$P<0.05$），治疗后治疗组收缩压低于对照组；治疗组总有效率为 91.67%，优于对照组的 78.33%（$P<0.05$）；

治疗组治疗后眩晕或头痛、呕吐、口淡食少、头如裹、胸闷症状积分均较治疗前显著下降（$P<0.05$），头如裹、口淡食少、呕吐症状积分明显低于对照组（$P<0.05$）。这表明，脏腑推拿治疗痰湿壅盛型原发性高血压疗效显著，且无不良反应。

三、穴位推拿法

吴继武等采用循经推拿减肥术治疗高血压合并单纯性肥胖，行循经推拿手法（于肺、胃、脾、肾经身体循行部位进行推拿，于膀胱经行踩跷法），点按气海、腹结、脾俞、云门、提胃、中府、胃俞、中脘、升胃、府舍、肾俞、关元等穴位，降压效果显效率占 34.21%，有效率占 52.96%，无效率占 12.83%，总有效率占 87.17%；症状缓解效果显效率为 52.3%，有效率为 42.17%，无效率占 5.49%，总有效率占 94.51%。结果表明，循经推拿减肥术在降低血压、减轻体重、缓解高血压临床症状方面有显著疗效。

张翠君采用中医推拿治疗原发性高血压 80 例，将患者随机分为两组，参考组（服用硝苯地平缓释片、马来酸依那普利片）与观察组（推拿配合药物治疗，按压揉捻百会、太阳、风池、攒竹、印堂、神庭、肩部穴位与肌肉），观察组治疗总有效率为 95%，参考组总有效率为 75%，观察组舒张压、收缩压及平均动脉压水平均明显低于参考组，观察组头晕、疲劳、头痛、心悸等主症积分均明显低于参考组，两组比较差异有统计学意义（$P<0.05$）。

张晓梅采用经穴推拿治疗颈源性高血压患者 84 例，擦法、捏揉法、按揉法作用于缺盆、肩井、天宗、太阳、曲池、合谷等穴位，旋转复位颈部偏歪棘突，痊愈率占 55.95%，总有效率为 98.81%。

四、整脊推拿法

徐欢等采用推拿治疗高血压病合并交感型颈椎病 68 例，随机分为治疗组（推拿治疗：于颈项部及胸背部心脏投影区行按揉法、弹拨法，于颈部行拔伸法、摇法、定位斜扳法）与对照组（给予钙离子拮抗剂），差异无统计学意义（$P<0.005$），结果表明推拿治疗组治疗高血压合并交感型颈椎病效果优于药物

对照组。

薛战礼等采用脊诊整脊技术治疗颈性高血压 86 例，先进行脊诊诊查法，自上而下触诊，寻找偏歪颈椎棘突与阳性反应点；再进行舒筋理肌法，放松肌肉；随后进行脊诊整脊复位法，分为上颈段整脊调颈法与掌根旋转斜推法；最后进行放松局部肌肉。结果表明总有效率为 95.3%。

陈履埠等颈部整脊疗法配合降压药物治疗伴颈椎病高血压 78 例，随机分为对照组（常规药物治疗：硝苯地平缓释片）与治疗组（常规药物治疗联合颈部整脊推拿，滚揉脊柱两侧穴位，拿风池穴、肩井穴，拔伸颈、定位旋转复位，点按头维、太阳、太冲、风池、率谷、三阴交，搓抖上肢），结果表明治疗组总有效率明显高于对照组，差异有统计学意义（$P<0.05$）。

吕建军等用颈部整脊推拿疗法治疗轻中度原发性高血压 63 例，随机分为治疗组（颈部整脊推拿加硝苯地平缓释片，先用四指推法、揉法、弹拨法等放松颈肩部软组织，随后定位旋转复位法、短杠微调法，最后分别点按头维、风池、太阳、率谷、太冲、三阴交等穴位，并搓抖上肢）和对照组（口服硝苯地平缓释片），结果表明颈部整脊推拿可以明显改善轻中度原发性高血压症状与体征。

阿布都沙拉木·阿布都热衣木等采用推拿治疗高血压合并交感神经型颈椎病 96 例，随机分为治疗组（口服降压药同时推拿干预治疗，定点旋转手法复位和痛点推拿）与对照组（口服降压药），差异无统计学意义（$P<0.005$），提示推拿治疗对患者舒张压的控制优于对照组。

五、自我按摩

李小军用自我保健推拿术对原发性轻、中度高血压病 60 例进行治疗，通过预备势、运顶、按揉太阳、按压百会、搓脚心、按拨曲池、摩项、调气治疗，早晚操作 1 次，每次操作 30～40 分钟，每周测 1 次血压，连续记录 4 个月，17 例显效，35 例有效，8 例无效，其中轻度高血压患者为 1 例，中度高血压患者为 7 例，总有效率 86.7%，治疗前后收缩压和舒张压均有显著性差异（$P<0.05$），表明自我保健推拿术对原发性轻、中度高血压有较佳的降压效果。

姚敏通过三部自我推拿法对原发性高血压病 90 例进行治疗，将其随机分为推拿组（三部自我推拿法：上肢部、头面部、下肢部）、针刺组（针刺双侧阴陵泉、曲池、涌泉穴、太冲）、西药组（口服倍他乐克）3组。每日治疗1次，10次为1个疗程，休息3日后进行下一个疗程，共治疗3个疗程。结果表明，推拿组疗效与针刺组、西药组相比差异有统计学意义（$P<0.05$），三部自我推拿法对原发性高血压病具有较佳疗效，可以提高患者生活质量。

王美芝通过健康教育配合自我推拿对轻度高血压患者60例进行治疗，随机分为观察组（健康教育配合自我推拿：拿五经，按揉太阳、攒竹，捏双侧耳穴降压沟，拿颈椎，推桥弓，拿揉肩井，按揉太冲穴，按摩双侧涌泉穴）和对照组（健康教育配合口服氢氯噻嗪），观察3个月动态血压的变化。结果表明，观察组疗效与对照组相比差异有统计学意义（$P<0.05$），健康教育配合自我推拿对轻度高血压患者血压治疗效果较佳。

莫章清通过三部自我推拿法对原发性高血压病50例患者进行治疗，将其随机分为对照组（口服倍他乐克片）与试验组（服药配合三部自我推拿法治疗，分别为头面部、上肢部、下肢部），每日治疗1次，10次为1个疗程，休息3日后进行下一个疗程，共治疗3个疗程。结果表明，试验组患者的临床疗效、生活质量显著优于对照组，两者比较差异有统计学意义（$P<0.05$），通过三部自我推拿法对原发性高血压患者进行治疗可取得较佳的临床疗效，明显改善患者生活质量。

王美芝通过择时自我推拿对高血压60例患者进行治疗，随机分为对照组（常规西药治疗）与观察组（常规西药治疗配合患者择时自我推拿：按揉攒竹、太阳穴，拿五经，按摩降压沟，推桥弓，按揉涌泉穴等）两组，结果表明两组干预前后24小时与白昼血压均值比较均有统计学差异（$P<0.05$），择时自我推拿配合药物更能平稳、有效地控制血压水平。

盛锋通过自我推拿治疗高血压，摩面，抹前额，推桥弓，摩腹，擦涌泉穴，按揉头面部与四肢穴位，结果表明自我推拿可以较好控制高血压。

文波通过自我推拿治疗高血压，干洗脸、揉攒竹穴、推摩颈肌，结果表明自我推拿可以较好控制高血压。

第4节　机制研究

中医认为高血压病因为火、饮、虚，病位为肝、心、胃、小肠、脾、肾、膀胱、督脉、肝经、胆经等经脉循行过头颈、背部，推拿可以调和阴阳，改善脏腑生理功能，维持血压处于正常水平。太冲为肝经腧穴，《灵枢·经脉》云："肝足厥阴之脉，起于大趾丛毛之际，上循足跗上廉……连目系，上出额，与督脉会于巅。"平抑肝阳可泻太冲。疏通局部经气可推拿胆经风池穴，宽胸理气，疏通经络可推拿心包经与阴维脉的交会穴——内关。

一、改善血液流变学和血流动力学指标

康智等认为推拿疗法可通过改善血液黏稠度与阻力从而降低血管外周阻力，增大平均血流量，促进血液体循环与局部体液循环，起到调控血压的作用。

乔丽环认为推拿头颈部是治疗高血压的关键操作手法，头为诸阳之会，行此治疗之法，可增大颅内与颈总动脉血流量，从而促进血液循环，濡养脑髓，从而起到防治疾病的功效。

杨云才等认为推拿可改善周围血管血流量，增强血管弹性与黏滞度，促进血液循环，刺激脊髓与大脑皮层相关功能区，使外周血管扩张，血压下降。

程凯明等认为推拿作用于患者肌肉组织，促进淋巴与血液循环，提高皮肤局部温度，可降低肌张力与缓解血管痉挛，降低血管外周阻力，从而降低血压。

陈楠等认为推拿通过力直接作用于机体，提高周围血管血流量与弹性，使血管顺应性加强、后负荷降低，从而从整体上双向调整内脏功能。推拿可放松身心，改善睡眠。

二、调控血管内皮细胞功能

康智等认为通过推拿触发机体的感受器，调控钙离子转运，改善患者血管内皮细胞功能，从而释放血管舒张因子如内皮素、一氧化氮等物质，启动扩血管效应。

杨云才等认为于患者躯体上行推拿治疗后，产生躯体-内脏反射，促进脑内释放阿片肽，提升血浆一氧化氮水平，减弱平滑肌细胞对血管内皮收缩因子的反应性，从而起到降低血压的作用。

三、调控神经系统功能

康智等认为，推拿作用于体表穴位时可触发刺激机体的感受器，产生神经冲动，传入神经中枢与大脑皮层，调节交感神经系统与自主神经功能，引发各种心血管反射，形成躯体-内脏反射传导路径，从而起到调节血压的作用，如推桥弓穴治疗高血压时，间接地按摩颈动脉窦，触发压力感受器，通过一系列反射调节，抑制血管运动神经元，增强迷走神经活动，使心率变缓，扩张血管，外周阻力降低，心排血量减少。

乔丽环认为通过推拿以激发经络感传作用，通过经络系统的信息通道进行传递信息，发挥双向调节作用。故在胸背部进行推拿，可改善心肌交感神经的状态，调节心脏血液输出量，以调节血压。

杨云才等认为推拿可作用于身体表面的感受器，经神经传入脊髓与大脑皮层中枢，从而引发一系列的血管反射，有的可抑制交感神经，兴奋副交感神经；通过下丘脑—垂体—肾上腺轴，产生一系列神经-体液反射，从而起到降低血压的作用。

陈军等认为穴位推拿向周身反射区感受器传递信息来触发大脑皮层功能区，从而调控中枢神经。

四、缓解椎动脉痉挛

杨云才等认为，部分颈椎病患者因为颈椎骨质增生或后关节错位，刺激、压迫颈交感神经节或椎动脉，导致椎动脉痉挛、后循环缺血，进而使血压反射性增高，通过推拿缓解椎动脉痉挛，从而起到降低血压的作用。

吴宝庆等认为，供应大脑血液的主要动脉为椎动脉，易受到周围关节与组织的牵拉和压迫，从而使大脑缺血与缺氧，二氧化碳含量增加，刺激脑内化学感受器，增高血管运动中枢兴奋性，引发高血压。临床通常取头颈部穴位治疗高血压。

　　另外，钱锋等认为推拿太渊、脾俞可调节患者的生理病理状况，起到双向调节心脏的功能，调节血液运行与血管机能。通过推拿复位，可解除对神经根、椎动脉、颈后交感神经的刺激、压迫，起到双向调节的作用。摩腹可降低交感神经紧张性，兴奋迷走神经，扩张小肠系膜中小动脉，从而影响血流量和血流阻力。推拿特定部位，使其产生刺激，并通过穴位、经络、脏腑、阴阳、气血等不同环节的介导，综合调节脏腑阴阳，产生机体-内脏反射，从而达到降低血压的疗效。

（张士栋）

参考文献

[1] 刘长青. 推拿复位手法治疗颈源性高血压 65 例临床观察[J]. 中国民间疗法,2017,25(11):27.

[2] 王学锋. 推拿治疗 42 例颈性高血压患者[J]. 中医临床研究,2010,6(33):137-138.

[3] 张盼.'通经调脏'法推拿治疗高血压病的临床研究[D]. 长春:长春中医药大学,2014.

[4] 李伦,梁凤霞,陈瑞,等. 腹宫推拿联合饮食运动干预治疗高血压临床对照观察[J]. 辽宁中医药大学学报,2019,33(1):80-82.

[5] 吴文玉,戴港媛,谭锦阳,等. 脏腑推拿治疗痰湿壅盛型原发性高血压 60 例[J]. 福建中医药,2020,54(4):30-31.

[6] 吴继武,王莎萍. 循经推拿减肥术治疗单纯性肥胖合并高血压 491 例临床报告[G]. 国际传统医药大会论文摘要汇编,583-584.

[7] 张翠君. 原发性高血压病人给予中医推拿治疗的效果观察[J]. 心理月刊,2019,5(14):151.

[8] 张晓梅. 经穴推拿治疗颈源性高血压临床观察 84 例[J]. 湖北中医杂志,2014,36(4):55.

[9] 徐欢,丁勇. 推拿治疗高血压病合并交感型颈椎病疗效观察[J]. 湖北中医杂志,2017,39(11):44-45.

[10] 薛战礼,张国庆,王遵来. 脊诊整脊技术治疗颈性高血压 86 例[J]. 陕西中医,2012,33(10):1399-1417.

[11] 陈履埠,许木生,胡存燕. 颈部整脊配合降压药物治疗伴颈椎病高血压的临床分析[J].

社区中医药,2021,37(27):87-88.

[12] 吕建军.颈部整脊配合降压药物治疗颈源性高血压病63例[J].光明中医,2012,27(9):
1804-1805.

[13] 阿布都沙拉木·阿布都热衣木,海如拉·艾力,卡哈尔·艾肯木.推拿治疗高血压病合并交
感神经型颈椎病疗效观察[J].新疆中医药,2014,32(5):15-17.

[14] 李小军.自我保健推拿术对原发性轻中度高血压病的疗效观察[J].按摩与导引,2003,
19(6):21.

[15] 姚敏.三部自我推拿法治疗原发性高血压病临床研究[J].宜春学院学报,2012,35(3):
73-74.

[16] 王美芝.健康教育配合自我推拿对轻度高血压患者血压的影响[J].护理学杂志,2011,
26(15):84-85.

[17] 莫章清.三部自我推拿法对原发性高血压病的临床疗效及对患者生活质量的影响[J].
中医临床研究,2016,8(19):49-50.

[18] 王美芝.择时自我推拿对高血压患者动态血压的影响[J].中国农村卫生,2021,7:34-
35.

[19] 盛锋.高血压的自我推拿治疗[N].上海中医药报,2017,8:1.

[20] 文波.高血压病的自我推拿疗法[N].保健时报,2006,7:1.

[21] 杨云才,岳阳.推拿治疗高血压近况[J].云南中医中药杂志,2012,33(8):73-74.

[22] 康智,范志勇,古筬,等.中医推拿治疗高血压病的作用机制研究进展[J].2014,23(5):
51-52.

[23] 乔丽环.推拿治疗高血压60例[J].中国民间疗法.2008(09):12.

[24] 程凯明,王玉连.健脾利水方联合针灸推拿治疗高血压随机平行对照研究[J].实用中
医内科杂志,2014,29(4):142-144.

[25] 陈楠,杨谦.中药与推拿手法相结合治疗高血压[J].内蒙古中医药,2011,20(30):27-
28.

[26] 陈军.针灸配合推拿对高血压患者血压控制的影响[J].医学食疗与健康,2020,13:22-
23.

[27] 吴宝庆,刘磊.天麻钩藤饮加减配合推拿手法治疗高血压42例[J].中医中药.2007,45
(18):70.

[28] 钱锋,马英传.针灸推拿治疗高血压病的研究进展[J].中医临床研究,2015,7(23):
137-139.

第6章 导引

　　导引是我国古代一种将呼吸运动、肢体运动和意念活动相结合的养生健身运动。导引包括"导气"和"引体"两个方面，所谓"导气令和，引体令柔"。狭义的导引一般指"屈伸之法""俯仰之术"，即人的肢体运动；而广义的导引除肢体运动外，还包括呼吸运动（即吐纳法或行气），单纯的呼吸运动也可以称作行气导引。导引最早源于《黄帝内经》，《素问·异法方宜论》载："中央者，其地平以湿，天地所以生万物也众。其民食杂而不劳，故其病多痿厥寒热。其治宜导引按蹻，故导引按蹻者，亦从中央出也。"《黄帝内经》将导引与针、灸、砭术和药齐名，将其作为治疗疾病的一种方法。导引主要的方法包括了易筋经、八段锦、五禽戏、太极拳等。导引作为养生健身的重要方法，包含了呼吸吐纳、屈伸俯仰、活动关节，常与服气、存思、咽津、自我按摩等配合进行，具有调营卫、消水谷、除风邪、益血气、疗百病以至延年益寿的功效。

第1节　太极拳

　　太极拳是以中国传统哲学中的太极、阴阳理论为指导思想，集修身养性、强身健体、技击对抗等多种功能为一体的中国传统拳术。其中蕴含了易学的阴阳五行变化、中医经络学说以及古代的导引术和吐纳术，具有柔和、缓慢、轻灵、动静结合、刚柔相济的特点。太极拳门派众多，常见的太极拳流派有陈式、杨式、武式、吴式、孙式、和式等派别，呈百花齐放之态。太极拳练习安全、

简单、不受场地限制，各年龄段及不同体质人群均适合练习，因此在中国民间
得到广泛传播。太极拳因其防病养生的作用，现已被广泛应用于包括运动、神
经、循环等系统在内的疾病防治中，并取得了很好的效果。多项研究表明，太
极拳对高血压具有良好的治疗效果。

一、练习方法

以国家体育总局 1956 年组织太极拳专家汲取杨氏太极拳之精华编串而成
的 24 式简化太极拳为例，不拘泥于此，可练习其他各流派之太极拳，均具有
强身防病效果。

1. 起势

①两脚开立；②两臂前举；③屈膝按掌。

2. 野马分鬃

（1）①收脚抱球；②左转出步；③弓步分手。

（2）①后坐撇脚；②跟步抱球；③右转出步；④弓步分手。

（3）①后坐撇脚；②跟步抱球；③左转出步；④弓步分手。

3. 白鹤亮翅

①跟半步胸前抱球；②后坐举臂；③虚步分手。

4. 搂膝拗步

（1）①左转落手；②右转收脚举臂；③出步屈肘；④弓步搂推。

（2）①后坐撇脚；②跟步举臂；③出步屈肘；④弓步搂推。

（3）①后坐撇脚；②跟步举臂；③出步屈肘；④弓步搂推。

5. 手挥琵琶

①跟步展手；②后坐挑掌；③虚步合臂。

6. 倒卷肱

①两手展开；②提膝屈肘；③撤步错手；④后坐推掌。（重复 4 次）

7. 左揽雀尾

①右转收脚抱球；②左转出步；③弓步棚臂；④左转随臂展掌；⑤后坐右
转下捋；⑥左转出步搭腕；⑦弓步前挤；⑧后坐分手屈肘收掌；⑨弓步按掌。

8. 右揽雀尾

①后坐扣脚、右转分手；②回体重收脚抱球；③右转出步；④弓步掤臂；⑤右转随臂展掌；⑥后坐左转下将；⑦右转出步搭手；⑧弓步前挤；⑨后坐分手屈肘收掌；⑩弓步推掌。

9. 单鞭

①左转扣脚；②右转收脚展臂；③出步勾手；④弓步推举。

10. 云手

①右转落手；②左转云手；③并步按掌；④右转云手；⑤出步按掌。（重复 3 次）

11. 单鞭

①斜落步右转举臂；②出步勾手；③弓步推掌。

12. 高探马

①跟步后坐展手；②虚步推掌。

13. 右蹬脚

①收脚收手；②左转出步；③弓步划弧；④合抱提膝；⑤分手蹬脚。

14. 双峰贯耳

①收脚落手；②出步收手；③弓步贯拳。

15. 转身左蹬脚

①后坐扣脚；②左转展手；③回体重合抱提膝；④分手蹬脚。

16. 左下势独立

①收脚勾手；②蹲身仆步；③穿掌下势；④撇脚弓腿；⑤扣脚转身；⑥提膝挑掌。

17. 右下势独立

①落脚左转勾手；②蹲身仆步；③穿掌下势；④撇脚弓腿；⑤扣脚转身；⑥提膝挑掌。

18. 左右穿梭

①落步落手；②跟步抱球；③右转出步；④弓步推架；⑤后坐落手；⑥跟步抱球；⑦左转出步；⑧弓步推架。

19. 海底针

①跟步落手；②后坐提手；③虚步插掌。

20. 闪通臂

①收脚举臂；②出步翻掌；③弓步推架。

21. 转身搬拦捶

①后坐扣脚右转摆掌；②收脚握拳；③垫步搬捶；④跟步旋臂；⑤出步裹拳拦掌；⑥弓步打拳。

22. 如封似闭

①穿臂翻掌；②后坐收掌；③弓步推掌。

23. 十字手

①后坐扣脚；②右转撇脚分手；③移重心扣脚划弧。

24. 收势

①收脚合抱；②旋臂分手；③下落收势。

每天练习 30 分钟左右，练习次数及时间视个体情况而定，体力较好者可打全套简化太极拳，体力较差者可分节练习，也可选个别动作反复练习。

二、临床应用

贺小芳选取高血压前期人群 61 例，随机分为太极拳组 30 例和有氧运动组 31 例，在给予生活方式干预指导的基础上分别给予太极拳运动干预和有氧运动干预，观察两组干预前后血压指标、血压变异性指标和心率等，结果发现太极拳、有氧运动均能降低高血压前期患者血压水平，并且太极拳组降压效果优于有氧运动组；太极拳能有效降低高血压前期患者收缩压及舒张压血压变异性水平，优于有氧运动组。WU 对太极拳治疗高血压进行荟萃分析，共纳入 31 项对照研究和 3223 名高血压受试者，结果表明太极拳能有效降低高血压患者收缩压 10.4 毫米汞柱及舒张压 4.0 毫米汞柱，同时可以有效降低心血管疾病的发生率，最高可达 40%。ZHONG 纳入 28 项随机对照试验包含 2937 名受试者进行荟萃分析，结果发现太极拳能有效地降低高血压患者血压，而且太极拳对于 50 岁以下的高血压患者的降压程度是 50 岁以上患者的 3 倍。张永鹏将 15 篇文献进行了分析与对比，结果显示太极拳对降低原发性高血压患者的收缩压和舒张压具有显著效果，并且发现对舒张压降低效果更显著。阿先乌日娜对进行血液透析后，患有高血压的患者实施了 16 周的太极拳干预，每周 3 次，每次 30～40 分钟，强度为最大心率的 60%～70%，自感疲累即停止，16 周后患者收缩压、舒张压和心率各值均小于练习前，太极拳的练习改善了患者的心率，使心肌的搏动更加有力，同时血管壁也发生改善，使血液流经动脉时压力变小。王纯将长年均未进行系统锻炼的高血压患者分为临界、1 型和 2 型共 3 个等级，经过 6 个月的 48 式太极拳的练习，每天早晚 3 遍。研究表明，处于临界高血压的患者经练习后，血压明显降低，基本不用再服用药物且不易出现逆反情况，1 型和 2 型高血压患者经练习后，可减少药物使用量，血压明显降低且以舒张压降低为主。

三、机理研究

钟冬灵通过系统地评价太极拳治疗原发性高血压的有效性和安全性，结果发现太极拳在改善血压、血脂水平上优于对照组，初步认为太极拳治疗高血压具有良好的安全性；并通过观察太极拳运动前后原发性高血压受试者干预前后的 24 小时动态血压、肠道菌群等情况，发现太极拳运动可以明显降低高血压受试者的血压水平，对 24 小时收缩压及夜间血压的降低更加明显，且无严重不良反应，并认为其降压效应可能与调节肠道菌群失调的作用有关。胡庆华将 30 名轻度高血压患者分为太极拳组和对照组，太极拳组进行 12 周太极拳运动干预，对照组不做特殊干预，两组受试者分别于运动干预前、第 6 周和第 12 周结束后进行微血管反应性、血压及血清一氧化氮含量、一氧化氮合酶活性测试，结果发现太极拳组第 12 周微血管反应性、一氧化氮含量和钙依赖型一氧化氮合酶活性较基础值及对照组显著升高（$P<0.05$），收缩压和舒张压较基础值和对照组显著下降（$P<0.05$）。认为 12 周太极拳运动能提高中老年轻度高血压患者微血管反应性、降低血压，并能提高患者一氧化氮含量、钙依赖型一氧化氮合酶活性，内源性一氧化氮生成增加是太极拳运动提高高血压患者微血管反应性的生物学机制之一。金昊雷采用随机对照试验评价 6 周太极拳运动对原

发性 I 级高血压患者 24 小时动态血压和血管内皮功能的影响，结果发现 6 周太极拳运动后患者 24 小时收缩压（SBP）和 24 小时舒张压（DBP）均较治疗前明显下降，并且血清 ET 水平下降、NO 浓度明显升高，认为其降压作用与调节血清 ET/NO 水平、保护血管内皮功能相关。

第 2 节　八段锦

　　八段锦是一套形体活动与呼吸运动相结合的养生健身功法，属于气功范畴，也是中医的一种导引术，具有祛病健身的良好效果。此功法分为八段，每段一个动作，每个动作均舒展优美，故名为"八段锦"，其练习不用器械，不受场地限制，简单易学，安全有效，男女老少皆宜，并且对很多慢性疾病具有一定的治疗作用，在中国传播广泛，习练者众多。研究表明，八段锦对防治高血压具有一定的效果。

一、练习方法

　　参照国家体育总局制定的八段锦口令版，习练者亦可跟随他人练习或者跟随网络视频自行练习。

预备式

左脚开步，与肩同宽。

屈膝下蹲，掌抱腹前。

中正安舒，呼吸自然。

心神宁静，意守丹田。

（一）双手托天理三焦

1. 两脚平行开立，与肩同宽。两臂徐徐分别自左右身侧向上高举过头，十指交叉，翻转掌心极力向上托，使两臂充分伸展，不可紧张，恰似伸懒腰状。同时缓缓抬头上观，要有擎天柱地的神态，此时缓缓吸气。

2. 翻转掌心朝下，在身前正落至胸高时，随落随翻转掌心再朝上，微低头，眼随手运。同进配以缓缓呼气。

如此两掌上托下落，练习4～8次。

（二）左右开弓似射雕

1. 两脚平行开立，略宽于肩，成马步站式。上体正直，两臂平屈于胸前，左臂在上，右臂在下。

2. 手握拳，食指与拇指呈八字形撑开，左手缓缓向左平推，左臂展直，同时右臂屈肘向右拉回，右拳停于右肋前，拳心朝上，如拉弓状。眼看左手。

3. 3、4动作与1、2动作同，唯左右相反。

如此左右开弓，各4～8次。

（三）调理脾胃臂单举

1. 左手自身前成竖掌向上高举，继而翻掌上撑，指尖向右，同时右掌心向下按，指尖朝前。

2. 左手俯掌在身前下落，同时引气血下行，全身随之放松，恢复自然站立。

3. 3、4动作与1、2动作同，唯左右相反。

如此左右手交替上举，各4～8次。

（四）五劳七伤往后瞧

1. 两脚平行开立，与肩同宽。两臂自然下垂或叉腰。头颈带动脊柱缓缓向左拧转，眼看后方，同时配合吸气。

2. 头颈带动脊柱徐徐向右转，恢复前平视。同时配合呼气，全身放松。

3. 3、4动作与1、2动作同，唯左右相反。

如此左右后瞧，各4～8次。

（五）摇头摆尾去心火

1. 马步站立，两手叉腰，缓缓呼气后拧腰向左，屈身下俯，将余气缓缓呼出。动作不停，头自左下方经体前至右下方，像小勺舀水似的引颈前伸，自右侧慢慢将头抬起，同时配以吸气；拧腰向左，身体恢复马步桩，缓缓深长呼气。同时全身放松，呼气末尾，两手同时做节律性捎腰动作数次。

2. 动作与1动作同，唯左右相反。

如此1、2动作交替进行，各4～8次。

（六）双手攀足固肾腰

1. 两脚平行开立，与肩同宽，两掌分按脐旁。

2. 两掌沿带脉分向后腰。

3. 上体缓缓前倾，两膝保持挺直，同时两掌沿尾骨、大腿向下按摩至脚跟。沿脚外侧按摩至脚内侧。

4. 上体展直，同时两手沿两大腿内侧按摩至脐两旁。

如此反复俯仰 4～8 次。

（七）攒拳怒目增气力

1. 两脚开立，成马步桩，两手握拳分置腰间，拳心朝上，两眼睁大。

2. 左拳向前方缓缓击出，成立拳或俯拳皆可。击拳时宜微微拧腰向右，左肩随之前顺展拳变掌臂外旋握拳抓回，呈仰拳置于腰间。

3. 与 2 动作同，唯左右相反。

如此左右交替，各击出 4～8 次。

（八）背后七颠百病消

1. 两脚平行开立，与肩同宽，或两脚相并。

2. 两臂自身侧上举过头，脚跟提起，同时配合吸气。两臂自身前下落，脚跟亦随之下落，并配合呼气。全身放松。

如此起落 4～8 次。

每天练习 30 分钟左右，练习次数及时间视个体情况而定，可适当增减次数和时间，熟练者可每天早晚练习，以感觉舒适不累为度。

二、临床应用

潘华山将 48 例 1 级高血压病患者随机分为试验组与对照组各 24 例，两组均以常规药物治疗，试验组在此基础上进行八段锦运动处方干预治疗。疗程为 24 周，主要观察试验组治疗前后血压、血脂、胰岛素及血糖等指标的变化情况。结果表明，试验组经八段锦运动处方干预治疗后血压、总胆固醇（TC）、甘油三酯（TG）、胰岛素及血糖与对照组治疗后比较有显著性降低，而高密度脂蛋白胆固醇（HDL-C）却有显著性升高。认为八段锦运动处方有明显的降压效果，而且能够改善高胰岛素血症，能使其血糖及血脂得到明显改善。陈祖森对八段锦运动对高血压的干预效果进行了一项荟萃分析，共纳入 13 个随机对照试验、885 例患者，结果发现八段锦能够有效降低高血压患者的收缩压和舒张压，并且可以改善患者血脂和 BMI 水平。董春玲将 60 例原发性高血压患者随机分为对照组与治疗组各 30 例，两组均予以常规药物治疗，治疗组进行八段锦运动干预，持续 60 天，观察两组干预前后的收缩压（DBP）及舒张压（SBP），结果发现八段锦对原发性高血压患者收缩压和舒张压均具有明显改善作用。张剑峰将 120 例老年高血压患者随机分为治疗组与对照组各 60 例，两组均接受常规药物治疗，治疗组配合"降压八段锦"锻炼，持续 2 个月，观察两组杜氏高血压生活质量量表得分，结果显示治疗组改善率优于对照组，认为八段锦可改善高血压患者的生活质量。陈玉卿将 60 例高血压患者随机分为治疗组和对照组各 30 例，两组均接受健康教育的基础上，治疗组进行持续 3 个月的八段锦锻炼，比较两组干预前后血压水平及 PSQI 评分，结果显示治疗组血压和 PSQI 量表总分及睡眠质量、入睡时间、睡眠时间等方面均显著优于对照组，认为八段锦可明显改善高血压患者的血压和睡眠质量。

三、机理研究

郑丽维将 62 例原发性高血压患者随机分为八段锦组和对照组各 31 例，对照组进行常规治疗与健康教育，八段锦组在此基础上进行八段锦运动，共干预 24 周。分析比较两组干预前和干预后每 4 周的血压值，检测两组干预前后精氨酸酶Ⅱ（Arg-Ⅱ）蛋白表达、一氧化氮合酶蛋白（NOS）活性和蛋白表达、一氧化氮（NO）水平。发现八段锦运动具有降低原发性高血压患者收缩压与舒张压的作用，并认为其机制可能与上调 L-Arg/NOS/NO 通路中的 NOS 表达与促进 NO 生成有关。陈辉研究发现，坚持八段锦练习 24 周后，高血压患者收缩压和舒张压比锻炼前有明显下降（$P < 0.01$），证实八段锦对原发性高血压患者有较好的降血压作用。锻炼后八段锦组患者血清 hs-CRP 比对照组低，差异有显著性意义（$P < 0.01$），提示八段锦锻炼可抑制细胞因子 CRP 分泌，降低 hs-CRP 水平，从而有益于血压的控制。郑丽维将 60 例 1 级原发性高血压患者

按随机数据表法随机分组，试验组 30 例，行常规药物治疗、护理及八段锦运动干预；对照组 30 例，行常规药物治疗及护理。收集两组干预前后血压、血清一氧化氮（NO）浓度和血浆内皮素-1（ET-1）浓度的变化情况。结果表明，干预后试验组患者收缩压（SBP）下降程度显著优于对照组，试验组患者的平均收缩压和平均舒张压的下降幅度均大于对照组。血清 NO 浓度明显升高，与对照组比较，差异有显著性意义；血浆 ET-1 浓度显著降低，与对照组比较，差异有显著性意义。认为长期进行八段锦运动能够有效降低老年 1 级高血压患者的血压，其降压机制与血清 NO 浓度增加和血浆 ET-1 浓度降低所引起的血管内皮功能的改善有密切关系。

第 3 节　易筋经

易筋经源于我国古代中医导引术，是一项传统有氧运动，也属于气功范畴，具有强健体魄、预防疾病的效果，长期以来在佛家及民间习武人士之间广为流传。2003 年国家体育总局健身气功管理中心在现有多种易筋经的基础上，集众家之长，重新编排推出十二式易筋经，更加适合广大群众锻炼，并得到了广泛传播。易筋经动作舒展柔缓，美观大方，简单易学，锻炼不受场地限制，长期练习具有疏通筋络、畅调气血等作用。研究表明，易筋经可以防治各种心血管疾病，对防治高血压具有较好的疗效。

一、练习方法

参照国家体育总局健身气功管理中心编排的健身气功易筋经，共有 12 式。易筋经派别众多，习练者亦可跟随正规老师练习其他各派别之易筋经。

（一）韦驮献杵势

1. 口诀

立身期正直，环拱手当胸，气定神皆敛，心澄貌亦恭。

2.动作姿势

（1）预备桩功。

两脚平行站立，与肩等宽，双膝微屈，两臂自然下垂于身体两侧，五指自然并拢微屈，两眼平视前方，继而放松，轻轻闭合，眼若垂帘。心平气和，神态安详，洗心涤虑，心澄貌恭。全身自上而下头颈、肩、臂、胸、腹、臀、大腿、小腿、脚依次放松，躯体各关节及内脏放松，做到身无紧处，心无杂念，神意内收。

继而再做内观放松，神意内收，导引气血内观泥丸，自觉头脑清新，清莹如晨露。

引气下行，内观咽喉，自觉颈项放松。

引气下行，内观小丹田，自觉心胸开阔，神清气爽。

引气下行，内观脾胃，自觉中焦温润，胃脘舒适。

引气下行，内观下丹田，自觉命门相火温煦，元气充沛，腹内暖意融之。

引气下行，内观会阴，自觉会阴放松。

引气沿两腿内侧下行，内观涌泉，自觉无限生机自足下涌出。

（2）拱手当胸。

两臂徐徐前手举，掌心相对与肩等宽，两臂平直，再屈肘，肘节自然向下提坠，两手慢慢内收，距胸约一拳后，两手指尖相叠，拇指轻触，掌心向内。此时要求沉肩坠肘，含胸拔背，气沉丹田，舌抵上腭，面带微笑。

（二）横担降魔势

1.口诀

足趾挂地，两手平开，心平气静，目瞪口呆。

2.动作姿势

接上势，翻转掌心向下，指尖相对，在体前缓缓下按至小腹前，同时引气下导。两掌左右分开，翻转掌心朝上，缓慢上抬呈侧平举，意念在无限远处。两手微高于肩，两眼平视前方，极目远眺，脚尖放下平铺，松腰松胯，两足趾抓地，似要生根之状，全身放松，心平气和，排除杂念，摒弃诸缘。

（三）掌托天门势

1. 口诀

掌托天门目上观，足尖着地立身端，力周腿胁浑如植，咬紧牙关不放宽；舌可生津将腭抵，鼻能调息觉心安，两拳缓缓收回处，用力还将挟重看。

2. 动作姿势

（1）掌托天门目上举。

接上势，两臂上举，掌心相对，翻转掌心向上，十指相对，舌抵上腭，仰面观天，眼看九天之外，脚跟提起，足尖着地。

（2）俯掌贯气。

两掌心翻转朝下，肘微屈，头正，眼平视前方，脚尖放下，两身在身前缓缓下按至小腹前，神意自九天之外收回，自头顶百会穴透入，经咽喉，脊髓至尾闾，沿两腿直达涌泉。下导时，足跟随之着地。

（四）摘星换斗势

1. 口诀

双手擎天掌覆头，再从掌中注双眸，鼻端吸气频调息，用力收回左右眸。

2. 动作姿势

（1）双手擎天掌覆头。

右手经身体右侧缓缓向上举起，掌心朝天，五指朝左弓，松肩直臂，左手臂外劳宫紧贴命门。舌抵上腭，仰面上观手背，透过手背看九天之上，身体自命门起上下双向伸展。

（2）俯首贯气。

右掌翻转向下，屈肘，头正，舌尖自上腭自然放下，眼平视前方或轻闭，同时"神返身中"。久练后与双手擎天连续练习时有"人在气中，气在人内"，内外一气的感觉。松腰，则左掌劳宫穴发气，与上式俯掌贯气同，可参阅。

左手动作与右手动作相同，唯左右相反。

（五）倒拽九牛尾势

1. 口诀

两腿后伸前屈，小腹运气放松，用力在于两膀，观拳须注双瞳。

2. 动作姿势

左脚向左侧迈出一步成左弓步。同时，左手握拳上举，拳稍过头顶，拳心向内，屈肘。前臂与上臂所成角度略大于直角。肘不过膝，膝不过足，成半圆形，两腿观左拳。右手握拳，直肘向后伸展，拳心向后，前后两拳成绞绳状，称为螺旋颈。松肩，两肩要平而顺达。背直，塌腰收臀，胸略内含，藏气于小腹，鼻息调匀，舌尖轻抵上腭。

导气下达两拳放松成半握拳状。舌尖自上腭放下，肩、腰放松，左手劳宫穴发气，闭目。气自天目穴遂入，依次贯穿脑髓、脊髓、两腿骨髓，直达两脚涌泉穴。

转身向右，与前式相同，唯左右相反。

（六）出爪亮翅势

1. 口诀

挺身兼怒目，握手向当前，用力收回处，功须七次全。

2. 动作姿势

握拳护腰由第一势预备桩功，上身前俯，两臂在身前松垂，两手握拳，由身前缓缓提起，置于腰间，拳心朝上。同时配合顺气，身直胸展，舌尖轻抵上腭，青少年、年轻力壮或以增强力量为目的者，提起握紧拳。

两拳变掌，缓缓向前推出，至终点时掌心朝前，坐腕屈指，高与肩平，两眼平视指端，延展及远。

松腕，虚掌，十指微屈，屈肘，两手缓缓向胸胁收回，势落海水还潮，两眼轻闭，舌尖轻抵上腭，配以缓缓吸气。

（七）九鬼拔马刀势

1. 口诀

侧首弯肱，抱顶及颈，自头收回，弗嫌力猛，左右相轮，身直气静。

2. 动作姿势

右手后背，掌心朝外，置于腰部。左手上举过头，屈肘贴枕部抱头，手指压拉右耳，左腋张开。同时头颈腰背拧转向左后方，眼看右足跟。舌尖轻抵上腭，稍停片刻。

拧身复正，侧头上观。两眼延展及远。舌尖轻抵上腭，身直气静。两手沿体前缓慢下落，恢复预备桩功。

动作 3、4 与 1、2 相同，唯左右相反。

（八）三盘落地势

1. 口诀

上腭坚撑舌，张眸意注牙，足开蹲似踞，手按猛如拿，两掌各翻起，千斤重有加，瞪睛兼闭口，起立足无斜。

2. 动作姿势

同第一式预备桩功，屈腰下蹲，同时两掌分向身侧胯旁，指尖朝向左右侧方（微微偏前），虎口撑圆，眼看前方，延展及远。上虚下实，空胸实腹，松腰敛臀，气蓄小腹。要做到顶平、肩平、心平气静。练虚静功者可闭目敛神，铜钟气功即脱胎于此式，故亦可做单独桩法练之。

两腿伸直，翻掌托起，如托千斤。同时吸气，舌抵上腭，眼向前平视，全身放松。

俯掌屈膝下按（恢复马步蹲按），配以呼吸，如此反复蹲起 3 次。年轻体壮者则宜全蹲，站起进宜缓，同时握拳上提。

（九）青龙探爪势

1. 口诀

青龙探爪，左从右出，修士效之，掌平气实，力周肩背，围收过膝，两目平注，息调心谧。

2. 动作姿势

上身微俯，两手握拳，缓缓自身前提起，置于腰间，拳心朝上，同时配合吸气。舌尖轻抵上腭。右拳以拳面抵于章门穴，左拳变掌上举过头，腰身缓缓屈向左侧，使左腰充分收缩，右腰极度伸展。掌心朝下，舌尖轻抵上腭，自然呼吸，眼看左掌。

屈膝下蹲，左手翻转掌心朝上，手背离地面少许，沿地面自左方，经前方划弧至左脚外侧；右拳变掌落下，同时身体亦随之转正，两握拳。直立，左掌同时提置左章门穴。

右手动作与左手动作相同，唯左右相反。

（十）卧虎扑食势

1. 口诀

两足分蹲身似倾，屈伸左右腿相更，昂头胸作探前势，偃背腰还似砥平，息息调气均出入，指尖着地赖支撑，降龙伏虎神仙事，学得真形也卫生。

2. 动作姿势

上身微俯，两手握拳，缓缓自身前提起，经腰间肘掌心朝上，身直胸展。不停，两拳顺着胸部向上伸至口，手拳心转向里，同时屈膝、屈胯、微蹲蓄势，配以深长吸气。

左脚踏前一步，顺势成左弓步，同时臂内旋变掌向前下扑伸，掌高与胸齐，眼视两手。在扑伸的同时发"哈"声吐气。不停，身体前倾，腰部平直，将胸中余气呼尽，顺势两手分按至左脚两侧。头向上略抬，两眼平视及远，极目远眺。

前两个动作要协调一致。两脚不动，起身后坐同时两手握拳，沿左腿上提。其他动作与前述动作相同。

如此共扑伸 3 次，左脚收回，右弓步动作与左弓步同，唯左右相反。

（十一）打躬势

1. 口诀

两手齐持脑，垂腰至膝间，头唯探胯下，口更齿牙关，掩耳聪教塞，调元气自闲，舌尖还抵腭，力在肘双弯。

2. 动作姿势

两臂展直，自身侧高举过头，仰面观天，头颈正直，屈肘两手抱后脑，掌心掩耳，两肘张开，与肩平行。

上身前俯成打躬状，头部低垂，大约至两膝前方。两膝勿屈，微微呼吸，掌心掩耳。两手以指（食、中、无名指）交替轻弹后脑（风池穴附近）各 36 次。

缓缓伸腰站直，先左侧拧腰侧转，再向右侧拧腰侧转，往返 7 次，两脚勿移，腰直目松，膝直不僵，舌尖自然放下，面带微笑。

在身体转至正中后，抬起脚跟，同时两手自脑后高举过头，仰掌呈擎天状，躯体充分舒展，并配合吸气。

（十二）掉尾势

1. 口诀

膝直膀伸，推手自地。瞪目昂头，凝神意志，起而顿足，21次，左右伸肱，以七为志，更作坐功，盘膝垂眦，口注于心，息调于鼻，定静乃起，厥功维备。

2. 动作姿势

两手分别自身侧高举过头。两掌相合，提顶、伸腰、展臂、提起脚跟极力高举。

脚跟落地，两脚踏实，同时两掌落至胸前。十指交叉翻转，掌心朝外，两臂也随之前伸，展直。翻掌朝下，在身前徐徐下降至裆的部位后，弯腰前俯，继续下按至地。膝不可屈，如有未达，不可勉强。下按至终点时，昂头，舌抵上腭。如此俯仰躬身重复举按3～5次。天长日久，掌可逐渐靠近地面，则腰身柔若童子。

转腰向左方，两脚不移，仅左脚步变虚，右腿变实，右膝微屈。同时两手保持交叉状态，沿地面划弧移至左脚外侧。两臂保持伸展，自左方高举转头，掌心朝上，仰面观天，拧腰180°转向右方，徐徐弯腰右方俯身，下按至右脚步外侧，如未达到，不可勉强，可继续俯仰3～5次，以后逐渐靠近地面。

最后一次下按右脚外侧时，伸舒腰身两臂随之高举过头。继之拧腰转身至正前方。两掌相合，徐徐降至胸前。两掌缓缓分开，十指相对，下按，两手分开，自然下垂于两胯旁，恢复成"预备桩功"势。两脚跟起落顿地3～21次。

每天练习30分钟左右，可根据自身的健康状况和身体素质适当增减次数和时间，有能力者进行全套完整练习，或有选择性地进行单个动作的练习。

二、临床应用

程林江回顾分析2012年9月—2013年9月期间习练传统养生气功易筋经的48例患者对所患原发性高血压病的影响，结果发现习练易筋经可有效控制原发性高血压，患者习练9个月、6个月、3个月和习练前对比效果明显差异，认为练传统养生功法易筋经具有很好的降压效果，并且练习易筋经时长越久，降压效果越为显著。苏玉凤通过3个月研究对照发现，易筋经在改善血管弹性、降低心脏后负荷方面有特殊疗效，可改善老年人体质，降低血压及血脂。洪浩选择高血压前期及 1 级原发性未使用抗高血压药物的高血压患者 60 名为研究对象，随机分为对照组和试验组，对照组仅给予生活方式干预，试验组在生活方式干预的基础上增加为期 12 周的易筋经运动干预，观察患者血压、高血压中医证候和生存质量量表，结果发现 12 周的易筋经运动干预可以改善高血压患者的生存质量，并使其高血压中医证候得到明显改善，对高血压前期及 1 级原发性高血压具有明显的降压效果，在高血压未发展到服药阶段时可防止病情发展，是初期高血压患者的一个有效治疗途径。鲁建明选择符合入选标准的正常高值血压及 1 级高血压患者 60 人为研究对象，随机分为试验组和对照组，所有人员未服用降压药物，同时进行生活方式干预，试验组进行少林易筋经干预，每天 1 次，每次 60 分钟，连续 12 周，每周测量血压，第 1 周、第 4 周、第 8 周、第 12 周对心理焦虑情况进行测量；对照组每周测量血压，第 1 周、第 12 周对心理焦虑情况进行测量。结果发现易筋经锻炼可以改善高血压患者心理焦虑状态，并认为易筋经可以调经络，强筋骨，增强高血压患者的体质、骨质，提高身体免疫力，影响呼吸、脏腑、神经系统功能，进而降低血压。

三、机理研究

武彦红将 86 例原发性高血压患者分为药物治疗组 42 例和易筋经配合药物治疗组 44 例，治疗 6 个月后观察疗效，结果认为易筋经配合药物治疗原发性高血压可有效降低患者血管外周阻力，进而降低患者收缩压与舒张压，并且疗法安全有效，值得推广。其降压原理与降低患者血管外周阻力，改善循环有关。邵盛认为长期坚持易筋经锻炼的老年人不仅对血压产生有利的影响，而且可以改善老年人心脏和血管的顺应性，降低动脉血压和心肌耗氧量。同时练习时微动脉、毛细血管前括约肌、微静脉都能舒张开放，毛细血管数目成倍增加，既加强了血液循环，又降低了外周血管阻力，故有利于降低血压。

第 4 节 五禽戏

五禽戏是通过模仿虎、鹿、熊、猿、鸟五种动物的动作使机体获得锻炼，从而达到养生保健、防治疾病的一种传统养生功法。五禽戏由华佗所创，其中五戏与中医五行、五脏相对应，可用于五脏相关疾病的治疗和保健。研究发现，五禽戏对防治高血压具有良好的效果。

一、练习方法

参照国家体育总局健身气功管理中心编排的健身气功五禽戏，每戏两动，共 10 个动作，分别仿效虎之威猛、鹿之安舒、熊之沉稳、猿之灵巧、鸟之轻捷。亦可跟随教练练习其他各流派之五禽戏。

（一）预备式

两脚分开，松静站立，两臂自然下垂，目视前方，调匀呼吸，意守丹田。起式调息。配合呼吸，两手上提吸气，两手下按时呼气，两手上提至与胸同高，掌心向上，曲肘内合，转掌心向下按至腹前，速度均匀柔和、连贯，排除杂念，宁心安神。

（二）虎戏

手形是虎爪，手掌张开，虎口撑圆，第一、二指关节弯曲内扣，模拟老虎的利爪。练习虎戏时，要表现出虎的威猛气势，虎视眈眈。虎戏由虎举和虎扑两个动作组成。

1. 虎举

掌心向下，十指张开、弯曲，由小指起依次曲指握拳，向上提起，举至肩，同时拳慢慢松开上举撑掌。然后再曲指握拳，下拉至胸前再变掌下按。

动作要领：两手上举时要充分向上拔长身体。提胸收腹如托举重物，下落含胸松腹如下拉双环，气沉丹田。两手上举时吸入清气，下按时呼出浊气，可以提高呼吸机能。曲指握拳能增加循环功能。

2. 虎扑

左式，两手经体侧上提，前伸，上体前俯，变虎爪，再下按至膝部两侧，两手收回。再经体侧上提向前下扑，上提至与肩同高时抬左腿向左前迈一小步，配合向前下扑时落地，先收回左脚再慢慢收回双手。换作右式，动作和左式相同，唯出脚时换成右脚。

动作要领：两手前伸时，上体前俯，下按时膝部先前顶，再髋部前送，身体后仰，形成躯干的蠕动。虎扑要注意手形的变化，上提时握空拳前伸，下按时变虎爪，上提时再变空拳，下扑时又成虎爪。速度由慢到快，劲力由柔转刚。

虎戏结束，两手侧前上提，内合下按做一次调息。

（三）鹿戏

鹿戏的手形是鹿角，中指无名指弯曲，其余三指伸直张开。练习鹿戏时，要模仿鹿轻盈安闲、自由奔放的神态。鹿戏由鹿抵和鹿奔两个动作组成。

1. 鹿抵

练习时以腰部转动来带动上下肢动作。上肢动作：握空拳两臂向右侧摆起，与肩等高时拳变鹿角，随身体左转，两手向身体左后方伸出。下肢动作：两腿微曲，重心右移，左脚提起向左前方着地，屈膝，右腿蹬直，左脚收回。

2. 鹿奔

左式，左脚向前迈步，两臂前伸，收腹拱背，重心前移，左脚收回。注意腕部动作，两手握空拳向前划弧，最后曲腕，重心后坐时手变鹿角，内旋前伸，手背相对，含胸低头，使肩背部形成横弓。同时尾闾前扣，收腹，腰背部开成竖弓，重心前移，成弓步，两手下落。换右式，注意小换步，收左脚，脚掌着地时右脚跟提起，向前迈步，重心后坐再前移同左式。

鹿戏结束，两手侧前上提，内合下按做一次调息。

（四）熊戏

熊戏的手形是熊掌，手指弯曲，大拇指压在食指中指的指节上，虎口撑圆，大自然的熊表面上笨拙缓慢，其实内在充满了稳健、厚实的劲力。熊戏由熊运和熊晃两个动作组成。

1. 熊运

两手呈熊掌，置于腹下，上体前俯，身体顺时针划弧，向右、向上、向左、向下。再逆时针划弧，向左、向上、向右、向下。开始练时，要体会腰腹部的压紧和放松。

2. 熊晃

提髋带动左腿，向左前落步，左肩前靠，曲右腿，左肩回收，右臂稍向前摆，后坐，左手臂再向前靠，上下肢动作要配合协调。换右式，提右胯，向右前落步，右肩前靠，曲左腿，右肩回收，左臂稍向前摆，后坐，右手臂再向前靠。

熊戏结束，两手侧前上提，内合下按，做一次调息。

（五）猿戏

猿戏有两个手形：猿勾，五指撮拢，曲腕；握固，大拇指压在无名指指根内侧，其余四指握拢。猿猴生性活泼，机灵敏捷，猿戏要模仿猿猴东张西望，攀树摘果的动作。猿戏由猿提和猿摘两个动作组成。

1. 猿提

两手置于体前，十指张开，快速捏拢成猿钩，肩上耸，缩脖，两手上提，收腹提肛，脚跟提起，头向左转，头转回肩放松，脚跟着地，两手变掌，下按至腹前。再做右式。重心上提时，先提肩，再收腹提肛，脚跟提起。重心下落时先松肩，再松腹落肛，脚跟着地。以膻中穴为中心，含胸收腹，缩脖提肛，两臂内夹，形成上下左右的向内合力，然后再放松还原。重心上提时要保持身体平衡，意念中百会上领，身体随之向上。

2. 猿摘

退步划弧，丁步下按，上步摘果。猿摘模仿猿猴上树摘果，手形和眼神的变化较多，眼先随右手，当手摆到头的左侧时，转头看右前上方，意想发现树上有颗桃。然后下蹲，向上跃步，攀树摘果，变钩速度要快。握固，收回，变掌捧桃，右手下托。下肢动作，左脚左后方退步，右脚收回变丁步。右脚前跨，重心上移，再收回变丁步。

猿戏结束，两手侧前上提，内合下按，做一次调息。

（六）鸟戏

鸟戏的手形是鸟翅，中指和无名指向下，其余三指上翘。练习鸟戏时，意想自己是湖中仙鹤，昂首挺立，伸筋拔骨，展翅翱翔。鸟戏有鸟伸和鸟飞两个动作组成。

1.鸟伸

双腿稍向下蹲，双手为掌，在小腹前重叠，左掌压在右掌上，上举至头前上方，手掌水平上举时耸肩缩颈，尾闾上翘，身体稍前倾。两手下按至腹前，再向后呈人字形分开后身，后伸左腿，两膝伸直，保持身体稳定。双手后展，后展时手变鸟翅。

2.鸟飞

两手在腹前相合，两侧平举，提腿独立，立腿下落，再上举提腿，下落。换做右式。平举时手腕比肩略高，下落时掌心相对，再上举时手背相对，形成一个向上的喇叭口。可以先单独练习上肢动作，先沉肩，再起肘，最后提腕。下落时先松肩，再沉肘，按掌。再练习下肢动作，立腿提膝时，支撑腿伸直，下落时支撑腿随之弯曲，脚尖点地再提膝。练习鸟飞时，要上下肢协调配合，身体保持平衡。

鸟戏结束，两手侧前上提，内合下按，做一次调息。

（七）引气归元

引气归元，是收功动作，可以调和气息。两手侧举向上，配合吸气，体前下落，配合呼气。两手侧举，掌心向上，举至头顶上方，掌心向下，沿体前自然下落。意念可随两手而行，上举时如捧气至头顶上方，下落时内行外导，身体放松，意念下行，两手在腹前划弧合拢，虎口交叉，叠于腹前，闭目静养，调匀呼吸，意守丹田。能起到和气血、通经脉、理脏腑的功效。待呼吸均匀，意念归于丹田，两眼慢慢睁开。合掌，搓手至手心发热。浴面，可重复数次。最后两掌向上，过耳后沿体前缓缓下落，两臂自然下垂，两脚并拢。

每天练习30分钟左右，具体视个体情况而定，可适当增减次数和时间。

二、临床应用

许恒正对五禽戏影响中老年血压进行了一项荟萃分析，结果发现五禽戏对中老年人血压影响显著，3 个月以上能有效降低中老年人的舒张压，6 个月以上能有效地降低中老年人的收缩压。林红观察健身气功五禽戏对老年高血压患者康复的促进作用，选取临界高血压或轻度、中度高血压的患者 127 例，随机分为单纯服药组和五禽戏加服药组，进行为期 6 个月的血压观察，结果发现五禽戏对老年人高血压患者即时血压有良好的作用，有降压、稳压的作用。贺锦意对 220 名老年人受试者进行每周 5 次、每次 50 分钟的五禽戏运动干预，检测干预前后的舒张压、收缩压、高密度脂蛋白、低密度脂蛋白的变化情况。通过 12 周的五禽戏运动干预，220 名受试者的血压水平、高密度脂蛋白、低密度脂蛋白均有明显下降，其中 60～64 岁老年人血压水平变化有显著性差异（$P<0.05$），高密度脂蛋白及低密度脂蛋白在运动干预前后含量有显著性差异（$P<0.05$）。结果表明，五禽戏能够有效降低血压及高低密度脂蛋白水平，值得临床推广。

三、机理研究

卞伯高将 84 例中老年人随机分成试验组（进行五禽戏功法练习）和对照组（不进行五禽戏功法练习，保持平时生活习惯）各 42 例。采用 XXG-D 型心血管功能测试仪对两组中老年人进行定量负荷的五禽戏练习前后心血管功能指标的检测。结果发现试验组通过五禽戏练习能使中老年人心泵力代偿性增高，心肌收缩力增强，搏血量增多；能有效地改善血管的弹性状况，增加血容量，改善血液的浓度和流动速度，而对照组练习后各项心血管功能、血液状态和微循环机能指标均无显著变化。认为五禽戏对于改善中老年人的心血管功能有着积极意义，对心脏病、高血压和动脉硬化等有一定的预防和治疗效果。任超学观察健身气功五禽戏对中老年女性心血管功能的影响，受试者进行 6 个月五禽戏训练后，双侧上肢收缩压（SBP）、双侧下肢 SBP、舒张压（DBP）、平均动脉压（MAP）均显著下降（$P<0.05$），射血指数（ET/PEP）均显著增加（$P<0.05$），心到右踝脉搏波传导速度（Rhba PWV）、左侧肱踝动脉脉搏波

高血压病的非药物治疗

传导速度（Lba PWV）、心到左踝脉搏波传导速度（Lhba PWV）均显著降低
（$P<0.05$），说明五禽戏训练可以明显降低中老年女性血压，改善动脉血管硬
化及狭窄状况，提高心血管机能。

（张文慧）

参考文献

[1] 钟冬灵.太极拳治疗原发性高血压的疗效与安全性评价及机制研究[D].成都:成都中
医药大学,2019.

[2] 张永鹏,陶飞,杨佳英,等.太极拳对原发性高血压患者降压效果的系统评价与Meta分
析[J].体育科研,2019,40（01）:96-104.

[3] 阿仙·乌日娜.太极拳运动对血液透析患者血压、心率、体格变化及IGF-1影响的相关
研究[D].乌鲁木齐:新疆医科大学,2019.

[4] 王纯,卢文,吴中远.太极拳与步行运动对高血压的康复疗效比较[J].现代预防医学,
2007,（18）:3535-3536+3543.

[5] 贺小芳.太极拳对比有氧运动对高血压前期患者血压及血压变异性的影响[D].北京:
北京中医药大学,2021.

[6] 胡庆华,乾佑玲,刘晓丽,等.12周太极拳运动对中老年轻度高血压患者微血管反应性
的影响及机制[J].中国应用生理学杂志,2021,37（6）:683-687.

[7] 金昊雷,庞佳佳.太极拳对原发性Ⅰ级高血压患者24小时动态血压和血管内皮功能的
影响[J].中国运动医学杂志,2016,35（3）:224-227.

[8] 潘华山,冯毅翀.八段锦锻炼对老年人1级高血压康复治疗的临床观察[J].南京体育
学院学报（自然科学版）,2010,9（1）:4-6.

[9] 陈祖森,郑丽维,杨晨晨,等.八段锦运动对高血压患者干预效果的Meta分析[J].解放
军护理杂志,2018,35（10）:1-8.

[10] 董春玲,张雅丽."降压八段锦"在Ⅰ级原发性高血压中年患者血压控制中的应用[J].
解放军护理杂志,2016,33（20）:32-35.

[11] 张剑峰,艾静."降压八段锦"联合降压药物改善老年高血压病患者生活质量的临床观
察[J].中国伤残医学,2013,21（7）:179-180.

[12] 陈玉卿,刘瑞珠,何蕊.八段锦对老年高血压患者睡眠质量的影响[J].湖南中医杂志,
2015,31（4）:52-53+82.

[13] 郑丽维,陈祖森,陈丰,等.基于L-Arg/NOS/NO通路探讨八段锦干预原发性高血压的机

制研究[J].福建中医药,2021,52(1):8-12.

[14] 陈辉,周亚娜.八段锦对原发性高血压患者血压和血清超敏 C 反应蛋白的影响[J].中国康复医学杂志,2012,27(2):178-179.

[15] 郑丽维,陈庆月,陈丰,等.八段锦运动对老年 1 级高血压患者血管内皮功能的影响[J].中国康复医学杂志,2014,29(3):223-227.

[16] 程林江.习练传统养生功法易筋经对原发性高血压病的影响[J].大家健康(学术版),2015,9(18):62.

[17] 苏玉凤,刘晓丹.健身气功·易筋经锻炼对老年人身体机能和血脂的影响[J].南京体育学院学报(自然科学版),2012,11(2):27-29.

[18] 洪浩,王艺霖.少林易筋经对高血压病患者的干预效应[J].武汉体育学院学报,2017,51(07):74-79.

[19] 鲁建明.少林易筋经对高血压患者心理焦虑的干预效应[D].开封:河南大学,2020.

[20] 武彦红.关于易筋经运动疗法配合药物治疗原发性高血压病的临床观察[J].世界最新医学信息文摘,2018,18(81):76+78.

[21] 邵盛,龚利,严隽陶,等.易筋经对心脏功能影响的研究进展[J].中国康复,2012,27(1):51-52.

[22] 许恒正.五禽戏对中老年人血压影响的 Meta 分析[J].南京体育学院学报,2019,2(7):50-55.

[23] 林红,黄世均.健身气功五禽戏对老年高血压患者康复的促进作用[J].中国老年学杂志,2013,33(7):1645-1647.

[24] 贺锦意,唐利花.五禽戏对防治老年人心血管疾病的效果研究[J].当代体育科技,2019,9(10):26-28+30.

[25] 卞伯高,潘华山,冯毅翀.健身气功五禽戏对中老年人心血管功能的影响效果研究[J].广州中医药大学学报,2013,30(1):26-29.

[26] 任超学,高新友,刘新荣.健身气功锻炼对中老年女性心血管机能的影响[J].西安体育学院学报,2016,33(1):101-106.

[27] WU B, DING Y, ZHONG B, et al. Intervention Treatment for Myocardial Infarction With Tai Chi: A Systematic Review and Meta-analysis[J]. Archives of physical medicine and rehabilitation, 020, 101(12):2206-2218.

[28] ZHONG D, Li J, YANG H, et al. Tai Chi for Essential Hypertension: a Systematic Review of Randomized Controlled Trials[J]. Current hypertension reports, 2020, 22(3):25.

第7章 音乐疗法

第1节 历史源流

　　中医学中，高血压病属于"眩晕""头痛"等范畴，病变脏腑多责之于肝、脾、肾三脏。根据传统五行理论，五行中木、火、土、金、水分别对应五脏肝、心、脾、肺、肾，对应的五音为角、徵、宫、商、羽。因此不同的音乐有可能在调节相应脏腑的基础上可以改善高血压病的症状及体征。《黄帝内经·素问》曰："五脏相音，可以意识。"即五音可以通过影响五脏功能调节人的精神意识活动；《黄帝内经》指出："角为肝之音，调而直也，叫呼也，过怒伤肝，可用角音悲凉使之哀伤，以治过怒""徵为心之音，和而美也，喜也，过喜而伤心，可用徵音之火热使之惊恐，以治过喜""宫为脾之音，大而和也，叹者也，过思伤脾，可用宫音之亢奋使之愤怒，以治过思""商为肺之音，轻而劲也，哀者也，过忧伤肺，可用商音之欢快使之愉悦，以治过忧""羽为肾之音，深而沉也，吟者也，过恐伤肾，可用羽音之思索冥想，以治过恐。"早在《黄帝内经》中就提出"五音疗疾"理论，将中国古代音乐中"角、徵、宫、商、羽"五音分别与五脏（肝、心、脾、肺、肾）等五行属性相对应，通过五音来调节人体气机及阴阳，使其达到阴平阳秘的状态，其中角音通于肝，具有疏肝理气、平肝潜阳的作用；商音通于肺，可促进全身气机的内收，调节肺气的宣发和肃降，兼有保肾抑肝的作用；羽音通于肾，能促进全身气机的潜降，增强神的功能，兼有助肝阴的功效。《史记》载"宫动脾、商动肺、角动肝、徵动心、羽动肾"，《史记·乐书》也说音乐可以"动荡血脉、流通精神"，其旋律的阴阳升降可以协调人体阴阳升降的平衡。《吕氏春秋》记载："凡乐，天地之和，阴阳之调也。"《乐记》亦云："音乐者，流通血脉，动荡精神，以和正心也。"《晋书·律历上》指出："是以闻其宫声，使人温良而宽大；闻其商声，使人方廉而好义；闻其角声，使人恻隐而仁爱；闻其徵声，使人乐善而好施；闻其羽声，使人恭俭而好礼"；明代张景岳在《类经附翼》提出音乐甚至"通天地而合神明"；清代吴师机在其所著的《理瀹骈文》中明确指出"七情之病也，看书解闷，听曲消愁，有胜于服药矣"。《金峨山房医话》记载："宫音悠扬谐和助脾健旺，旺盛食欲；商音铿锵肃劲，善制躁怒，使人安宁；角音条畅平和，善消忧郁，助人入眠；徵音抑扬咏越，通调血脉，抖擞精神；羽音柔和透彻发人遐思、启迪心灵。"因此音乐（五音）可以通过调节脏腑功能或者通过改善情志治疗相关脏腑的疾病。

第 2 节　方法应用

有研究发现通过音乐干预的方式可以改善患者收缩压及舒张压，且即时性疗效明显。黄国志等的研究发现音乐疗法不仅可以改善患者血压情况，还可以改善患者临床症状，如头痛、头胀、心悸等。有研究表明，经过音乐疗法干预后，老年高血压患者的收缩压及舒张压均有所改善，且降压疗效明显。也有研究表明，音乐疗法对于降低合并冠心病的老年高血压患者收缩压及心率具有明显作用。张福泰等的研究中运用心理音乐疗法干预原发性高血压患者，发现其作用效果与硝苯地平类似，这就为临床治疗高血压病提供了新的思路，也有研究发现音乐疗法不仅可以降低患者收缩压及舒张压，还可以改善患者的抑郁状况，如改善 GDS-15 评分、SAS 评分、SDS 评分以及睡眠状况。雷小红等的研究中发现与对照组相比，不仅患者收缩压、舒张压降低，患者生活质量量表 SF-36 评分提高。这就说明音乐疗法治疗高血压病不仅可以降低血压，还可以改善患者心理、精神状况，提高患者生活质量。

运用中医五行理论，对于高血压病人乐曲的选择需要进行辨证选择。根据五行学说，角、徵、宫、商、羽五音分别对应肝、心、脾、肺、肾五脏，而高血压发病可能与肝阳上亢、肝肾阴虚、肝火亢盛、心脾两虚、肾气亏虚等有关，而五音正好可以调节相应五脏气血，调节阴阳偏颇，从而使得阴阳平衡。肝火上炎型、肝阳上亢型的高血压病，可选择镇静性乐曲，如勃拉姆斯的《摇篮曲》，海顿的《小夜曲》及我国民族乐曲《渔舟唱晚》《平湖秋月》《汉宫秋月》等。因这些乐曲旋律优美抒情、简洁流畅、清淡典雅、节奏平稳、悠缓动听、宽广柔慢、速度徐缓、音色柔和、舒展或带深沉，风格幽静、安详，经常倾听有明显降压功效；肝风内动型的辨证施乐同前；痰浊内蕴型高血压患者可选择《花好月圆》《喜洋洋》《鲜花调》《雨打芭蕉》《满庭芳》等民乐。因这类乐曲旋律酣畅，节奏明快，能愉悦情绪、解郁化痰、疏肝降压；肝肾阴虚型高血压患者可选择《梅花三弄》《二泉映月》《流水》《醉渔唱晚》《牧歌》《姑苏行》等传统乐曲，这类旋律清柔、节奏悠缓的乐曲有醒脑定眩、振奋精神、补益降压功效；阴阳两虚型高血压患者可选择《百鸟朝凤》《空山鸟语》《鹧鸪飞》《听松》《春江花月夜》《阳关三叠》《平沙落雁》等古乐，这类轻柔、细腻、秀丽、婉约、流畅的乐曲可调节神经，双补阴阳，降低血压。刘吉红研究发现，五行音乐疗法治疗高血压病的有效率明显高于对照组。研究表明，五行音乐疗法不仅可以控制血压，还可以改善患者抑郁、焦虑状态，提高患者睡眠质量。陈正涛的研究发现在常规治疗的基础上，给予角调音乐组患者收缩压、舒张压改善更加显著，炎症指标、中医证候积分、中医症状以及 SCL-90 积分均比常规治疗组改善明显，且临床应用安全。也有研究表明，角调音乐干预组比常规治疗组在改善患者血压、中医证候、焦虑情绪及血管内皮功能方面更具有优势。

第 3 节　作用原理

音乐治疗学作为一门新兴的集音乐、医学、心理学为一体的交叉学科，目前尚无权威的定义。美国著名音乐治疗学家 Bruscia 认为，音乐治疗学是治疗师利用音乐体验的各种形式帮助求治者达到健康目的的干预过程。中国音乐治疗研究者张鸿懿认为，音乐治疗学以心理治疗的理论和方法为基础，运用音乐特有的生理、心理效应，在音乐治疗师的共同参与下，通过各种专门设计的音乐行为，帮助求治者达到消除心理障碍、恢复或增进健康的目的。总之，音乐疗法是根据音乐的构成，为患者提供特定的音乐种类，帮助患者达到生理和情绪的统一、和谐的一种自然疗法。音乐治疗疾病可能的机制如下。

一、审美移情说

音乐作为一门独立的艺术，是审美的。在人们审美活动中，艺术形象因情而生，使审美主体感同身受，勾起欣赏者种种情感体验。音乐这种审美客体的旋律音色变化和节奏节拍运动过程，焕发出人类精神世界特有的魅力，音乐与医学的本质联系，正是在于这种特有的魅力对人类身心的影响和作用。它在调动人们思维的记忆、联想、想象等各种因素时，唤起同感，引起人们共鸣。审美主体的情绪在音乐情态的诱发中，获得释放与宣泄，使积极的情绪强化、消极的情绪排除。甚至可以使原有的消极状态转化为积极状态，缓解躯体的应激状态，解除心理扭曲和紧张，创造自我治愈力的机会。因此，长期有效地欣赏音乐，可以解除人们不良的身心反应，陶冶性情，改变性格和情趣。

二、神经内分泌学说

音乐刺激通过脑干网状结构提高或降低中枢神经系统的活动水平，对特殊投射系统、非特殊投射系统、心理过程、内脏和内分泌机能、醒觉和注意力等发生影响，协调脑干网状结构与大脑皮质各部分功能间的关系，对人体产生良好的影响。音乐疗法的降压机制有可能与降低交感神经的兴奋性、缓解血管的紧张度、肾素-血管紧张素 II 减少有关，也可能与调节血液中炎症因子如 hs-CRP、ET、NO、TNF-α、IL-6 的表达有关。音乐可以抑制肾上腺素和去甲肾上腺素的分泌，从而使血管舒张，减少外周阻力使血压下降。研究发现，轻松欢快的音乐可通过神经中枢促使人体分泌一些有益于健康的激素、酶和神经递质等活性物质，改善神经、心血管、内分泌等系统功能。

音乐可以通过人的听觉作用于人的大脑边缘系统及脑干网状结构，调节大脑皮质，使人体的内脏活动及情绪与行为有良好的协调作用，当音乐声波作用于大脑时，会提高神经和神经体液的兴奋性，促进人体分泌有利健康的生化物质。如优美健康的音乐能促进孕妇分泌一些有益于健康的激素酶、乙酰胆碱等物质，起到调节血液流量和神经细胞兴奋的作用。音乐治疗可以使患者的呼吸频率明显降低，减缓的呼吸频率又可以通过降低周围交感神经活动来降低血压。还可以改善高血压患者的自主神经平衡状态，从而降低血压，它是通过使交感神经活动相对减弱而副交感神经活动相对增强来实现的。

三、共振学说

共振是物体的固有频率与外界产生的频率相吻合时所产生的。音乐是一种作用于人的生理场与物理场的物质能量。它通过曲调、节奏、旋律、力度、速度等因素传递信息。这些因素具备一定规律和变化频率。音响振动作用于人体各部位时，会引起人体五脏六腑、肌肉、脑电波等的和谐共振，促进各器官节律趋于协调一致，从而改善了各器官的紊乱状态，以解除疾病，促进康复。因此，掌握共振原理，根据病人具体的情形选曲，就可以配合病人的节奏、动作、呼吸，建立一种令人心安的持续关系。

四、心理学机制

由于现代生活压力增大、生活方式的改变导致心理疾病日趋增多，自我情感的宣泄是解决这一问题的有效手段。音乐恰好具备了这种需求，提供了一种宣泄感情的途径。经过音乐治疗的人通常会在性格上变得更加开朗和自信，在人格上更加成熟。

高血压发病率高，但知晓率低、治疗率低、达标率低，易引起多种并发症，严重威胁着人类的健康。目前对于高血压的治疗主要集中在药物疗法和非药物疗法，降压药会带来或多或少的不良反应，所以非药物疗法治疗高血压越来越引起了研究者的重视。音乐疗法作为一门新兴学科，对于高血压的治疗可起到明显作用。近年来，有关音乐疗法治疗高血压病报道甚多，研究取得了较大的进展。音乐疗法值得肯定，但音乐治疗在治疗高血压病人中也存在着诸多问题，发展尚不成熟，未形成一套系统理论，未制定出统一的操作标准，其作用机制亦未完全阐明。需要研究者继续探索，完善理论，丰富实践，将音乐疗法科学地应用于临床，成为可推广应用的辅助治疗手段。

（张传文　王振源）

参考文献

[1] 陈影霞,杨哲.MP3 音乐疗法对高血压患者血压的影响[J].中国医学创新,2009,6（22）:
180–181.

[2] 张锡明,王祖淑,靳蕾.音乐疗法的降压效果及其影响因素分析[J].石河子医学院学报,
1995（3）:159–161.

[3] 苏美桃.音乐疗法对高血压病患者血压的影响[J].现代临床护理,2007（6）:8–9.

[4] 任大蔚,路冰.音乐干预高血压即时性疗效的实证研究[J].科学咨询（科技·管理）,
2021（5）:74–75.

[5] 黄国志,卓大宏.音乐疗法对原发性高血压病患者血压及临床症状影响的研究[J].中
国康复,1994（3）:126–128.

[6] 李晓燕,刘转丽,张亚辉.音乐疗法对老年高血压患者血压的影响[J].医学信息（中旬
刊）,2010,5（4）:851.

[7] 范臻,蒋雪妹,王一尘.音乐疗法对老年冠心病合并高血压病人血压的影响[J].护理研
究,2005（7）:605–606.

[8] 张福泰,余佩华.心理音乐疗法治疗原发性高血压病的疗效观察[J].中国心血管康复
医学,1996（Z2）:95.

[9] 苏小妹.音乐疗法对老年性高血压患者血压和精神状态的调节作用[J].中国疗养医学,
2016,25（3）:253–254.

[10] 许怀松,王树金.老年高血压音乐疗法的临床效果分析[J].解放军保健医学杂志,2006
（2）:128.

[11] 宋永全,李坤.音乐疗法对老年高血压患者焦虑、血压及睡眠状况的影响[J].中国老
年学杂志,2015,35（7）:1967–1968.

[12] 雷小红,李茶香,张丽.音乐疗法对高血压患者生活质量及血压的影响[J].山东医药,
2013,53（20）:90–91.

[13] 谢英彪.高血压病自然疗法[J].时珍国医国药,2000（5）:447–448.

[14] 刘吉红.五行音乐疗法治疗对老年高血压患者血压的影响[J].实用临床护理学电子杂
志,2018,3（50）:83–84.

[15] 张敏,栾美君.中医五行音乐疗法对高血压患者血压、焦虑的影响[J].医学理论与实践,

2018，31（3）：450-452.

［16］陈正涛．角调五音疗法辨治原发性高血压病（肝阳上亢证）疗效观察［D］．广州：广州中医药大学，2020.

［17］吴丽芳．角调音乐对肝阳上亢证高血压患者血压影响的研究［D］．福州：福建中医药大学，2014.

［18］成其迅．音乐和医学发展中的"顶尖结合"：音乐治疗［J］．医学与哲学，1992，（2）：40.

［19］修海林，罗小平．音乐美学通论［M］．上海：上海音乐出版社，1999，540，547.

［20］程梅．音乐治疗疾病的探讨［J］．中国中西医结合杂志，1998，（9）：38.

［21］赵媛，王燕．音乐疗法在老年慢性病中的应用及研究进展［J］．全科护理，2012，10（32）：3059-3060.

［22］苏金满，郑惠淑，王娜娜．音乐疗法及其在老年慢性疾病中的应用［J］．实用医药杂志，2016，33（4）：337-338.

［23］张武，邓景贵．音乐的作用和治病机理［J］．音乐与健康．1984（20）：31.

［24］佚名．身体在乐声中康复［N］．参考消息，2000-3-12.

［25］张鸿懿，孙惠兰．音乐胎教和音乐经络回授法［G］．中国音乐治疗协会首届学术交流会文献汇编，1989：108.

［26］王磊，苏倩．浅析音乐疗法在军队疗养院中的应用前景［J］．中国疗养医学，2011，20（6）：522-525.

第8章　心理疏导

第1节　历史源流

　　高血压是临床多发病、常见病，发病机制较为复杂，具有发病率高、血压控制难、病程长、根治率低及病死率高等特点。患者需长期、坚持服药，由于社区老年高血压患者自尊心强、家庭经济负担重等原因，可出现不同程度的心理问题，进而影响治疗效果。同时，老年患者长期负性情绪，可兴奋机体中枢神经，诱发内分泌紊乱，致使血压水平升高。研究表明，处于噪声条件下的人患高血压病较多，不良的社会体验、饮食习惯和行为生活，可增加患高血压病的概率，持续的紧张、焦虑、愤怒等均可引起高血压病。医学界倡导在高血压治疗期间，给予心理护理，进而促进疾病好转。心理护理是社会学、伦理学、心理学、护理学等学科综合的护理措施。

　　坎农等人的研究已经证明，心理压力和情绪应激可使自主神经系统发生改变，从而导致心率、心排血量、血压等发生明显的变化。赵皎皎等发现，愉快疗法对老年高血压患者有正性治疗作用，其机理是应用心理学原理"心理暗示"方法使患者每天沉浸在愉快之中，有效缓解高血压患者的焦虑、抑郁情绪，降低血压。

　　随着医学模式的逐渐转变，人的心理活动逐渐被认为在高血压的发病机制中占有重要地位。老年患者由于对社会贡献较小、害怕成为家人累赘、孤独等各种原因，容易产生抑郁、焦虑、孤僻、偏执等各种心理健康问题，影响高血压病的治疗效果和预后。自我疏导即是通过心理健康教育，改善患者精神状态，从而从日常生活中提高患者治疗积极性，提高高血压患者血压控制水平。因此，应对老年高血压患者的心理进行疏导、教育，使其缓解压力，放松心情，保持心理健康状态，从而达到增强体质、控制血压的目的。鲁龙光发现，心理疏导干预可以改变高血压患者的认知行为，减轻或消除负性情绪，提高心理素质和应对能力，促进高血压的治疗效果。由此可见，心理疏导对高血压病治疗至关重要。王芒果等发现，心理疏导在老年高血压心脏病患者中应用后可以明显改善患者的负性情绪，提高患者治疗依从性，值得临床借鉴应用。

第 2 节　方法应用

心理疏导系统主要由护士、信息、患者三个要素构成，其治疗机制是通过护士的疏导信息与患者的反馈信息实现互换，其方法如下。

一、认知性心理疗法

认知性心理疗法是通过医生与患者之间的有效沟通以彻底改变患者的信念与认识，以此来改变患者的消极负面情绪或行为。护理人员应视患者如亲人，服务周到，和蔼可亲，建立良好的第一印象，耐心倾听患者的主诉，使患者入院就产生一种亲切感。在患者情绪不佳时，护理人员理应大度，避免使之受到强烈刺激，在取得信任的前提下，尽快解除患者的恐惧、焦虑心理，使患者的心理障碍得以解决，增强患者战胜疾病的信心。帮助高血压患者走出困境，进行心理疏导关键是给予支持。因为高血压属于慢性疾病，多出现在中老年人身上，发病期间除了身体承担疾病带来的痛苦，还会给家庭带来经济压力，很多老年人会自责，害怕给家里人带来负担，因此才会出现消极的情绪，此时就要给予关心和支持。当患者由于突发性事件而发生情绪波动时，倘若能实施认知性心理疏导，将可能获得意想不到的治疗效果。医生掌握丰富的心理学知识，善于察觉患者的情绪，有针对性地给患者实施心理疏导。医务人员在与病人诊疗交往过程中应采用特定的内容和技巧的言语，应说明患者所产生心理紧张状态的前因后果或疾病的来龙去脉以及治疗的方法对疾病产生良性影响，就患者的心理状态进行疏通引导，对患者采用劝导、启发、鼓励、说服等方式解释高血压病的发生与肥胖、摄盐量高、脑力劳动过重及吸烟、长期大量噪声刺激、精神刺激及持续的紧张状态有一定的关系。早期多无症状，告知病人不要认为无症状就忽视治疗，如不及时采取相应的措施，血压持久升高，会导致病情恶化，心、脑、肾等器官功能的损害等。同时嘱病人注意全面细致的检查；提高病人对疾病治愈的信心；另外要指导病人有健康的生活方式如限制饮酒、咖啡，提倡戒烟，告诉患者吸烟对心血管系统的毒害作用，对已吸烟者劝其逐渐戒烟，肥胖者应适当减肥，适当增加有氧运动；限制食盐的摄入量（每天 5～6 克），合理膳食，食物多样，以谷类为主，不吃动物脂肪及高糖、油炸食品等；稳定患者情绪，合理安排休息，保证充足的睡眠；病人应保持情绪的轻松和稳定，对可引起不快或情绪激动的人或事采取回避的应对方式。同时告诫病人应注意休息，保证充足的睡眠，防止血压升高，适时让患者听轻音乐；指导患者及家属自我监测血压。

二、集体心理健康辅导

每半月组织 1 次集体心理治疗，通过讲座、互动性讨论和医护人员解答疑问等方式，使患者了解并调节自我情绪、适应周边环境的技巧；让患者了解焦虑、紧张、抑郁等消极情绪对疾病的危害；让老年人了解高血压的危险因素、饮食、运动、用药、血压检测等疾病知识。正确认识疾病也是心理干预重要的一步，对疾病有大致了解，让患者消除恐惧、紧张等负面情绪，才能改善疾病，同时维持心理健康状态。很多人一听到慢性疾病就容易出理消极情绪，认为是治不好了，心理健康问题就会出现并带来影响。其实，高血压分为原发性高血压和继发性高血压，只要应对方式正确，合理治疗以及养成好的习惯，血压是可以稳定的，因此需要正确应对和认识疾病。首先，帮助病人消除致病因素引起的身心反应，减轻疾病症状进而促进康复；其次是直接针对病程而采取的心理康复过程，给予心理疏导可以降低心理应激反应的程度，以增加对紧急处理的有效程度。让高血压病人相互多交流，护理人员同时给予必要的解释和指导。通过交流、相互宣泄、相互同情，与此同时医护人员及时疏导、点拨、缓解患者心理上的压力，提高病人对生活压力的应付能力，增强对治疗的信心。

三、调查问卷个体咨询

高血压病心理疏导方法主要通过调查问卷方法，评估其心理状态，根据评估结果并结合老年患者各自的特点，针对性地进行心理疏导，解除心理障碍，帮助提高自我调控能力，给予认知心理护理，使心理得到慰藉，提升心理健康水平。使用音乐法、呼吸法与想象法进行放松训练，促进精神压力缓解，给予支持性心理护理，增进老年病人对自身病情的认知，提升其治疗配合度，防治血压波动，提高治疗效果。老年高血压心脏病患者对于治疗过度担心，对于功能恢复往往有恐惧感，害怕复发和死亡。护理人员要通过热情和蔼的态度面对患者，观察老年高血压心脏病患者的语言和情绪上的变化，细致了解患者心理变化，鼓励老年高血压心脏病患者消除焦虑和恐惧，缓解压力。尽快从恐惧的阴影中走出来，主动配合医护人员的治疗和护理，从而以健康心态面对疾病。

四、家庭心理干预

家庭成员对患者给予体贴和关心，提供及时的情感支持、经济支持和心理支持，从而稳定患者情绪，保持积极的心态面对治疗。进行心理疏导应该让患者树立战胜病魔的信心，告知患者高血压目前也可以通过用药、调整饮食、运动等方式来控制。很多人之所以负面情绪出现，是因为看到很多案例病情不受控制引发了脑梗死、脑出血，最后寿命缩短，在这种恐惧心理的支配下反而会影响病情。患者需要重拾信心，克服恐惧心理，血压才能更好控制。患者因过度注重自己在社会上的形象和地位，害怕自己的病情引来外界异样的眼光，对于医护人员的治疗充满了疑虑，担心预后效果不理想，情绪上出现不同程度的失落感。通过主动沟通，提高患者对老年高血压病的认识，告知其通过治疗可以最大限度地康复，帮助其建立战胜疾病的自信心，消除心理上的疑虑，在家人陪同下促进其尽快建立起治疗的信心和决心，为高血压病人创造一个和睦、安静、温馨的生活环境，动员社会力量，以防止其内心焦虑和冲突的产生。首先应主动关心患者，多与病人沟通，及时了解病人的心理进行疏导，及时消除紧张情绪；其次给病人的居住环境进行指导：远离噪声，多种花草等；另外让其家属多来看望，消除病人孤独的心理状态；向患者家属讲解疾病相关知识，鼓励家属悉心照顾患者，尽量满足患者的合理需求；社会人员不应该歧视心理障碍者，公司、学校可派遣专员慰问患者，让患者感受到关爱，增强康复信心。

五、转移患者注意力

（一）对患者进行暗示

护理人员可以利用贴心的语言使患者心情舒畅，振奋精神，增加食欲，这对于高血压的治疗起着重要作用。尽量使用激励振奋的言语、和顺的声调鼓励病人，绝对避免消极低沉的语言或情绪表示给病人。

（二）转移患者的注意力

护理人员利用语言或行为将患者的注意力从疾病中转移到其他方面。鼓励患者参与单位或社区举行的文化体育活动，从而转移注意力，避免患者将所有注意力集中在疾病方面，减轻抑郁，以达到心情愉悦，喜笑颜开。帮助病人有意识地训练自己的控制能力，克服个人性格中的缺点，具体方法如下。

（1）暗示控制。就是在不良情绪产生时，自己提醒自己，及时而有益的自我暗示缓解患者的情绪，保持心理健康。

（2）呼吸调整。通过减慢呼吸的速度，提高呼吸的深度可使紧张、愤怒、急躁的不良情绪得到及时调整。

（3）培养个人兴趣爱好。应注意维护患者自尊心，鼓励患者多做感兴趣的事情，如画画、练习书法、看电视、听音乐等，转移注意力，缓解不良情绪。鼓励患者每天在观看心理书籍后写读书笔记，与病友、亲人进行交流，相互鼓励，共同进步，保持愉快的心情。

心理疏导根据患者需要制定心理疏导干预计划，可以起到事半功倍的护理效果。医护人员向患者介绍医院环境、疾病、用药等相关知识可提高患者的舒适度，让患者在轻松温馨的环境中接受治疗。反复强化认知训练、行为训练可帮助患者保持积极健康的心态，合理饮食，规律作息，纠正不良行为，降低头晕、消化不良等不良反应。加强社会支持，让患者感受到亲友、社会的关心，缓和人际关系，减轻患者焦虑、烦躁等不良情绪。医护人员与家属共同为患者加油打气，增强患者对康复的信心，从而有效控制血压，减轻临床症状，提高患者的生活质量。

综上所述，心理书籍、心理疏导通过运用心理学知识结合生活经历能让患者产生共鸣，获得心灵的慰藉，找到走出心理问题的出口，提高患者对心理障碍的认知，有效降低血压水平。

第 3 节 作用原理

心理疏导通过精神分析疗法、行为疗法、认知疗法等方法改变患者认知、行为，使患者对疾病有正确的认识，树立积极健康的心理状态，纠正错误行为习惯，养成良好的生活习惯，使身心保持良好状态。心理疏导疗法是医务人员在与患者交往中，对患者的病理心理状态进行疏通引导，排解不良情绪，从而达到治疗和预防疾病、促进身心健康的一种方法，其作用原理如下。

一、情绪影响药效

一般情况下高血压患者对自己的血压数值非常敏感，一旦发现血压升高均会引起心理紧张，患者情绪直接影响着药物的吸收、分布、代谢和排泄等各个环节。患者情绪好，药物则易发挥治疗作用；情绪紧张，必然影响药物疗效，使血压难以下降，甚至更趋升高。通过诱导尽可能减少患者对药物的依赖心理，依靠保护性医疗制度，不告诉患者真正的血压数值，使患者从心理刺激的被动记忆中解脱出来，同时运用新的医学模式理论向患者宣传情绪调节可以治疗疾病的道理。

二、改善心脑血管供血供氧

综合心理治疗能有效缓解情绪障碍，而且通过认知的改变，减轻了焦虑、抑郁情绪对躯体状态的影响，抑制上述病理生理过程，恢复内环境的稳态，改善心脑血管的供血供氧，提高临床疗效。

三、降低交感神经兴奋

情绪应激一方面可以引起自主神经，尤其是交感神经的变化，从而激活交感 - 肾上髓质系统；另一方面，情绪应激可使下丘脑释放促肾上腺皮质激素释放因子，从而激活垂体－肾上腺皮质系统。心理实验研究表明，上升的交感－肾上髓质活动或垂体－肾上腺皮质活动与动脉硬化过程和临床冠心病的许多病理生理状态联系在一起，例如由应激引起的紧张引起交感神经水平升高，这可能是高血压形成的一个重要因素。

四、改善心理预激

单纯的药物治疗原发性高血压而不注重心理调节，效果往往并不理想。在治疗原发性高血压的过程中，同时给予积极的心理行为治疗，通过认知疗法让患者树立良好的健康信念，充分了解高血压的相关知识，明确情绪对高血压的影响；通过心理疏导、放松疗法帮助患者消除不良情绪；帮助患者改善心理应激状态，提高心理健康水平，形成良好的应对方式，提高患者家庭和社会支持，尽量避免各种紧张刺激，保持乐观情绪，从而减少儿茶酚胺、肾上腺素过度释放，降低肾素－血管紧张素－醛固酮的反应性，降低血压，而提高治疗效果。

心理疏导疗法通过联系的、发展的、全面的观点分析和解决问题，能有效改善患者消极的应对方式，提高患者的心理健康水平。药物配合心理护理行为干预治疗原发性高血压疗效显著，能有效改善患者抑郁、焦虑等负面情绪，提高降压效果，具有较高的临床应用价值。

（李思璇）

参考文献

［1］ 刘念,杜飞.心理护理干预在老年高血压患者运动康复训练中的应用效果［J］.临床医学研究与实践,2020,5（9）:174–176.

［2］ 陈坤萍.社区老年高血压患者的长效心理护理干预方法及效果观察［J］.实用临床护理学,2019,4（48）:64.

［3］ 赵皎皎、秦发伟、陈士巧.愉快疗法对老年高血压病人疗效的影响［J］.护理研究杂志,2005,23（9）:1729-1730.

［4］ 曹正香,周国秀,吴翠珍,等.心理护理干预对社区老年高血压患者心理健康的影响［J］.当代护士,2011,11（8）:161-162.

［5］ 鲁龙光.心理疏导疗法［M］.南京:江苏科学技术出版社,1998:416-424.

［6］ 王芒果.心理疏导在20例老年高血压心脏病患者的应用［J］.中国民族民间医药,2014,23（12）:117.

［7］ 陈红梅.合理的生活方式与护理干预在高血压患者中的应用研究［J］.现代医药卫生,2019,35（14）:2221-2223.

［8］ 张文彩,闫克乐,王建斌.心理行为干预对心血管活动的影响［J］.心理科学,2003,26（1）:144-145.

第 9 章　食疗

第 1 节　历史源流

　　日常生活中，人们喜欢将中药加到汤、粥或者菜肴中以达到减轻疾病的目的，体现了中医"药食同源"的理论。早在《黄帝内经太素》中记载："用之充饥则谓之食，以其疗病则谓之药。"药食同源的物质，兼具有药食两用性，可通过食疗、食补和药膳等形式应用于医疗保健。"药食同源"这一理论也体现了中医治未病的理念，对于 1 级高血压患者来说，通过饮食的调节，可使血压控制在正常范围内。药膳是治未病的有力武器之一，在防治疾病的过程中要始终遵循"食乃不愈，然后命药"的原则。

　　古代中医并无高血压这一病名，从其临床症状来看，现代高血压疾病主要是指中医"眩晕""头痛"等。对于因高血压引起的眩晕，李仲守教授、赵立诚教授等认为通过饮食辅助治疗，不仅可以增加疗效，而且有利于患者体力的恢复。哈斯也提等的研究也证明中医食疗对高血压患者生存质量的影响较大。中医食疗是控制高血压比较简单有效的方法，其特点在于能够针对不同的症候采用不同的干预方法。中医食疗强调的是辨证施食，本书根据不同证候介绍常用的食疗方法。

　　眩晕的食疗起源于战国到三国时期，东汉时期的《神农本草经》中首次记载了多种治疗眩晕的草本植物。如"菊花味苦平。主治风头，头眩肿痛，目欲脱……"从这些单味食物的治疗作用中，可以看出眩晕病已被列入食疗的范围。张仲景最早提出由具体病因（痰饮）导致眩晕应食用的方药，如《金匮要略》

中的"苓桂术甘汤"。汉魏晋隋唐时期对于眩晕食疗的理论研究趋于增多，隋代巢元方的《诸病源候论》对眩晕病的病因病机作了详尽解释，这为其辨证施食提供了依据与指导。《千金食治》中记载"猪脑，主风眩"，孟显所著《食疗本草》标志着食物治疗疾病进入了立法立书的新纪元。此书中详细记载了治疗眩晕的食物与食用方法，如"牛肚：主消渴。风眩，补五脏，以醋煮食之""鸡苏，头风目眩者，以清酒煮之十一升服"等。宋至金元时期对眩晕的研究更加深入，在此时期，从病因着手，辨别证候后，选择合适的食物防治眩晕病。元代贾铭《饮食须知》中记载"荞麦，味甘性寒……动风气，令人头眩。""野鸡，味酸甘，性微寒，春夏有小毒……同胡桃食，发头风眩晕。"元代李东垣《珍珠囊补遗药性赋》曰："天麻……疗大人风热头眩……"元代宫廷饮膳太医忽思慧编著的《饮膳正要》介绍了膳食的制作方法和功能，并记载了数种防治眩晕的药。明清以后食疗成为一门相对独立的学科。明代兰茂《滇南本草》载有"马蹄香""荷叶""甜远志"等食物，可根据不同病因引发的眩晕病进行食治，曹庭栋的《老老恒言》中提到"菊花粥"可用于治疗肝风内扰引起的眩晕。到了现代，食疗方开发、研究及运用在发展进步中，饮食疗法对治疗眩晕病有着不能忽略的作用。

第2节 方法应用

食疗主要是指饮食治疗，中医食疗是以中医学理论为指导，辨证施膳、因人而异，符合传统医学的基本特点。对于高血压患者来说，饮食习惯与高血压的发生密切相关，饮食治疗也是治疗高血压的基本措施。食疗中所使用的中药药性一般都较为平和，不良反应较少，可以长时间食用，且食疗口感较好。食疗中药物的使用量相对较少，在对疾病起到辅助治疗的同时，还能减少药物对身体健康所造成的危害，食疗制作简易、便于长期服用，在养生防病、改善体质等方面有着重要作用。

一、肝火上炎证

（一）常用原料

菊花、芹菜、决明子、天麻、粳米、海带、钩藤、夏枯草、山楂、茯苓、醋、猪瘦肉、鸡肉、乌龙茶、蜂蜜、枸杞子、槐花、鸡蛋清、绿茶、杜仲。

（二）药膳方

1. 夏枯草煲猪肉

【原料】夏枯草20克、瘦猪肉50克。

【制作】将猪肉切薄片，与夏枯草同置锅中，加水适量，用文火煲汤。将熟时，加入酱油、糖、醋等调料。

【用法】可作为中、晚餐菜肴食用。

2. 决明子粥

【原料】炒决明子12克、白菊花9克、粳米50克、冰糖适量。

【制作】先水煎决明子和菊花，去渣取汁，后入粳米煮粥，再加冰糖调匀即可食用。

【用法】空腹食用。

3. 香芹决明花枝

【原料】香芹50克、决明粉8克、鲜墨鱼200克、精盐半小匙、味精少量、淀粉1小匙、鸡蛋清1个、葱姜花适量、胡萝卜花适量。

【制法】墨鱼洗净，去筋膜，切成宽条，再切连刀片（即一刀断一刀连的片，成花枝状）加入精盐、味精、决明粉、淀粉、鸡蛋清抓匀。西芹择去叶子，撕去老筋，切成形，焯水待用。锅中倒入油，油热炒香葱姜花，投入花枝滑熟，倒出。锅中留余油，投入西芹，加精盐、味精调味炒匀，勾芡即可食用。

4. 芹菜粥

【原料】芹菜连根120克、白米250克。

【制法】芹菜连根切碎，连同白米一起放到锅里，加入适量的水，用小火煮成粥即可食用。

5.决明荞麦粥

【原料】决明子、白菊花各 15 克，荞麦 100 克，白糖 15 克。

【制法】决明子放入铁锅内炒至起爆微有香气时取出，冷却后与白菊花一同放入砂锅，加水适量，煎煮 30 分钟，去渣取汁，澄清去沉淀。荞麦洗净入锅加药汁煮熟成粥，加白糖调味即可。每日 1 剂，早晚服食。

6.蒸芹菜

【原料】鲜芹菜 500 克、面粉适量。

【制作】将鲜芹菜切成 2 厘米长的细段，较粗的芹菜茎可先破开再切，茎叶一起洗净，晾干外表水分，加入适量面粉搅拌，使芹菜表面披上薄薄一层面粉，然后上笼蒸 15 分钟倒入盆内，趁热搅拌并加入适量精盐。稍晾一会儿，可根据个人口味，加入香油、味精、蒜汁或椒油，调拌后即可食用。

（二）代茶饮

1.菊楂钩藤决明饮

【原料】杭菊花 6 克、钩藤 6 克、生山楂 9 克、决明子 9 克、冰糖适量。

【制作】将钩藤、山楂、决明子煎汁约 500 毫升，冲泡菊花，调入冰糖代茶饮，每日适量。

2.菊花乌龙茶

【原料】杭菊花 10 克、乌龙茶 3 克。

【制作】用沸水冲泡，代茶饮。

3.桑菊夏枯草饮

【原料】桑叶、菊花各 15 克，夏枯草 30 克。

【制作】加水适量，煎水取汁，分 2～3 次饮；或沸水浸泡，代茶饮。

4.决明二花茶

【原料】决明子 25 克、菊花 15 克、槐花 10 克。

【制作】决明子用小火炒至有香气和爆裂声，与菊花、槐花共同用沸水浸泡，代茶饮。

5.钩藤茶

【原料】钩藤 12 克、天麻 10 克。

【制作】水煎 15 分钟左右，代茶饮。

6. 鲜芹菜汁

【原料】鲜芹菜 250 克。

【制作】鲜芹菜 250 克，洗净后用开水焯 2 分钟，切碎绞汁，每次 1 小杯，每天服 2 次。可长期服用。

二、阴虚阳亢证

（一）常用原料

菊花、红枣、淡菜（贻贝肉，又称海红）、粳米、枸杞子、山楂、芹菜、鳖甲鱼、蜂蜜、天麻、葛根、银耳、黑木耳、猪瘦肉、麦冬、何首乌、海蜇、荸荠、猪骨汤、熟地黄、石决明、钩藤、茄子、荠菜、白酒、皮蛋、乌龙茶、决明子。

（二）药膳方

1. 决明菊花粥

【原料】决明子 30 克、白菊花 10 克、枸杞子 30 克、粳米 80 克、冰糖适量。

【制法】将决明子用文火炒至微香，入沙罐内，加适量清水煎至 15 分钟后再入菊花共煎取药汁 100 毫升。枸杞子洗净，粳米淘净，置砂锅内，放入适量清水，武火煮沸后即入枸杞子，改文火慢熬至粥状时，掺入药汁和冰糖（先溶化），调煮片刻即可。

2. 桑椹枸杞猪肝粥

【原料】桑椹 12 克、枸杞子 12 克、猪肝 100 克、盐 10 克、大米 100 克。

【制作】猪肝切薄片，大米加水 1000 克，武火烧沸，加入桑椹、枸杞子、猪肝和盐，煮熟即可。

【用法】每日 1 次，早餐食用。

3. 芹菜淡菜煲猪瘦肉

【原料】芹菜 300 克、淡菜 30 克、猪瘦肉 30～40 克。

【制作】先用清水煮猪瘦肉待熟，入芹菜、淡菜，加盐少许，等芹菜熟后加味精适量即可服食。

4. 海蜇羹

【原料】海带、海蜇各 50 克，荸荠 200 克。

【制作】前两种用水洗净、发软、切碎，荸荠去皮，切或捣碎，一同加水煎煮至烂熟，分 2～3 次吃，可加少许糖调味。

5. 淡菜皮蛋粥

【原料】淡菜 30 克，皮蛋 1 个，粳米 100 克，香菜、盐各适量。

【制作】将淡菜、粳米洗净锅内加适量清水放入粳米，待米开时加入洗净的淡菜煮粥，粥将成时放入切碎的皮蛋，稍煮，加盐 1～2 克调味即可。

6. 银耳天冬杞子羹

【原料】银耳 100 克，天门冬 50 克，枸杞子 30 克，芥蓝 900 克，淀粉、盐、糖、高汤、姜汁、味精各适量。

【制作】将天门冬煎两次合并滤汁，用滤液泡发银耳，将银耳掰成小朵，加高汤、盐、糖、味精等煮 15 分钟，加淀粉勾芡装盘。用温开水把枸杞子冲洗一下，加盐、糖、姜汁、味精煮烂，制成蟹黄，淋在银耳上，芥蓝选用茎部，切成寸许长，头上用刀劈几刀，开水内焯开花作伴碟装饰。

7. 首乌大枣粥

【原料】何首乌 60 克、粳米 100 克、大枣 9 枚、冰糖适量。

【制作】何首乌在砂锅或搪瓷器皿内浓煎取汁，去渣后放入粳米 100 克，大枣 9 枚，冰糖适量，大火煮沸后改小火煮至粳米开花，粥液黏稠。其稀稠度可据个人喜好而定，早晚服食。

8. 清炖甲鱼

【原料】甲鱼 1 只、姜 1 块、枸杞子 15 克、盐适量。

【制作】甲鱼剖开，放入开水中煮片刻，取出，去内脏，剥去外衣，切块。上炒锅，烧热，入甲鱼干炒，洗净以去腥味。煲内装清水，放入所有材料，用大火煲开，改小火煲 2 小时，入盐调味即可。

9. 育阴茄块

【原料】紫皮茄子 300 克，麦冬 5 克，沙参 2 克，鳖甲 10 克，葛根粉 3 克、蒜 5 克，香菜 30 克，植物油 80 克，酱油、盐适量。

【制作】麦冬、沙参、鳖甲煎汁，去渣取汁，浓缩至 50 毫升，加入 3 克葛根粉搅匀待用。茄子洗净，切斜滚刀块（3 厘米 ×3 厘米 ×4 厘米），放入 50 毫升药汁中焖润后，在热锅中烤至半干，出锅。在锅中加入 80 毫升油烧热后，将烤至半干茄块放入锅中煸炒，至油全部吸入时，加入酱油、盐、蒜片，用旺火翻炒几下，出锅装盘，盘上撒生香菜。

（三）代茶饮

1. 枸杞决明双花茶

【原料】枸杞子 10 克、决明子 10 克、菊花 3 克、槐花 6 克。

【用法】开水冲泡，代茶饮，每日 1 剂。

2. 生地杞菊饮

【原料】生地黄、枸杞子、菊花各 15 克，决明子 25 克。

【制作】决明子用小火炒过，与其他 3 种药物一同煎水取汁，分 2 ～ 3 次饮用；或以沸水浸泡，代茶饮。

3. 山楂冰糖饮

【原料】鲜山楂 100 克或干山楂 50 克、冰糖适量。

【制作】山楂洗净，与冰糖同放锅内煎煮即可。每天 1000 毫升，代茶饮频服。

4. 菊花乌龙茶

【原料】杭菊花 10 克、乌龙茶 3 克。

【制作】滚水泡茶饮用。

三、痰湿壅盛证

（一）常用原料

粳米、山楂、龙眼肉、砂仁、薏苡仁、玉米、红萝卜、蘑菇、冬菇、草菇、莴笋、兔肉、花生、藕节。

（二）药膳方

1. 山药芡薏粥

【原料】鲜山药 100 克、薏苡仁 50 克、芡实 15 克。

【制作】将山药去皮，切成细条，然后把薏苡仁、芡实放入锅中，加入清水两斤，用大火煮开后，改用小火煮20分钟即可。

2. 泽泻荞麦粥

【原料】泽泻50克、白术15克、陈皮10克、川牛膝10克、荞麦50克。

【制作】将泽泻、白术、陈皮、川牛膝同入砂锅，加水煎煮，去渣，取汁备用。荞麦洗净，放入锅内，加入药汁与水适量，文火煮成稀粥即可。

【用法】每日1剂，分次食用。

3. 杜菖薏苡粥

【原料】杜仲20克、九节菖蒲15克、薏苡仁50克、粳米50克、冰糖适量。

【制作】杜仲、九节菖蒲用纱布包起来，与薏苡仁、粳米同煮成粥，放入冰糖即可。

4. 杜仲苓药御米饭

【原料】杜仲20克、白茯苓20克、怀山药30克（鲜山药用100克）、薏苡仁（又名御米）30克、焦白术20克、陈皮10克、粳米100克。

【制作】先用500克水煎杜仲、白术、陈皮，煎至300毫升时滤去渣留汁备用。将薏苡仁、怀山药、白茯苓打成粗粉，将粳米洗净后和粗粉一起放入白术汁中，按照煮饭的方法做成杜仲苓药御米饭，分两餐食用。

5. 赤豆橘皮蒸鲤鱼

【原料】鲤鱼1尾（约800克）、天麻15克、赤小豆50克、陈皮10克、辣椒6克、草果6克，料酒、生姜、葱段、胡椒、食盐各适量。

【制作】将鲤鱼去鳞、鳃、内脏，将天麻、赤小豆、陈皮、草果、辣椒放入鱼肚子里，放入蒸盆内，加适量料酒、生姜、葱段、胡椒、食盐，将蒸盆放入笼屉中蒸至鱼眼爆出即可。

6. 杜麻薏莲炖子排

【原料】排骨1000克、杜仲20克、天麻15克、薏苡仁30克、莲子30克、陈皮15克、姜1块。

【制作】将杜仲用净布包好备用，把天麻、薏苡仁、莲子放在清水里浸泡清洗，然后把排骨剁成小块，水开之后，焯一下，然后把杜仲、排骨、天麻、薏苡仁、莲子、陈皮和姜全倒进砂锅里，用大火煮开，煮开之后，改用小火炖2个小时，最后放适量盐即可食用。

7. 山药冬瓜炖子排

【原料】天麻20克、鲜山药100克、冬瓜100克、猪子排100克、生姜6克、料酒、食盐适量。

【制作】用开水将猪子排烫去血水，和天麻、山药、冬瓜、生姜料酒一道放入锅内，加清水一斤，用大火烧开后改用小火炖30分钟，放入食盐后即可。

（三）代茶饮

1. 杜仲橘皮饮

【原料】杜仲15克，橘皮、杏仁、老丝瓜各10克，白糖少许。

【制作】将杜仲、老丝瓜、橘皮洗净，杏仁去皮一同入砂锅，加水适量，用大火烧开，再改用小火煮20～30分钟后去渣，用白糖调味即可当茶饮。

2. 杜仲白术陈皮茶

【原料】杜仲20克、白术15克、陈皮10克。

【制作】将杜仲、白术、陈皮洗净，加清水两斤，用大火烧开改为小火煎煮0.5小时，过滤之后当茶饮。

3. 姜橘制天麻

【原料】生姜、橘皮、天麻各15克，砂仁3克，红糖适量。

【制作】煎水取汁，分2～3次饮。

四、痰瘀互结证

（一）常用原料

川芎、天麻、茯苓、鲤鱼头。

（二）药膳方

1. 山楂荷叶粥

【原料】山楂、陈皮各5克，荷叶2克，竹茹3克，小米50克。

【制作】将山楂、陈皮、荷叶、竹茹加水煎煮后，取汁，加小米煮成粥即可。

2. 山楂三七粥

【原料】生山楂 20 枚、绿梅花 10 克、粳米 100 克、红糖 10 克。

【制作】生山楂去核打碎，冲洗干净，绿梅花用纱布包裹，与粳米一起放入锅中，加清水煮约 10 分钟去掉绿梅花，然后熬制成粥，调以红糖进食。

五、肾阳虚证

（一）常用原料

肉桂、山楂、仙茅、淫羊藿、韭子、桃仁、附片、菟丝子、核桃仁、芹菜、狗肉。

（二）药膳方

1. 龙须虫草蒸仔鸡

【原料】玉米须 30 克、冬虫夏草 6 克、仔鸡 1 只（约 500 克）、姜 5 克、葱 10 克、盐 5 克。

【制作】把冬虫夏草用酒浸泡，洗净；仔鸡宰杀后去毛及内脏、爪；玉米须洗净，放入炖锅内，加水 50 毫升，煮 25 分钟，去渣，留汁液；姜切片，葱切段，待用。把鸡放入蒸盆内，把盐抹在鸡身上，加入玉米须汁液，冬虫夏草放在鸡腹内，姜、葱放在鸡身上，加清水 100 毫升。把蒸盆置大气蒸笼内大火蒸 50 分钟。

【用法】每日 1 次，每次吃鸡肉 50 克。

2. 杜蓉桂牛肉

【原料】炒杜仲 20 克、肉苁蓉 30 克（大便闭结者用 60 克）、肉桂 10 克、牛腿肉 400 克、干辣椒 3 只、花椒 8 粒，酱油、精盐、白糖、味精、黄酒、大蒜、葱、辣椒粉各适量。

【制作】将杜仲、肉桂、肉苁蓉煎两遍，留取过滤汁。将牛肉切丁，大蒜去皮拍松，干辣椒煎成小方丁。姜切片，葱切末。将炒锅放花生油，烧至油八成热时，将牛肉丁倒入，炸至外表略脆时捞起。锅内留底油，投入干辣椒煸炒出香味，再放花椒、蒜片、姜片、辣椒粉炒一下，加酱油、药汁、盐、黄酒，再倒入牛肉丁、加清汤适量，小火煨酥后开旺火收干汤汁，加味精，撒葱花，淋麻油装盘即可。

3. 杜仲附姜羊肉汤

【原料】杜仲 15 克、生姜 20 克、熟附片 9 克、羊肉 200 克、葱 10 克、蒜 15 克、盐 5 克。

【制作】生姜洗净、切片，葱切段，羊肉洗净，在开水里稍过一下，去血水，熟附片洗净，先加水 100 毫升，炖 1 小时。羊肉、熟附片、生姜、葱放入炖锅内，加清水 1000 毫升，用大火烧开，撩去浮沫，再用小火煮 1 小时即成。每次吃羊肉 50 克，喝些汤，隔天吃一次。

4. 韭菜杞子炒虾仁

【原料】韭菜 200 克、枸杞子 30 克、虾仁 50 克、姜 5 克、葱 10 克、盐 5 克、素油 30 克。

【制作】把韭菜洗净，切 3 厘米长的段，虾仁泡软，洗净沥干，枸杞子冲洗沥干，姜切丝，葱切段。把炒锅置大火上烧热，加入素油，烧六成熟时，下入姜、葱爆香，立即下入虾仁、韭菜、枸杞子、盐，炒熟即可。每日 1 次，佐餐食用。

六、肾阴阳两虚证

（一）常用原料

夏枯草、猪瘦肉、红枣、何首乌、海藻、昆布、核桃仁、黄豆、洋葱、粳米、当归、人参、龙眼肉、巴戟天、杜仲、黄芪、黑芝麻、绞股蓝、花生、龟、兔肉、红萝卜、山楂。

（二）药膳方

1. 昆布海藻黄豆汤

【原料】昆布、海藻各 30 克，黄豆 150～200 克。

【制作】将昆布、海藻用水洗净，与黄豆同放入锅内，加水适量，用小火炖汤，汤成加少许白糖调味。

【用法】每天 2 次。可经常辅助饮用。

2. 天麻黄精猪脑羹

【原料】猪脑 1 个，黄精、天麻各 10 克。

【制作】将猪脑、黄精、天麻同放入锅内，加水适量，以文火煮炖 1 小时成稠羹汤。

3. 巴戟天天冬炖瘦肉

【原料】巴戟天 10 克、天冬 10 克、山楂 10 克、猪瘦肉 200 克、姜 5 克、葱 10 克、盐 5 克。

【制作】巴戟天切段，天冬、山楂切片，瘦肉切块。把猪瘦肉、天冬、巴戟天、山楂同放锅内，加水 1500 克，放入姜、葱、盐，武火烧沸，再用文火炖煮 50 分钟即可。

【用法】每日 1 次，每次吃猪肉 30 ～ 50 克。

4. 平肝猪肉汤

【原料】猪瘦肉 500 ～ 1000 克、夏枯草 30 克。

【制作】将猪瘦肉洗净切块，再将夏枯草洗净，用纱布包好，一同放锅内，加水适量，炖煮，至肉熟透，加少许食盐调味，去夏枯草即可，每次 200 ～ 300 毫升，每日 1 ～ 2 次，喝汤吃肉。

5. 海参淡菜瘦肉汤

【原料】淡菜 40 克、海参（鲜）100 克、瘦猪肉 200 克、海带（干品）10 克。

【制作】将淡菜洗净，海参切段，猪肉切小方块，海带泡发洗净切丝备用。将淡菜猪肉放入锅内，加水，先用武火沸后改用文火炖至七成熟时加海参、海带及盐适量，至全熟止。

七、肝肾阴虚证

（一）常用原料

枸杞子、何首乌、粳米、猪瘦肉、红枣、银耳、杜仲、熟地黄、山楂、菊花、黑木耳、白酒、淡菜、皮蛋、海参、猪骨汤、夏枯草、天麻、蜂蜜、芹菜、香菇、莴笋、茶叶、决明子、槐角。

（二）药膳方

1. 黄精熟地脊骨汤

【原料】黄精 50 克、熟地黄 30 克、猪脊骨 500 克、盐少许。

【制作】将猪脊骨洗净切块，与黄精、熟地黄一起加水炖 2 小时，入盐调味。

【用法】每日 1 剂，分 2～3 次饮服。

2. 杜仲腰花汤

【原料】银杜仲 30 克、猪腰 1 对、冬笋肉 50 克、花生油 50 毫升、鲜汤 1000 毫升，料酒、精盐、酱油、胡椒粉、葱白各适量。

【制法】银杜仲洗净，用纱布袋扎好。猪腰去掉外膜，剖开两片，去臊腺，在内面切十字花刀，再分切成小方块，用清水浸泡，洗净，洒上料酒稍腌。冬笋肉切成小薄片，加盐炒熟。砂锅置武火上，放入鲜汤、冬笋、杜仲纱布袋，煮沸 30 分钟，去杜仲。将鲜汤和盐在另锅煮沸，下腰花氽热，再入料酒。将氽热的腰花捞入砂锅汤内，文火慢炖至香熟时入胡椒粉、味精、酱油、葱白调味即成。

3. 清脑羹

【原料】干银耳、炙杜仲各 10 克，冰糖 50 克。

【制作】先将杜仲加水 1000 毫升，煎熬半小时去渣，取药汁约 800 毫升备用。银耳浸泡，去蒂及杂质，洗净，与冰糖入药液中。文火煮至银耳熟烂即成。每日 1～2 次，每次 20～30 毫升。

4. 淮山枸杞子炖甲鱼

【原料】甲鱼 1 只、淮山药 25 克、枸杞子 12 克，精盐 1 小匙、鸡汤 1 杯半、姜 6 片、枣 6 枚。

【制法】甲鱼洗净，用开水烫去血沫，去掉黑衣，剁成块。淮山药和枸杞子均洗净，淮山药和姜切片。砂锅中倒入鸡汤，把原料全部放至砂锅中，开锅 30 分钟后，调入精盐，再煲 10 分钟即可食用。

5. 参麦蒸甲鱼

【原料】甲鱼 1 只（500 克）、北沙参 20 克、麦门冬 20 克、生姜 5 克、瘦火腿 50 克、鸡汤 100 克、生姜 5 克，葱、黄酒适量。

【制作】将甲鱼宰杀沥净血，用开水烫后刮去背及裙边黑膜、脚上白衣，剁去爪、尾，开胸除内脏，洗净，放入清水中煮沸，再用文火煮半小时。取出撕去黄油，剔除背壳，腹甲及四肢粗骨切成 2 厘米小方块，置于碗内。麦门冬、北沙参煎两次合并滤汁浓缩至 50 毫升，与鸡汤、葱、姜、火腿片、食盐、黄酒一起加入碗内，将碗放入笼屉中蒸制甲鱼肉烂熟为止。

（三）代茶饮

1. 杞菊菟丝茶

【原料】枸杞子 20 克、白菊花 6 克、菟丝子 15 克。

【制作】开水冲泡，代茶饮，每日 1 剂。

2. 首乌芝麻茶

【原料】何首乌 20 克、黑芝麻 10 克（炒熟研碎）、绿茶 3 克。

【制作】开水冲泡，代茶饮，每日 1 剂。

第 3 节　作用原理

中医认为"药食同源"，二者互补互用，对于防病治病有着较好的疗效，符合传统养生观念。中药的降压速度虽然不及西医，但能通过其对脏腑机能的调节，减少导致血压升高的病理因素影响，从而达到防治血压升高的效果。

在中医理论指导下，利用食物药物所含性味功效，作用于一定的脏腑，达到调和气血、平衡阴阳、扶正固本、延年益寿的目的。对于不同类型的高血压，可根据药物的性味归经选择不同的中药。天麻味甘，平，归肝经，具有平抑肝阳、息风止痉的作用，夏枯草、决明子具有清热泻火的作用，钩藤味甘，性凉，归肝、心包经，具有清热平肝、息风定惊的作用，菊花味甘、苦，性微寒，归肺、肝经，具有清热解毒、平肝明目、散风清热的功效，可用于肝火上炎、阴虚阳亢型高血压，石菖蒲味辛，性微温，具有化痰开窍、祛风除湿、理气活血等功效，薏苡仁性凉，味甘淡，归脾、胃、肺经，具有利水渗湿、健脾止泻等作用，泽泻性寒，味甘淡，归肾、膀胱经，具有利水渗湿、泄热、化浊降脂的作用，陈皮性味辛苦温，具有理气燥湿的功效，山药性味甘平，可补脾养胃，可用于痰湿壅盛型高血压，川芎性味辛性温，归肝、胆、心包经，具有行气活血、祛风止痛的作用，山楂性微温，味酸、甘，具有消食健胃、行气散瘀、化浊降脂的作用，三七味甘、微苦，性温，归肝、胃经，具有散瘀止血的作用，可用于痰瘀互结型高血压；杜仲性味甘温，归肝、肾经，具有补肝肾等功效，桑椹味甘，性微寒，入心、肝、肾经，具有滋阴补血、补益肝肾的功效，枸杞子性味甘平，归肝、肾经，具有滋补肝肾的作用，肉苁蓉性味甘咸温，归肾、大肠经，具有补肾阳，益精血，润肠通便的作用，羊肉性味温甘，主入脾肾二经，具有补益脾肾、温中祛寒、补肾壮阳的作用，罗天益《宝鉴》云："粳米粥气薄味淡，阳中之阴也，所以下行能利小便"，可用于治疗肾阳虚型、肾阴阳两虚型以及肝肾阴虚型高血压。

从现代药理方面来看，随着研究的深入，高血压食疗方中常用中药的降压机制越来越明确。例如食疗方中常用的山楂，其成分主要为黄酮和三萜，降压机制为通过调节内皮依赖性舒血管物质减少外周血管阻力，同时通过抗氧化作用来保护高血压诱发的重要组织器官损伤。决明子的主要成分为蒽醌类物质，其扩血管作用可能与抑制受体操纵性钙通道开放、调节血管内皮细胞 iNOS 和一氧化氮释放有关。钩藤中含有的钩藤碱和异钩藤碱均具有降压的作用，主要通过抑制血管运动中枢，阻滞交感神经，扩张外周血管，降低阻力来达到降压的目的。天麻则是通过天麻素降低外周血管和冠状血管阻力而实现降压作用。葛根中的葛根素具有扩血管、降血压、抗心肌缺血等作用。牡蛎的降压机制可能与下调血浆 NE、E、Ang Ⅱ、ALD 含量，上调血浆 NO 水平有关。佛手有利尿排钠，扩张血管、降压的功能，降血压作用可能主要与肾素 — 血管紧张素 — 醛固酮系统有关，研究表明，饮食中钾、钙的摄入量与血压水平呈负相关，所以在通过食疗来改善高血压的时候应适当增加含钾、钙丰富的食物，如苹果、海带、莲子、芹菜、紫菜等。蛋白质中的脂蛋白和蛋氨酸具有降低血压的作用，所以适量摄入优质蛋白对降低血压也具有一定的作用，如海产品、牛肉、鸡肉等。

（武玉洁　王迎春）

参考文献

[1] 陈汉裕,陈凤丽,刘敏超,等.古今岭南中医对眩晕认识[J].环球中医药,2017,10(7):843-845.

[2] 哈斯也提.探讨中医食疗对高血压患者生存质量的影响[J].中国医药指南,2015,13(33):194.

[3] 姜德友,朱紫薇.眩晕病食疗源流考[J].河南中医,2011,31(7):710-712.

[4] 谭兴贵.高血压病药膳食疗「续二」[J].东方食疗与保健,2012(5):33-37.

[5] 谭兴贵.高血压病药膳食疗「续四」[J].东方食疗与保健,2012(7):33-37.

[6] 陈敏,JACKY.降压养生食谱[J].医药前沿,2008(3):28-31.

[7] 39健康网.多喝几款药粥有助于降血压[J].心血管病防治知识,2015(7):70.

[8] 刘成祥,庞保珍,庞慧卿,等.中医对高血压病的药膳治疗[J].光明中医,2015(12):2684-2685.

[9] 王改勤,贾玉颖.高血压病人的饮食治疗[J].河南中医,2004,24(7):88-88.

[10] 张令伟.高血压食疗法[J].辽宁中医学院学报,2005,7(4):373-373.

[11] 马福良.高血压对症辨型饮药茶[J].今日科苑,2006(4):53-53.

[12] 胡连海.高血压药膳食疗方[J].家庭健康:医学科普,2007(7):5-6.

[13] 佚名.巧用药膳平稳降压[J].医学文选,1998(6):48.

[14] 孙清廉.高血压患者的食疗方[J].家庭中医药,2018(6):23-25.

[15] 秦宁.高血压病人的食疗[J].今日科苑,2005,(3):46.

[16] 陈清江.高血压药膳调养(一)[J].健康博览,2013(4):18-20.

[17] 周鹏.高血压病药膳[J].山东食品科技,2000(3):37-37.

[18] 朱宏,姜琳(图).药膳巧降压[J].食品与药品,2006,8(10B):72-73.

[19] 卢长庆.高血压病预防及治疗药膳[J].家庭中医药,1995(5):27-28.

[20] 陈清江,陈琦.阳虚型高血压常用药膳高血压药膳调养(四)[J].健康博览,2014(1):50-51.

[21] 陈清江,陈琦.痰浊内阻型高血压常用药膳高血压药膳调养(五)[J].健康博览,2014(3):50-51.

[22] 王树元.高血压病的食疗(下)[J].开卷有益:求医问药,1995(2):44-45.

[23] 蒋小敏.降压茶饮和药膳[J].家庭健康:医学科普,2019(5):17-17.

[24] 张笑迎,刘建学.降血压功能食品的研究进展[J].食品研究与开发,2008(8):174-177.

[25] 马征,刘健豪,马晓宁,等.银杏叶与山楂提取物配伍治疗SHR高血压的实验研究[J].中药药理与临床,2015,31(1):170-174.

[26] 于海荣,曲正阳,王一帆,等.决明子蒽醌苷对高血压大鼠血压、尿白蛋白及 β_2-微球

蛋白的影响[J].中国老年学杂志,2015,35(21):6041-6042

[27] 张丽萍.浅谈中药的降压作用及其机理[J].生物技术世界,2015(6):155.

[28] 朱庆磊,吕欣然.葛根素的药理学和临床应用研究进展[J].中草药,1997(11):693-696.

[29] 盛英坤,张杰,洪寅,等.牡蛎、石决明、瓦楞子生品与煅品对肝阳上亢型高血压大鼠降压作用机制的研究[J].新中医,2019,51(7):5-9.

[30] 王珊.谈中医食疗与高血压[J].科技资讯,2015,13(7):254.

第 10 章 足疗

第 1 节 历史源流

　　足疗就是运用中医原理，集检查、治疗和保健为一体的无创伤自然疗法。我国是足部疗法起源最早的国家，几千年前的中国就有关于足部按摩的记载。据考证，当年足疗与针灸在我国为"同根生"之疗法。古代《黄帝内经》"足心篇"之"观趾法"；隋朝高僧所撰《摩诃止观》之"意守足"；汉代神医华佗著于《华佗秘笈》之"足心道"，司马迁《史记》之"俞跗用足治病"；宋代文豪苏东坡先生对养生颇有研究，对坚持摩擦足底涌泉穴对身体的益处就大加赞赏，称"其效不甚觉，但积累至百余日，功用不可量，比之服药，其效百倍"。说明中国人很早就对足部按摩有益于健康有很深的了解。中医疗法（包括足部按摩）在唐代即传入日本、朝鲜。元朝以后又传入欧洲（元朝滑伯仁之《十四经》）。明朝时期，足部按摩得到进一步发展。后因封建礼教、女子裹脚等轻视足部健康的"政策"、民风，大大影响了该疗法的健康发展。特别是到了清末，这一中国历史文化遗产更是遭到了外国列强的残酷掠夺，一度在国内"销声匿迹"，几乎失传。19世纪30年代，美国印古哈姆在《足的故事》中专门介绍了"足部按摩疗法"。1975年，瑞士玛鲁卡多出版《足反射疗法》，从学术上总结了人类关于足部反射区的自然疗法。1985年，英国现代医学协会正式将足部按摩方法定为"现代医学健康法"。1989年，美国加利福尼亚州召开了"足反射疗法大会"。至今，足疗还在发展中。

第 2 节　操作方法

一、足部反射疗法

反射疗法，是一种通过对全身各个反射点、反射区施以按摩手法，刺激反射区，从而调整脏腑虚实，疏通经络气血，以预防或治疗某些疾病的方法。

（一）治疗配区

1. 基本反射区

基本反射区主要包括肾反射区、输尿管反射区、膀胱反射区。

2. 症状反射区

症状反射区包括大脑反射区、小脑反射区、前额反射区、甲状腺反射区、腹腔神经丛反射区、肝反射区。

3. 相关反射区

相关反射区包括脾反射区、前列腺（或子宫）反射区、生殖腺反射区。

足部治疗配区如图 11-1 所示。

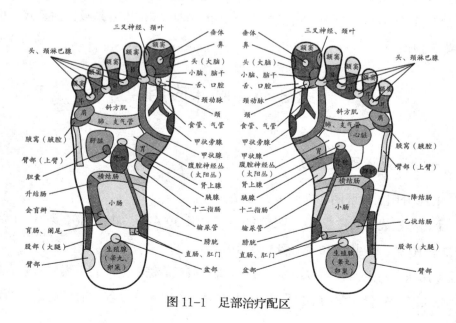

图 11-1　足部治疗配区

（二）操作

找出不同敏感反射区或敏感点后，均采用重手法，施行推按或点按，以达到一定的渗透力度，使患者疼痛能忍，放松后感到舒服为最佳力度。

二、中药足浴

中药足浴具有促进气血运行、温煦脏腑、通经活络的作用，同时可起到稳定血压，缓解高血压症状的作用，对于高血压有一定的疗效。

高血压属中医"目风""头眩"范畴，与肝肾有关。中药泡脚，药物通过足部吸收，通过对足部经穴及放射区的刺激，从而调整阴阳，改善循环，促进代谢。还能调整体内脏腑、气血、水火、阴阳偏盛偏衰，调畅气机而降压。透皮吸收药物几乎完全避免了药物对胃肠的刺激及不良反应。安全、有效、无不良反应，是一种绿色降压疗法，值得推广的中医特色疗法。

三、足底拔罐

拔罐可刺激足底穴位。足底是人体的全息系统，足底拔罐可以刺激人体脏腑各个部位，在刺激作用下，可增强细胞免疫功能，促进局部血液循环，提高新陈代谢，起到全身保健、增强体质的作用。足底穴位主要是吸拔涌泉穴，可以调节血压。

第3节　临床应用

一、常见降压足浴方

1. 平肝阳、益肝阴、降血压足浴方

【药方组成】桑枝 20 克、明矾 30 克、钩藤 30 克、菊花 10 克、桑叶 10 克、茺蔚子 10 克、怀牛膝 10 克、桑寄生 10 克。

【用法】将上药装入布袋加水 4000 毫升煎煮取液，先熏脚后温洗双足，每日 1 次，每剂可用 2～3 次，一周为 1 疗程，连续 4 个疗程，血压稳定后可改为 2～3 日熏泡脚 1 次。

【功效】平肝阳，益肝阴，降血压。

2. 疏肝下气、温经通脉足浴方

【药方组成】肉桂 50 克、吴茱萸 50 克。

【用法】将上药共研细末，每次取 10 克左右加米醋调为稀糊状，外敷于双足心肾反射区，每日 1 换，连续 5～7 天。

【功效】温经通脉，疏肝下气。

3. 降压利尿足浴方

【药方组成】茺蔚子 15 克、桑枝 20 克、桑叶 20 克。

【用法】将上药加水 4000 毫升煎煮取液，先熏脚后温洗双足，每日 1 次，发作时每日 2 次，每剂可用 2～3 次，10 天为 1 疗程。

【功效】利尿降压。

4. 降压清肝足浴方

【药方组成】芹菜 50 克、桑枝 30 克、桑叶 30 克。

【用法】将上列药物加水 4000 毫升煎煮取液，先熏足后温洗双足，每日 1 次，发作时每日 2 次，每剂可用 2～3 次，10 天为 1 疗程。

【功效】清肝降压。

5. 清热安神、平肝潜阳足浴方

【药方组成】夏枯草 30 克、菊花 20 克、桑叶 15 克、钩藤 20 克。

【用法】将上药加水 4000 毫升煎煮取液，先熏脚后温洗双足，每日 1 次，每剂可用 2～3 次，10 天为 1 疗程。

【功效】平肝潜阳，清热安神。

【注意】高血压患者使用中药足浴时的水温不宜过高，一般水温在 40 摄氏度即可，足浴时间也不可过长，最好不要超过 20 分钟，否则会引起头晕症状，甚至加重病情。

二、临床观察

郭培才等选取 63 例痰湿型高血压患者，随机分为两组，对照组 32 例予常规治疗，治疗组 34 例予常规治疗加用温胆汤加减配合中药沐足包治疗，治疗前后评价患者的临床疗效。结果显示，治疗后，治疗组总有效率为 94.1%，显著高于对照组的 73.5%（$P<0.05$）；且治疗后，两组血压均较前降低，治疗组舒张压显著低于对照组（$P<0.05$），收缩压则降幅相当，差异无统计学意义（$P>0.05$）。结论：温胆汤加减配合中药沐足包可在一定程度上改善痰湿型高血压患者的临床疗效。

李和珍等采用方便抽样，选择 60 例住院进行高血压治疗且符合纳入标准的患者，按随机数字表法，分为对照组 30 例，观察组 30 例，对照组服用苯磺酸左旋氨氯地平片治疗，观察组在其基础上联合足浴加吴茱萸贴敷涌泉穴，晚 20 时先足浴 20 分钟后贴敷，次日晨 6 时取下，共 10 小时，每日 1 次，疗程为 1 周，观察两组患者治疗前后的血压变化及临床症状。干预后，观察组疗效优于对照组（$P<0.05$），降压效果更显著，临床症状改善更明显。

白晨龙等将研究对象选定为 118 例高血压患者，均于 2018 年 1 月 1 日—2019 年 1 月 1 日入院接受治疗，分组方法：投掷硬币法。对照组应用穴位贴敷治疗，观察组应用穴位贴敷与中药足浴联合治疗，比较临床疗效。治疗后，两组有效率以及血压差异显著，观察组有效率较高，血压较低，差异具有统计学意义（$P<0.05$）。

刘玮等选择从 2017 年 2 月—2019 年 3 月于院中进行治疗的高血压失眠患者 98 例，随机分为研究组与对照组，其中前者 49 例给予潜阳安神汤足浴联合穴位按摩治疗，后者 49 例给予潜阳安神汤足浴治疗，对比研究组与对照组睡眠治疗与疗效。治疗前研究组的入睡预备时间比对照组的长，治疗后研究组的入睡预备时间明显比对照组短（$P<0.05$）。而治疗前研究组的夜间实际睡眠时间、睡眠效率与对照组相差不多（$P>0.05$），治疗后研究组的夜间实际睡眠时间、睡眠效率明显优于对照组，具有统计学意义（$P<0.05$）。研究组的有效人数为 47 例，有效率为 95.92%，对照组的有效人数 39 例，有效率为 79.59%，前者优于后者，且二者差异显著（$P<0.05$）。说明对于高血压失眠患者采用潜阳安神汤足浴联合穴位按摩法治疗，既能保证患者睡眠质量，还能减少患者入睡预备时间，是理想的治疗方法，可以广泛利用。

尚德师等选取上海市第六人民医院金山分院中医内科门诊 1、2 级高血压证属肝火亢盛夹痰浊型病人 60 例，随机分为治疗组和对照组，每组 30 例。对照组口服苯磺酸左旋氨氯地平片和辛伐他汀片，治疗组在对照组的基础上加用平肝化浊浴足方浴足，每晚 1 次，共治疗 6 个月，分别于试验前后检测并分析病人 AIP、IMT 水平。与口服苯磺酸左旋氨氯地平片和辛伐他汀片治疗相比，基础治疗加用平肝化浊浴足方能显著降低高血压病人 AIP、IMT 水平（$P<0.01$）。结果证明基础治疗加用平肝化浊浴足方治疗 1、2 级高血压病人，对动脉硬化作用明显。

赵艳等选取医院 2019 年 3 月—2019 年 12 月收治的老年人高血压患者 100 例，采用随机数表法分成对照组与观察组各 50 例。对照组采用单纯穴位贴敷，观察组采用足浴联合中药穴位贴敷治疗联合护理，观察对比两组患者治疗效果及治疗前后血压情况。结果显示，治疗后对照组患者总体疗效显著低于观察组，观察组收缩压与舒张压明显优于对照组（$P<0.05$），表明临床治疗老年高血压患者采用足浴联合中药穴位贴敷治疗的效果显著。

肖莹莹等选取 2015 年 10 月—2018 年 5 月在广东省中医院大学城医院综合科住院的年龄大于 60 岁的高血压病人 100 例，按随机数字表法分为治疗组和对照组，各 50 例。两组均给予常规治疗与健康指导，在此基础上治疗组、对照组分别行特色沐足方、温水沐足治疗 1 周。比较两组临床疗效、血压、生活质量，并行安全性评价。结果显示，治疗组总有效率为 98.0%，明显高于对照组的 80.0%，差异有统计学意义（$P<0.05$）。治疗 1 周后，两组收缩压、舒张压均较治疗前下降，SF-36 生活质量量表评分均较治疗前升高（$P<0.05$），且治疗组收缩压、舒张压明显低于对照组，SF-36 生活质量量表评分高于对照组（$P<0.05$），且治疗组收缩压、舒张压明显低于对照组，SF-36 生活质量量表评分高于对照组（$P<0.05$）。结果证明，采用特色沐足方沐足有助于改善老年高血压病人的临床症状，降低血压水平，提高病人的生活质量。

冷东东等选择从 2017 年 11 月—2019 年 1 月在院确诊并进行治疗的原发高血压患者总共 80 例进行观察和研究。随机分为两个小组，对照组采用常规降压治疗，试验组在常规降压治疗的基础上联合足浴及足底按摩治疗，两组患者数目相同，比较经过差异化护理干预后，组间患者疾病症状的评分以及不良反应的发生差异。试验组临床治疗后血压及心率水平较对照组患者改善显著，患者治疗后各种症状的评分较对照组低（$P<0.05$）。结果证明，对原发性高血压患者施行足浴及足底按摩治疗，有利于患者高血压相关症状的改善，加强临床治疗的效果，利于构建和谐的医患关系，可以作为高血压临床治疗之外的辅助干预方法。

戴玉等将 2018 年 2 月—2019 年 2 月收治的 100 例 ISH 患者作为研究对象，按照随机数字表法分为研究组与对照组，每组 50 例。对照组采用常规降压药物治疗，研究组在对照组的基础上采用中药足浴治疗。比较两组的血压控制疗效，治疗前后的收缩压、舒张压水平，血清炎症指标水平，生活质量，结果显示研究组的总有效率高于对照组（$P<0.05$）。两组治疗后的收缩压、舒张压水平低于治疗前，且研究组治疗后的收缩压、舒张压水平低于对照组（$P<0.05$）。两组治疗后的血清白细胞介素 -6（IL-6）、肿瘤坏死因子 -α（TNF-α）、C 反应蛋白（CRP）水平低于治疗前，且研究组治疗后的血清 IL-6、TNF-α、CRP 水平低于对照组（$P<0.05$）。两组治疗后的 QOL 评分高于治疗前，且研究组治疗后的 QOL 评分高于对照组（$P<0.05$）。说明中药足浴应用于 ISH 患者中可发挥显著的降血压效果，且可有效缓解炎症反应，提高生活质量。

周娜等随机选取 2018 年 5 月—2019 年 5 月之间就诊于该院的 126 例高血压患者作为研究对象，按照随机数字表法将其分为试验组（n=63）和对照组（n=63），对照组患者按照常规治疗方式进行降压，试验组在常规治疗方式基础上增加中药足浴进行降压，对两组患者的治疗效果进行对比和分析。结果表明，试验组患者的降压效果明显优于对照组（$P<0.05$）。在高血压患者的治疗中，可增加中药足浴进行辅助治疗，能够有效降低患者的血压并改善患者的临床症状，值得应用和推广。

于俏等纳入 2014 年 12 月—2016 年 12 月住院部及心脏中心门诊的难治性高血压患者 142 例，随机分为治疗组及对照组。分别记录两组治疗前后的收缩压（SBP）、舒张压（DBP）、中医证候、AASI、生化指标进行分析。结果显示，血压控制方面，经治疗后治疗组 SBP、DBP 在 2 周下降的幅度较大，后一直持续下降；而对照组在治疗 4 周后血压出现平稳状态。在治疗后第 12 周，治疗组与对照组 SBP、DBP 具有明显统计学差异（$P<0.05$）；中医证候方面，治疗组 71 例中显效 49 例（69.0%），有效 19 例（26.8%），总有效率 95.8%；对照组 71 例中显效 38 例（53.5%），有效 22 例（31.0%），总有效率 84.5%（$P<0.05$）。生化指标方面，治疗组生化指标（Cr、CyS-C、UA）下降明显（$P<0.05$）。经 12 周的治疗后，治疗组与对照组相比，治疗组 AASI 显著下降（$P<0.05$）。结果证明邓铁涛沐足方对于持续降低难治性高血压患者血压、改善患者临床症状、减少血液中尿毒素及降低 AASI 有显著作用，对改善血管硬化程度及保护靶器官具有一定的临床意义，值得推广应用。

刘东灵等将 2016 年 3 月—2017 年 3 月期间重庆三峡医专附属医院针灸科收治的 60 例原发性高血压患者平均分为 A 组、B 组和 C 组。3 组患者均使用苯磺酸左旋氨氯地平片进行治疗。在此基础上，为 B 组患者使用普通温水进行浴足，为 C 组患者使用镇肝熄风汤进行浴足。然后比较两组患者的治疗效果。结果显示，与 A 组患者和 B 组患者经过治疗后相比，C 组患者治疗的总有效率更高，其中医证候积分更低（$P<0.05$），表明用镇肝熄风汤浴足法对原发性高血压患者进行辅助治疗的效果显著，可明显改善血压的水平。

张丹等选取符合条件的 140 例高血压眩晕患者，随机分为对照组和观察组各 70 例。两组均口服苯磺酸左旋氨氯地平片，血压不能控制者可加用其他降压药。观察组加用耳穴贴压结合中药浴足疗法。两组均观察治疗 4 周。治疗过程中密切监测两组患者的血压，治疗前后评定眩晕程度评分和生活质量评分。治疗后，观察组改善血压的疗效优于对照组（$P<0.05$）。两组 SBP、DBP 均较治疗前下降（$P<0.01$），观察组 SBP、DBP 均低于对照组（$P<0.05$）。两组眩晕程度评分均较治疗前下降（$P<0.01$），观察组眩晕程度评分低于对照组（$P<0.01$）。两组生活质量评分均较治疗前升高。

第 4 节 作用原理

一、循环学说

心脏有节律地跳动，血液不停地在全身循环流动，成为机体内外物质运输和交换的重要通道。当人体某个器官机能异常或发生病变时就会产生一些对人体有害的代谢产物沉积在循环通道上，由于足部是处于远离心脏的部位，加之地心引力的影响，这些有害物质就很容易在足部沉积下来，造成局部皮肤组织变异的现象，如皮肤变色、皮下颗粒、索条硬结节等通过采用足部按摩，可促进血液循环、通畅，最终通过肾脏等排泄器官，将这些沉积物排出体外，恢复脏腑器官的正常功能。现代医学认为，脚是人体的"第二心脏"，脚有无数的神经末梢与大脑紧密相连，与人体健康息息相关。

二、反射学说

人体各个系统能彼此保持密切的联系、合作与协调，是依靠复杂的体液、神经等系统来完成的。人体的体表和内脏，到处都有丰富的感受器，当感受器接受到外界或体内环境的变化，就会引起神经冲动，沿传入神经到中枢神经，中枢神经进行分析综合产生新的冲动，再沿传出神经传至器官、腺体、肌肉，使之做出相应的反射，这就是神经反射的过程。足部分布着许多神经末梢构成的触觉、压觉、痛觉等感受器。它处于人体最远离中枢神经的部位。其信息传递的途径是足部-脊髓-大脑，而脊髓又与各个脏腑器官连接。因此，足部存在着人体各个部位和脏器的信息，同样足部受到的刺激也可以传递到全身，是一个反应最敏感的反射地带，所以当人体各部位脏腑器官发生异常时，足部就会出现某些相关的信息。足部分布着非常丰富的神经组织，通过有效刺激足底反射区，可使相应组织器官的功能得到调节。

三、全息论原理

中医以局部观全体，把脚看作是人体的全息胚，上面充满了五脏六腑的信息，人体的五脏六腑在脚上都有相应的投影，对脚的按摩就是对全身的按摩，能够促进气血运行、调节内脏功能、疏通全身经络，从而达到祛病驱邪、益气化瘀、滋补元气的目的。现代医学认为，脚是人体的"第二心脏"，脚有无数的神经末梢与大脑紧密相连，与人体健康息息相关。因此，经常用热水洗脚，能增强机体免疫力和抵抗力，具有强身健体、延年益寿的功效。

四、中医经络学原理

足部按摩通过对脚的按摩能刺激调理脏腑，疏通经络，增强新陈代谢，从而达到强身健体、祛除病邪的目的。从拥有 2000 多年历史的中医经络学说的角度，更能说明双脚与全身的密切关系。经络学说认为：双足通过经络系统与全身各脏腑之间密切相连，构成了足与全身的统一性。人体十二正经中，有六条经脉即足三阴经和足三阳经分布到足部。足部为足三阴经之始，足三阳经之终。这六条经脉又与手之三阳经、三阴经相连属，循行全身。奇经八脉的阴跷脉、阳跷脉、阴维脉、阳维脉，也都起于足部，冲脉有分支到足部，从而加强了足部与全身组织、器官的联系。因此，脏腑功能的变化都能反映到足部上来。

因此，刺激足底的这些穴位，促进气血运行，调节内脏功能，疏通全身经络，从而达到祛病驱邪、益气化瘀和滋补元气的目的。足疗还能增强机体免疫力和抵抗力，具有强身健体和延年益寿的功效。

（朱世壮　王媛）

参考文献

[1] 邹伟, 封玉时. 足部反射疗法在高血压的治疗及预防中作用的探讨 [J]. 双足与保健, 2008 (4): 33–35.

［2］郭培才，黎丽娴，罗坚文，等．温胆汤加减配合中药沐足包治疗痰湿型高血压患者34例［J］．按摩与康复医学，2020，11（16）：46–47.

［3］李和珍，颜清玲．足浴加吴茱萸贴敷涌泉穴治疗高血压的临床观察［J］．心血管病防治知识，2020，10（19）：47–49.

［4］白晨龙，尤文质．观察穴位贴敷联合中药足浴对高血压治疗的临床效果［J］．北方药学，2020，17（3）：36–37.

［5］刘玮，庄延田．潜阳安神汤足浴联合穴位按摩对高血压失眠患者睡眠质量效果观察［J］．临床医药文献电子杂志，2020，7（12）：35–36.

［6］尚德师，郭强．平肝化浊浴足方干预高血压病人血浆致动脉硬化指数及颈动脉内膜–中层厚度的临床研究［J］．中西医结合心脑血管病杂志，2020，18（3）：494–496.

［7］赵艳．足浴联合中药穴位贴敷治疗老年人高血压病的效果分析及护理措施［J］．智慧健康，2020，6（4）：169–170.

［8］肖莹莹，李新梅，吴少霞，等．特色沐足方治疗老年高血压的临床疗效和安全性观察［J］．中西医结合心脑血管病杂志，2019，17（24）：3992–3995.

［9］冷东东，史建悦．温水足浴配合足底按摩对原发性高血压患者的影响观察［J］．双足与保健，2019，28（20）：41–42.

［10］戴玉．中药足浴治疗收缩期高血压患者的效果［J］．中国当代医药，2019，26（29）：160–163.

［11］周娜，王素兰．中药足浴辅助治疗高血压临床护理评价［J］．双足与保健，2019，28（17）：23–24.

［12］于俏，吴焕林．邓铁涛沐足方治疗难治性高血压的临床疗效［J］．辽宁中医杂志，2019，46（1）：79–82.

［13］刘东灵，蒋辉，张莉，等．用镇肝熄风汤浴足法对原发性高血压患者进行辅助治疗的效果探析［J］．当代医药论丛，2018，16（24）：205–206.

［14］张丹，袁玲玲，林晶晶．中药浴足与耳穴贴压联合西药治疗高血压眩晕效果分析［J］．新中医，2020，52（9）：150–153.

第11章 水疗

第1节 历史源流

　　水疗是用不同温度、压力和成分的水，用不同的方式作用于人体的全身或局部，以达到缓解压力、防病、治病、美容的目的。自古代开始，世界各地的人们就相信"水可以预防、治疗疾病"，尤以欧洲地区为最。"水可以治病"这一说法在现代医学界也受到了格外的关注。20世纪60年代，水疗基础研究取得2项重大进展：水被视为太空失重的奇妙的替代物；水的浸浴是模拟中央体液扩张的最好方法。20世纪80年代中期以后，由于康复医学的崛起，人们保健意识的增强，水疗康复价值被不断呈现，水的浮力能减低关节所承受的压力，水的阻力随肢体移动的速度而改变，因此，水中运动比地面运动安全得多。正是由于水疗的这些独特优点，在欧美国家许多医院的康复中心都设有水疗室。现在，水疗被广泛应用于脑卒中、孤独症、烧伤瘢痕等康复治疗中。水疗到今天已延续了几百年，它的发展在各地也有不同的传说。古罗马人发现浸泡各种矿泉浴和被山泉、瀑布的自然冲击可以治疗各种疾病与疼痛，同时具有养生美容功效，这些疗效由此传播到各处，因而水疗名声大振，迅速风靡整个欧洲。20世纪60年代，水流在全球再度受到欢迎，人们为享受水疗建立了一座座水疗中心。受到欧美流行风的影响，20世纪七八十年代水疗热潮风靡东南亚，中国的各种水疗馆日益兴起，一种新文化传播开来。

第2节　实施方法

水疗按其使用方法可分浸浴、淋浴、喷射浴、漩水浴、气泡浴等；按其温度可分高温水浴、温水浴、平温水浴和冷水浴；按其所含药物可分碳酸浴、松脂浴、盐水浴和淀粉浴等。

一、药物浴

在淡水中溶解无机盐类、芳香药类、有刺激性的药物、中草药再进行水浴，可替代天然矿泉水浴，亦可根据需要调节水中成分。

1. 盐水浴

淡水浴中加粗制食盐，配成1%～2%浓度，具有提高代谢和强壮作用，适用于风湿和类风湿性关节炎。

2. 松脂浴

亦称芳香浴，在淡水浴中加入松脂粉剂，浴水呈淡绿色，有芳香气味，多用于温水浴。具有镇静作用，常用于高血压病初期、兴奋过程占优势的神经症、多发性神经炎、肌痛等。

3. 碱水浴

在淡水中加入非精制的碳酸氢钠，则称苏打浴。又可同时加入氧化钙、氧化镁。具有软化皮肤角层和脱脂的作用，用于多种皮肤病。

4. 中药浴

根据中医辨证施治的方剂制成煎剂加入淡水浴中制作而成。

二、气水浴

气水浴是一种往淡水中溶一定浓度的气体，然后进行水疗的方法。

1. 二氧化碳浴

设备简单，可在家庭中进行。浴时皮肤明显充血发红，改善血循环，心率变慢，呼吸变慢加深，增强肺换气功能，减轻心脏负担。二氧化碳浴适用于轻度心脏功能不全、早期高血压病、低血压、血管痉挛、雷诺氏病等。动脉硬化、心绞痛、心力衰竭、动脉瘤、肺结核等疾病者禁用。

2. 硫化氢浴

硫化氢可通过无损的皮肤进入人体。能破坏实质细胞产生组织胺等活性物质，可提高单核吞噬细胞系统功能，可增加组织渗透性，减弱血脑障壁功能，对重金属如铝、汞、铋等中毒具有解毒作用。硫化氢浴适用于代偿期的心血管系统疾病、慢性铝中毒、闭塞性脉管炎、银屑病、干性湿疹、慢性复发性疖病、慢性溃疡等。肝肾疾病伴功能不全者禁用。硫化氢有剧毒，有臭味，故浴时室内通风设备要良好，严格掌握适应证。

3. 氡浴

氡是镭的蜕变的直接产物，可溶于水，具有放射性，放射出 α、β、γ 射线。半衰期为 92 小时，故制备的浓缩氡气应及时使用。氡气浴适用于风湿性、感染性或代谢性关节炎，痛风，神经根炎，神经症，慢性血栓性静脉炎，盆腔炎，胃、十二指肠溃疡，慢性湿疹等。活动性肺结核、重症动脉硬化、恶性肿瘤患者等禁用。

三、水中运动

在水中进行各种体育锻炼的治疗方法。有水疗和医疗体育的双重治疗作用。适用于肢体运动功能障碍、关节萎缩、肌张力增高的患者，借助水的浮力，患者在水中可以进行主动运动，如体操、游泳、单杠、双杠、水球等，也可以在医务人员的指导和帮助下进行肢体和关节被动运动和进行水中按摩等。

四、温泉水疗

是常用水疗之一，一般采用浸浴水疗法，每次20～30分钟，每日1～2次，轻音乐背景下，治疗师用轻柔舒缓的语言对患者进行心理治疗，引导患者进入一个全身深度放松的状态。温泉水疗时，通过多种作用机制，对人体的血液循环系统产生影响，起到降低血压的作用，不仅有即刻降血压效果，并且能使血压长时间保持稳定水平。

第 3 节　临床应用

陈松华选择 2010 年 1 月—2013 年 10 月来院疗养的 82 例中、青年高血压男性疗养干部，分为两组。其中，试验组 42 例，对照组 40 例。根据原发性高血压患者康复治疗的目标制定出长约 4 周有针对性的运动方案：利用天然温泉游泳的独特资源，5 天为一运动周期，每天运动 1 次，每次 45～60 分钟，分运动前热身 5～10 分钟，温泉游泳运动 30～35 分钟，运动后舒缓运动 10～15 分钟，运动强度为中等强度，公式计算一般为 50%～70% 最大心率或 40%～60% 最大摄氧量。运动量视年龄、体力而循序递增。运动时每分钟心率 = 静息时心率 +（按年龄预算的最高心率 – 静息时心率）×60%。停止活动后心率应在 3～5 分钟内恢复正常，休息 2 天，此为 1 个疗程，连续坚持 4 个疗程。两组患者疗养前收缩压、舒张压、血糖、总胆固醇、高密度脂蛋白、低密度脂蛋白、甘油三酯等指标均无统计学意义（$P > 0.05$），对照组治疗后各指标未见改善（$P > 0.05$），试验组治疗后各指标与治疗前相比显著改善（$P < 0.05$），且治疗后试验组与对照组各指标均有统计学意义（$P < 0.05$）。试验组，治疗前、后及与对照组比较，收缩压均下降（$P < 0.01$），舒张压均下降（$P < 0.05$），运动后血压较运动前与对照组比较有明显改善。结果表明，中等强度温泉游泳的运动对中青年高血压病患者不仅可降低血压，同时可降低血脂、血糖，从而降低高血压病引起的心、脑、肾等疾病风险，改善患者的体内环境，是一种理想的康复疗养方法。

潘志强选取 2019 年 2—11 月期间到医院疗养的患者，已确诊患原发性高血压病的 87 例疗养员。排除有严重并发症、重要脏器功能不全、认知障碍及精神疾病者。随机分为两组，对照组 43 例，男 35 例，女 8 例，年龄 42～68（57.67 ± 5.16）岁，病程 1～26（13.04 ± 4.16）年；观察组 44 例，男 36 例，女 8 例，年龄 41～67（57.59 ± 5.08）岁，病程 1～25（13.11 ± 3.18）年。所有患者疗养前均口服降压药，入院后原有药物治疗不变。每天早、中、晚 3 次监测并记录血压，疗养第 1 天、第 15 天取 3 次血压平均值作为疗养前后血压。

对照组为常规疗养，据疗养员血压情况指导治疗，讲解良好生活方式和运动习惯，疗养期间自由活动。观察组为高血压专病疗养。首先通过问诊及完成调查表格方式详细了解疗养员一般情况、高血压病情发展及用药状况、其他行为习惯等，每位疗养员均有指定医师负责。开展高血压健康宣教，以集中授课、个别指导相结合，每周开展一次高血压相关知识讲座。在疗养期间重视心理上的护理，多和疗养员沟通交流，使疗养员保持良好心态，保证心情舒畅、消除紧张、焦虑等不良情绪。合理膳食，严控盐、脂的每日摄入量，禁烟禁酒，按时按量餐饮。每天早餐后疗养院内散步 30～40 分钟，午餐后进行 30～60 分钟午休，晚餐后自由活动，限制中高强度的运动，21 时前回房间休息。15 天疗养期内分别组织景观疗养 4 次（每次为半天行程）、温泉水疗 5 次（均安排在下午 3 点组织腾冲疗区内温泉水全身浸浴治疗，保持水温 38.5～39.5℃，25～35 分钟 / 次），运动体疗训练 6 次（为太极拳和八段锦，1 小时 / 次）。结论显示，疗养前两组血压比较无明显差异（$P>0.05$）；疗养后对照组收缩压较疗养前明显降低（$P<0.05$），观察组收缩压及舒张压均较疗养前明显降低（$P<0.05$），且组间比较，疗养后观察组收缩压及舒张压均低于对照组，血压控制效果显著优于对照组（$P<0.05$）。所以认为矿泉浴可使心肌能量利用得到改善，血管扩张，使血压下降，且对神经系统、免疫系统都有一定影响。

郑宁宁选取 2012 年 7 月—2013 年 7 月来院疗养的患有慢性高血压病的疗养员 100 例作为研究对象，在药物治疗基础上给予温泉水疗治疗，通过自身前后对照，进行血压监测。结果显示疗养员的收缩压和舒张压均呈下降趋势，且下降幅度较为明显，由 156/95 毫米汞柱下降至 138/80 毫米汞柱。认为温泉水疗对于慢性高血压病具有一定的疗效，在配合药物治疗的情况下，可以有效地使疗养员血压控制在正常水平范围内，并且相较于仅进行药物治疗的情况下，血压水平有明显的降低。

郭广会以随机抽样的方式将我院 1998 年 3 月—2001 年 3 月收住院的患有原发性高血压病的疗养员分为漂浮组和对照组。两组疗养员均继续服用医嘱降血压药，并且均进行基础疗养措施，但漂浮组增加应用温泉水为漂浮液的漂浮治疗，治疗前后分别填写 SCL90 症状自评量表，对照观察两组疗效。结果显示

高血压病的非药物治疗

经 1 个月疗养后，漂浮组病人的收缩压与舒张压均明显下降，有效率为 67%；而对照组有效率仅为 13%。两组疗养员的精神症状均有改善，以漂浮组改善更为明显。所以认为温泉水漂浮疗法是治疗原发性高血压病的有效辅助治疗方法。漂浮疗法不仅有即刻降血压效果，即每次治疗后疗养员 SBP 和 DBP 均有显著下降，而且在漂浮治疗结束后的一月随访中，血压也仍能保持正常水平。

张洋选取 2016 年 10 月—2017 年 2 月在某院疗养的轻中度高血压疗养员 60 例为高血压组，按照治疗方法分为高血压 A 组和高血压 B 组，各 30 例，两组均给予常规降压治疗，高血压 A 组在此基础上给予兴城温泉水疗辅助治疗。选取同期的 30 例健康正常者为对照组，给予兴城温泉水疗辅助治疗。比较各组治疗前后血压的变化。结果显示治疗 8 周后，高血压 A 组降压效果明显优于高血压 B 组（$P<0.05$）。对照组血压水平无明显变化。结论：采用兴城温泉水疗对轻中度高血压疗养员辅助治疗疗效较好，不良反应少，常规温泉水疗对正常血压无明显影响。

柴光德选择 2010 年 3 月—2011 年 3 月在我院确诊为高血压病的门诊和住院患者 100 例作为研究对象，所有患者均遵医嘱服用降血压药物，按其是否同时应用温泉水疗分为水疗组和对照组。水疗组在每次水疗前后各测血压值，两组分别于治疗 1、2、4、8 周后测量血压进行疗效评估，测血压的方法为早晨 9：00～10：00，由专职医护人员在患者房间进行测量，每次测量前取卧位休息 15 分钟后，用标准汞柱式血压计测肱动脉血压，连续测量 3 遍，取得最低值作为血压值。结果显示水疗组在每次水疗后血压均有显著下降（$P<0.01$），且水疗过程中血压呈逐渐下降趋势。两组在治疗 1、2、4、8 周后血压均有下降，8 周后水疗组血压正常率 90.4%（47/52）高于对照组 62.5%（30/48），差异有统计学意义（$P<0.01$），且治疗组血压低于对照组（$P<0.05$）。

朱超选取近几年在我院疗养并按疗养计划实施海水浴体疗的疗养员 200 人，分为试验组（轻、中度原发高血压患者组）和对照组（健康疗养员组），每组各 100 人，观察记录两组疗养员出、入院时的血压和心率，计算两组疗养员的血压差和心率变化，采用配对研究 t 检验分析两组疗养员之间的血压和心率变化有没有差异。结果显示，经过为期 15 天规律的疗养和海水浴疗法，两组的血压和心率均有下降的趋势，而试验组的出院血压和心率降幅较对照组明显（$P<0.05$）；其中值得一提的是对照组的出院血压有向某个值（113/74 毫米汞柱，1 毫米汞柱 $=0.133$ kPa）集中的趋势。结论显示，北戴河海滨海水浴疗法对中、老年轻、中度原发性高血压有显著康复疗效；对正常疗养员的血压有良好的调节作用，有助于保持正常血压稳定。

吕晓鹏将 80 名高海拔地区疗养官兵随机分为氡温泉组和热水组，分别给予氡温泉浸浴或普通热水浸浴水疗，每日下午 30 分钟，疗程 10 天，比较两组水疗前后静息心率和血压的变化。结果显示同组内干预前后对比，氡温泉组水疗后静息心率、收缩压、舒张压较水疗前均明显降低（$P<0.05$）；热水浴组在水疗前后收缩压有显著降低（$P<0.05$），但舒张压和静息心率无明显变化（$P>0.05$）。组间对比，水疗后氡温泉组静息心率、收缩压、舒张压均低于热水浴组（$P<0.05$）。所以认为氡温泉浸浴能降低高海拔地区疗养官兵的静息心率、血压，对于恢复和促进高海拔地区疗养官兵身体健康具有重要作用。

张丽选取 2012 年 10 月—2014 年 10 月在本院疗养的原发性高血压患者 96 例随机分为对照组、水疗组、心理护理组、水疗 + 心理护理组，每组各 24 例患者，观察 4 周。在观察起点、终点分别测量患者血压、焦虑自评量表（SAS）、抑郁自评量表（SDS）评分，观察结束后对 4 个试验组数据进行 one-way ANOVA 分析。结果显示对照组治疗前后的收缩压、舒张压均无明显变化；心理护理组患者治疗后血压有下降的趋势，但差异无统计学意义；水疗组、水疗 + 心理护理组的患者血压在治疗后均显著下降。对照组治疗前后的 SAS、SDS 评分均无明显变化；水疗组、心理治疗组、水疗 + 心理护理组治疗前后的 SAS、SDS 评分均显著下降，但后两组的下降幅度更大。所以认为温泉水疗及心理护理治疗，原发性高血压患者的血压可获得显著性下降，心理健康状态亦可明显改善。

张治安选取 2013 年 5 月—2015 年 4 月间来本院进行治疗的原发性高血压患者 80 例，按随机原则分为对照组和观察组，各 40 例，对照组进行药物治疗，观察组在用药治疗基础上采用包括营养治疗和温泉水疗在内的综合物理疗法进行治疗。结果显示相较于对照组的总有效率（92.5%），观察组总有效率为（97.5%）有所提高，但并无显著差异（$P>0.05$）；治疗后两组收缩压和舒张压均显著低于治疗前，且观察组的血压控制效果显著优于对照组（$P<0.05$）。两组患者在治疗过程中均无不良反应的发生。所以认为综合物理疗法可提高原发性高血压药物治疗的临床疗效，有助于有效控制舒张压和收缩压，值得推广使用。

第4节 作用原理

水疗对人体的作用主要有温度刺激、机械刺激和化学刺激。

一、物理作用

（一）温度效应

当机体浸入 34.5～35℃恒温水中时，通过皮肤的温觉感受器的刺激，将温度变化的信息传入下丘脑，通过降低交感神经系统活性，舒张皮肤和内脏血管，减慢心率。而内脏血管舒张可引起中心血容量增加，致使心、肺和动脉压力感受器兴奋，从而反射性降低交感神经活性，降低外周血管阻力；同时，血管升压素释放减少，肾素-血管紧张素-醛固酮轴受到抑制，血压下降。王显华研究发现，37～39℃温热浴可以促进胆碱能神经递质效应，兴奋副交感神经系统，使血管扩张，血压下降。温泉水疗还能有效改善患者紧张、焦虑情绪，对血压下降产生有利影响。而当环境温度在 30～35℃时，人体血液循环加快，肾灌注升高，肾素-血管紧张素系统（RAS）活性降低，血压下降。刘慧鑫认为冷水疗可提高心肌收缩能力，改善心功能，降低心率，使血压降低。

（二）浮力效应

动物实验证明，通过条件反射可以导致狗的神经精神源性高血压。人的长期精神紧张、焦虑等状况也可引起血压升高，其可能原因是过度的神经、精神紧张使大脑皮质兴奋，抑制平衡失调，交感神经活动增强，儿茶酚胺类介质释放增多，从而导致小动脉收缩并继发引起血管平滑肌增殖肥大。而交感神经兴奋还可促使肾素释放增多，引起高血压，且长期的作用又可以维持高血压状态。温泉中的无机盐和矿物质使水质密度增加，浮力增大，机体在温泉中无任何着力点，这种宁静的状态有利于患者的肌肉放松和情绪稳定。这样可使心率耗氧量和肾上腺皮质激素水平降低，使血压得到有效的控制。温泉中患者精神、肢体的放松有利于血压下降，同时精神状态的松弛降低 RAS 活性，亦利于血压下降。胡佩诚等研究也证实了漂浮疗法能够有效降低患者血压，是高血压的一种辅助治疗方法。

（三）压力效应

研究发现，在 100 厘米水深处可以对人体体表产生 10.1 kPa（76 毫米汞柱）静水压，水压作用于表浅静脉、下肢和腹部，促使外周血容量向胸部和心脏转移。当水位达到髂嵴时，外周向中心血容量转移不十分明显，而当水位达到颈部时，转移至中心的血容量将增加 700 毫升左右，水位与膈肌或者剑突平齐时，中心静脉压（CVP）和右房压（RAP）力将升高 2.00 ～ 2.67 kPa（15 ～ 20 毫米汞柱）。CVP 的增加将会导致中心血容量增加，左室舒张末期容积增加，心脏每搏输出量增加，反射性减慢心率。Gabrielsen 等研究水疗对美国纽约心脏病协会（NYHA）分级为 Ⅱ ～ Ⅲ 级心力衰竭患者的影响发现，患者和健康人除了 CVP 和心脏每搏输出量增加外，两组体循环阻力也同等程度降低，而且去甲肾上腺素、肾素和血管升压素的释放也受到抑制。此外，温泉静水压力能够降低血液黏稠度，改善微循环，降低外周阻力，从而使血压下降。由此可见，温泉的压力效应使心率减慢，外周循环阻力降低，去甲肾上腺素、肾素和血管升压素的释放受到抑制，故血压下降。

二、化学作用

温泉中的微量元素可经皮肤进入人体，调节新陈代谢，改善神经感受器功能；附着于皮肤，直接对神经末梢产生刺激作用；在皮肤表层形成一层薄膜，保护和治疗皮肤病；调整机体体液酸碱度；气体成分则通过呼吸道进入体内而发挥作用。

（一）氡离子降压作用

氡离子有较弱的放射性。孙晓生等研究发现，含氡的矿泉对血压有双重作用，对高血压患者有降压作用，对低血压患者有升压作用，对心电图异常者有改善，对心电图正常者无影响。史永明认为氡浴可对中枢和自主神经系统、血管紧张度、心血管感受器、内分泌功能及组织和器官内的代谢过程发生影响。柴光德等研究发现，温泉水浸浴时，氡可通过皮肤或黏膜进入机体，亦可以在皮肤表层形成一层活性薄膜，对自主神经及中枢神经均有调节和平衡作用，促使心率减慢，血压下降，改善心血管功能。

（二）硫化氢降压作用

在原发性高血压发病机制中，高同型半胱氨酸（Hcy）作为一种新的危险因素被纳入其中。研究发现，我国原发性高血压患者中，75% 同时伴有高 Hcy 血症，而且高 Hcy 与原发性高血压的发生、发展密切相关，我国学者将同时伴有高 Hcy 的原发性高血压称为"H 型高血压"，建议同时控制高血压和高 Hcy。对原发性高血压患者的观察显示，原发性高血压初诊患者血浆硫化氢水平较低，且与血压水平呈负相关，提示内源性硫化氢的减少参与了高血压的形成及发展，在原发性高血压患者中存在内源性高 Hcy 及低硫化氢，而且其失调程度与患者收缩压升高水平呈正相关，外源性的硫化氢干预能够部分缓解高血压的形成。研究发现，硫化氢是人体内源性气体信号传导分子，可以引起血管平滑肌上腺嘌呤核苷三磷酸（ATP）敏感性钾（KATP）通道的开放，从而使血管舒张，血压下降，认为硫化氢是继一氧化氮、一氧化碳后的第 3 种气体信号传导分子。唐朝枢研究发现，硫化氢具有舒张血管平滑肌、降低血压、抑制心肌收缩力等多种心血管生物效应，可拮抗高 Hcy 血症诱导的心血管内皮损伤。因此，硫化氢可成为治疗高 Hcy 血症的新方法，通过降低 Hcy 水平降低血压的治疗思路成为可能。郝万鹏等研究发现，矿泉水中的硫化氢能够刺激皮肤感受器和血管内感受器，使血管扩张，血压下降。外源性给予硫化氢可使血压下降，认为硫化氢是治疗原发性高血压的一个新靶点。

（三）锶、钙、镁等其他矿物质的降压作用

锶元素广泛存在矿泉水中，是一种人体必需的微量元素，具有防止动脉硬化及血栓形成的功能。吴群等研究发现，锶温泉有明显降压作用。黎英等认为温泉水中钙、镁等离子能抑制大脑皮层兴奋性，平衡中枢神经系统兴奋和抑制过程，调整交感和副交感神经之间的平衡，故有很好的调节血压作用。安景法等研究发现，五龙背疗养院温泉属碳酸硅酸泉，其中含有碳酸、重碳酸、硫酸、碳酸根、钙、镁、硼、磷等微量元素离子 40 多种。通过对 I 级原发性高血压患者在五龙背疗养院疗养期间进行景观疗法、温泉水疗等理疗方法相结合的治疗研究发现，采用 38～39℃的温泉水浸浴 10～15 分钟，有改善血管张力、降血压的作用。

（宋庆雨　王萌萌）

参考文献

［1］柴光德, 范双莉, 肖国良, 等. 温泉水疗辅助治疗原发性高血压研究进展［J］. 河北中医, 2015, 37（3）: 472-475.

［2］安景法, 姜英勇, 刘博武, 等. 五龙背地区自然疗养因子对 1 级高血压患者的疗效观察［J］. 中华保健医学杂志, 2013, 15（1）: 86+88.

［3］陈松华, 邱永斌, 贾伟, 等. 温泉游泳对 I、II 级中青年男性高血压服药患者血压、血脂、血糖的影响［J］. 华南国防医学杂志, 2014, 28（12）: 1210-1211, 1231.

［4］潘志强, 张宁平, 严睿, 等. 军队疗养院高血压专病疗养的观察分析［J］. 西南国防医药, 2020, 30（1）: 45-47.

［5］郑宁宁, 董念, 孙艳新. 温泉水疗对慢性高血压病治疗作用的探究［J］. 中国疗养医学, 2014, 23（9）: 792-793.

［6］郭广会, 刘英锋, 刘阿力. 临潼温泉水漂浮疗法对老年原发性高血压病的疗效观察［J］. 中国疗养医学, 2001（6）: 6-9.

［7］张洋, 汤丽月, 王银. 兴城温泉水疗辅助治疗对轻中度高血压疗养员和健康疗养员血压的影响［J］. 中国疗养医学, 2017, 26（10）: 1031-1032.

［8］柴光德, 李惠, 邸敬格, 等. 平山温泉水疗对原发性高血压病的作用观察［J］. 河北医药, 2012, 34（10）: 1539-1540.

［9］朱超, 赵瑞新, 王衍睿. 海水浴疗法对我部疗养员中高血压患者血压的影响分析［J］. 中国疗养医学, 2015, 24（2）: 157-158.

［10］吕晓鹏, 莫东平, 陈长宇, 等. 氡温泉水疗对高海拔地区疗养官兵静息心率和血压的影响［J］. 西南国防医药, 2016, 26（6）: 658-660.

［11］张丽, 翟颖, 常虹. 五龙背地区温泉水疗结合心理护理辅助治疗原发性高血压的研究［J］. 中华保健医学杂志, 2016, 18（2）: 148-149.

［12］张治安. 综合物理疗法治疗原发性高血压患者的疗效观察［J］. 中外女性健康研究, 2016（13）: 80.

［13］王显华. 热矿泉水的医疗保健作用［J］. 科学时代, 2013（1）: 1-3.

［14］郭广会，刘英锋，刘阿力.临潼温泉水漂浮疗法对老年原发性高血压病的疗效观察［J］.
中国疗养医学，2001，10（6）：1-4.

［15］刘慧鑫.水疗对高血压的影响［J］.中国疗养医学，2010，19（12）：1077.

［16］张继业.脉君安片对 SH R 降压相关基因 mRNA 表达水平的研究［D］.武汉：湖北大学，
2009.

［17］苏英，胡佩诚.漂浮疗法的起源与研究现状［J］.中国临床心理学杂志，1999，7（4）：
58-62.

［18］张守彦，王显，胡大一.水疗在心力衰竭患者康复中的价值［J］.中国康复理论与实践，
2009，15（9）：841-843.

［19］崔继秀，刘阿力.矿泉对高血压病作用的研究进展［J］.中国疗养医学，2005，14（1）：
18-20.

［20］杜金廷，李志友，吴艳，等.威海矿泉浴对心电图血压微循环心率的综合影响动态观察［J］.
中国疗养医学，2000，9（3）：3-5.

［21］孙晓生.温泉养生及其现代研究［J］.新中医，2011，43（12）：103-104.

［22］史永明.不同浓度氡浴对高血压Ⅱ期第二分期病人的应用［J］.神经损伤与功能重建，
1981（3）：145.

［23］孙宁玲，范芳芳，赵连友.高同型半胱氨酸——高血压综合干预的新重点［J］.中国医学
前沿杂志（电子版），2011，3（3）：18-22.

［24］尹洪金，傅增泮，赵燕平，等.原发性高血压初诊患者测定血浆硫化氢的意义［J］.临床
军医杂志.2005，33（4）：393-395.

［25］唐朝枢.防治高同型半胱氨酸血症的新思路［C］//第三届中国心血管病变和动脉功能
学术会议论文集.北京：中国民康医学，2006：20-23.

［26］郝万鹏，冯艳红，成建芬，等.硫化氢矿泉浴治疗高血压及高同型半胱氨酸血症的研究［J］.
中国疗养医学，2013，22（4）：295-297.

［27］耿彬，常林，杜军保，等.防治高同型半胱氨酸血症的新策略［J］.北京大学学报：医学版，
2005，37（2）：215-219.

［28］吴群，文湘闽，袁洁，等.金马温泉浴保健作用的研究［J］.职业卫生与病伤，2000，15（4）：
229-230.

［29］黎英，金剑.昆明温泉地区自然疗养因子对高血压病患者血压的影响［J］.中国疗养医
学，2014，23（2）：120-121.

［30］胡佩诚，王瑞儒，尚志宏，等.漂浮疗法合并药物对原发性高血压治疗的初步观察［J］.
中国心理卫生杂志，2000，14（6）：414-416.

［31］柴光德，肖国良，李惠.平山温泉水疗对人体血压的影响观察［J］.现代中西医结合杂志，
2013，22（13）：1421-1422.

第12章 日光浴

第1节 历史源流

日光浴是沐浴疗法的一种，它是通过让人体体表直接暴露在阳光下，并按一定的顺序和时间进行照晒，合理地利用太阳辐射能日光健康因子，促进身体发育，强身健体，预防和治疗疾病的一种方法。

古代早已有日光浴的内容和有关医事活动的记载。《素问·四季调神大论》记载："冬三月此为闭藏，水冰地坼，勿扰乎阳，早卧晚起，必待日光。"《素问·生气通天论》载有"阳气者若天与日，失其所则折寿而不彰"，突出阳光对于养生的重要；晋代养生学家嵇康在《养生论》中提出"以朝阳"，指出日光疗法的最佳时间；《黄庭经》有"日月之华，救老残"之说；《齐东野语》中南宋人周密说"尝得冷疾，无药可治，惟日中灸背，乃愈"；《宋人轶事汇编》载有"郭忠恕……盛夏曝日，体不沾汗。穷冬鉴冰而浴，浴旁冰皆释"；宋代《云笈七签》的"采日精法"等记载与现代的日光浴相似；唐代名医孙思邈的《备急千金要方》记载："凡天和暖无风之时，令母将儿于日中嬉戏，数见风日，则血凝气刚，肌肉牢密，堪耐风寒，不致疾病……软脆不堪风寒也"，强调儿童多晒太阳的重要性；至清代，《理瀹骈文》主张"对日坐定"，提倡对日晒；《本草纲目拾遗》中有专节论述日光浴疗法的作用。

日光浴属于古代养生术的一个组成部分，是具有中华民族特色的疗法。古人很早就利用环境中的自然因素，如阳光等来锻炼身体和养生防病。古人的这些认识，为我们挖掘发展"日光浴"疗法奠定了基础。

第 2 节 实施方法

一、物品准备

木椅、床单、卧垫、墨镜、草帽、遮阳伞等。

二、常用方式

常用日光浴的方式分为 3 种：背光浴、面光浴及全身浴。背光浴是以阳光照射背部为主的方法，面光浴是面对阳光让阳光照射面部及前胸部的方法，全身浴时可不断变换体位，让上下、左右全身的皮肤依次接受阳光照射。

初行日光浴时，每次照射 10 分钟即可，以后可逐渐增加到 30 分钟，一般连续 20 天左右。局部日光浴者可用雨伞或布单遮挡，要保护头部和眼睛免受照射，可用白毛巾、草帽遮头并戴墨镜。行日光浴时不可入睡，应使用防晒油膏，这种油膏外用于皮肤可以阻止 B 段紫外线透过。每次日光浴后可用 35℃的温水淋浴，然后静卧休息。高血压患者进行日光浴，每天 1～2 次。

三、注意事项

不能过量，必须坚持循序渐进的原则，照晒量要由小到大，逐渐扩大照射部位和延长时间，使人体逐渐适应日光的刺激。一般先照射下肢和背部，然后照上肢和胸腹部。根据海拔高度、季节和照射后个体体质来掌握照射时间。

日光浴全年均可进行，气温在 18～30℃为宜。夏日预防中暑，一般在上午 10 时之前，下午 4 时之后进行，这个时间段紫外线较充足，且气温也较适宜。冬天避免感冒，冬天日光中的紫外线量约为夏季的 1/6，时间最好在 11～14 时，可适当延长照射时间。

日光浴应选择室外宽阔清洁、空气清新的地方，如江河湖泊的野外草地、沙滩、森林等，可加强养生、防治疾病的作用。

饭前、饭后 1 个小时内不易进行日光浴。因饭前空腹血糖低，易发生头晕等不良反应；饭后照射，由于皮肤血管扩张，内脏血液流入皮肤，会影响消化。

凡出血性疾病、较重心脏病、妇女经期、分娩后、尿毒症、活动性肺结核病人不宜多晒太阳。

如果患有热调节障碍、热射病、光照性皮炎、光过敏者、心力衰竭、结膜炎及发热性疾病禁止进行日光浴。

日光浴不宜出现晒伤，晒伤后可用凉水冷敷处理，也可用西瓜皮冷藏敷于患处或外敷清热解毒药材。

每次日光浴后，要在阴凉处休息 15～30 分钟，并可适当补充含盐的清凉饮料。

第 3 节　临床应用

Lindqvist P G 等对 23593 名妇女进行了一份关于黑色素瘤危险因素的书面调查问卷，包括高血压可能感兴趣的因素。通过对以下问题的"是"的数量来评估阳光照射习惯；你在夏天晒日光浴吗？在寒假期间，你向南去晒日光浴吗？或者你使用日光浴床吗？在一两个问题上回答"是"的女性是中等的，而那些在三到四个问题上回答"是"的女性是阳光照射率最高的。与阳光照射最多的女性相比，低度和中度日晒的女性患高血压的概率分别高出 41% 和 15%。结论：阳光照射与剂量依赖性高血压风险降低有关，这部分解释了随着阳光照射的增加，心血管疾病的死亡人数减少。

尹秋丽按完全随机分组法将 90 例患者分为 3 组：试验组使用双下肢日光浴，药物组用药物治疗，对照组单纯观察血压。干预 4 周后比较 3 组收缩压和舒张压的变化情况。结果显示总有效率试验组 94.53%，药物组 96.46%，对照组 63.35%，3 组总有效率比较，差异有显著性意义（$P < 0.01$），表明下肢日光浴对高血压具有降压的影响，适合临床推广使用。

钟剑文等将老年轻中度 H 型高血压患者 150 例随机分成对照组、干预组、联合组。对照组给予高血压常规治疗；干预组在常规治疗的基础，给予口服叶酸片每日 5 毫克；联合组在常规降压治疗和口服叶酸片每日 5 毫克的基础上，每天日光浴30分钟。结果显示治12周后3组的收缩压和舒张压均明显降低（$P<0.05$），干预组和联合组的血清 Hcy 水平均明显降低（$P<0.05$），而对照组的血清同型半胱氨酸（Hcy）水平无明显变化（$P>0.05$）；联合组血压和血清 Hcy 水平均明显低于干预组和对照组（$P<0.05$）；干预组血清 Hcy 水平较对照组明显降低（$P<0.05$），两组患者血压水平差异无统计学意义（$P>0.05$）。研究表明，在常规降压的基础上口服叶酸及适量日光浴可显著降低 H 型老年高血压患者血压和血清 Hcy 水平，日光浴对 H 型老年高血压的防治有积极意义。

区大刚等将女性原发性高血压患者分为未绝经（50例）及绝经（50例）两组，再将两组按自愿分别分为单纯规范治疗组和维生素 D 添加组（规范治疗并辅以每天25微克维生素 D 添加），结果显示未绝经维生素 D 添加组血清25（OH）D 水平较未绝经单纯规范治疗组显著升高（$P<0.05$），其血压控制较未绝经单纯规范治疗组好；绝经维生素 D 添加组血清25（OH）D 水平较绝经规范治明显升高（$P<0.05$），其血压控制情况较绝经规范治疗组平稳；习惯性坚持每周不少于10千米散步运动且不少于14小时日光浴者，血清25（OH）D 水平较生活无规律者显著升高（$P<0.05$）；健康对照组血清25（OH）D 水平与未补充维生素 D 组比较差异有统计学意义（$P<0.05$）。研究表明，坚持规范治疗并规范补充维生素 D、适度运动及日照，有利于高血压患者血压水平的控制。

张晓岩等将365例高血压患者分为综合疗养组与单纯疗养组，综合疗养组在单纯疗养组的基础上，组织患者进行日光浴、空气浴与沙滩浴，结果显示：两组疗养后血压均下降，差异有统计学意义（$P<0.01$），且综合疗养组患者血压下降幅度较单纯疗养组大，差异有统计学意义（$P<0.01$）；综合疗养组患者症状缓解率明显高于单纯疗养组，差异有统计学意义（$P<0.05$）。研究表明，阳光浴结合海滨自然疗养因子具有较好的降低血压与减轻症状的作用。

第4节　作用原理

研究表明，日光浴的降压作用与日光中的红外线、可见光以及紫外线有关。

红外线及可见光的温热作用，使细胞分子运动加速、皮下组织温度升高、毛细血管扩张、血液循环加快，使心脏跳动有力，呼吸加深，全身新陈代谢更加旺盛，并有调整中枢神经系统功能的作用，故对早期高血压病有良好的辅助治疗作用。

紫外线照射人体的皮肤后，会将 7- 羟胆固醇转化为维生素 D，维生素 D 加速对钙离子的吸收，而在补钙的干预动物模型研究中，钙对血管平滑肌有松弛效果，达到降压作用。同时，紫外线对机体的另一作用是使皮肤产生一氧化氮，而一氧化氮释放入人体血液中，能使血管扩张，降低血压。此外，紫外线辐射对改善血浆黏滞度、全血黏滞度、红细胞聚集性及变形性，激活纤维蛋白溶解系统，防治心血管疾病有一定的效果。

（宋庆雨　王萌萌）

参考文献

[1] 刘倩,肖艳平,郭庆.日光浴联合五音疗法治疗脾胃虚寒型功能性消化不良效果观察[J].护理学杂志,2012,27(15):35-36.

[2] 聂啸虎.谈谈古代的日光浴[J].成都体院学报,1982(2):20-22

[3] 佚名.日光浴[J].中国农村小康科技,2002(10):42-43.

[4] 范丽娟.浅谈日光浴对人体健康的作用[J].中国民族民间医药,2009,18(24):73+75.

[5] 白博,徐莉.日光浴疗法的应用进展[J].中国疗养医学,2011,20(1):60-61.

[6] 闫瑜琦.白癜风的日光浴疗法[J].内蒙古中医药,2012,31(19):55-56.

[7] 尹秋丽.双下肢日光浴对高血压患者的影响及其临床效果分析[J].河北医学,2015,21(02):300-302

[8] 钟剑文,胡森安,艾红红,等.叶酸及日光浴对老年 H 型高血压患者血清同型半胱氨酸和血压水平的影响[J].检验医学与临床,2017,14(12):1749-1751.

[9] 区大刚,张栋武,陈立新.维生素 D 及日照时间对女性原发性高血压影响的临床研究[J].重庆医学,2014,43(16):2049-2051.

[10] 张晓岩,杨学颖,齐佳伟,等.大连海滨自然疗养因子对365例高血压病患者疗效观察[J].中国疗养医学,2010,19(11):961-962.

[11] 朱锡才,韩雅英,王振起.五大连池矿泉浴和日光浴的医疗应用[J].黑河科技,1999(1):65-66.

[12] 陈景藻.疗养学[M].西安:第四军医大学出版社,2004.

第 13 章　森林浴

第 1 节　历史源流

森林浴，又称"树浴""森林疗养""森林疗法"。它是沐浴疗法的一种，是指在森林中进行气息调节和适当的功能锻炼，呼吸树木散发出来含有芳香性物质的空气，从而达到防治疾病、健身强体的目的。

森林疗养最早在欧美等发达国家兴起，德国是世界上第一个进行森林疗养实践的国家，被视为"森林疗养"的发源地。自古以来，中华民族就是重视养生的民族，森林浴其实词新意不新，离我们并不遥远。西汉枚乘在《七发》中指出"游涉于云林，周池于兰泽"，可以"陶阳气，荡春心"；唐代医家孙思邈在《千金翼方》医著中写道："山林深处，固是佳境。"明代医学家龚运贤在《寿世保元》中提出"山林逸兴，可以延年"；清代浸士辑的《水边林木养生》更为详尽论述了森林对人类健康的影响。因此，森林疗养早已被我国古人所认识和使用。古代皇帝居住的皇家园林和避暑山庄以及众多达官贵人的私人府邸都是中国早期森林疗养的历史物证。

第 2 节　实施方法

森林浴的场地，宜选择多种常绿植物组成的混交林，以风景秀丽、气候宜人之地为佳。每年行森林浴最理想的时期是 5～10 月份。行森林浴时，以阳光灿烂、空气凉爽的白天较适宜，上午 10 点至下午 4 点，室外气温应在

15～25℃。一般每天可行森林浴 1～2 次，每次可持续 1～2 小时。

行浴时，患者可先穿宽松的衣服，在森林中散步 10 分钟左右，并配合深呼吸，然后在身体适应的情况下，逐步脱去外衣，最后只留短衣、短裤，但不必全裸。行浴方式可采取卧床或躺在躺椅上，谓之静式森林浴；或做一些非对抗式的体育活动，如打太极拳、做操，谓之动式森林浴。高血压患者行森林浴时，应注意以下事项。

森林浴只适合于病情较轻的高血压患者，对于病情较重、年老和体弱的高血压患者，不宜行森林浴治疗；为防患者发生意外，行森林浴者应在有人陪伴下进行为好；森林浴不宜在寒冷、大风、大雾、下雨的天气下进行；行森林浴时，应根据气温高低随时增减衣服，以防感冒。

第 3 节　临床应用

郑洲等将高血压患者 190 例随机分为 A 组和 B 组，在患者原血压控制方案的基础上，A 组进行森林浴干预，B 组进行运动疗法干预。结果显示：干预前两组血压、血脂及心脏功能等各项指标均差异无统计学意义（$P>0.05$）；干预后 A 组血压、三酰甘油、总胆固醇、心脏功能等指标较治疗前明显改善（$P<0.05$），而 B 组则仅心率和收缩压下降（$P<0.05$），其余指标均改变不明显（$P>0.05$）。研究表明，森林浴对高血压患者血压、血脂、心脏功能有着明显的改善作用。

兰峰等将休养员高血压患者 190 例根据服药与否分为药物组、非药物组，并将 100 例血压正常休养员作为对照组，结果显示：药物组及非药物组通过森林浴治疗，内皮依赖性血管功能和非内皮依赖性血管功能、动脉弹性指数、颈动脉内中膜厚度均有明显改变（$P<0.05$）。结论：森林浴对军队高血压患者血管功能有着明显的改善作用。

Li Q 等选取 16 名健康男性受试者进行了东京郊区森林公园和东京市区的一日游作为对照。在两次旅行中，他们都在周日的上午和下午步行 2 小时。森林公园一日游显著降低了血压、尿去甲肾上腺素和多巴胺水平，显著提高了血清脂联素和硫酸脱氢表雄酮（DHEA-S）水平。研究表明，在森林环境中，习惯步行可能通过降低交感神经活动降低血压，对血液脂联素和 DHEA-S 水平有有益影响。

Park 等在日本各地的 24 个森林中进行了实地实验。在每个实验中，12 名受试者走进并观察了森林或城市地区。第 1 天，6 名受试者被派往森林地区，其他人被派往城市地区。第 2 天，每组都被派往另一个地区进行交叉检查。以唾液皮质醇、血压、脉搏率、心率变异性为指标。这些指数是在早上早餐前在住宿设施以及步行（16±5 分钟）和观看（14±2 分钟）之前和之后测量的。在步行和观看期间也测量了 R-R 间隔。结果表明，与城市环境相比，森林环境促进皮质醇浓度较低，脉搏率降低，血压降低，副交感神经活动增加，交感神经活动降低。

Tsunetsugu Y 等将 12 名受试者在森林和城市地区按照预定路线行走 15 分钟之前和之后，以及之前和之后他们坐在椅子上静静地观看各自区域的风景 15 分钟进行生理测量。调查结果显示：与市区相比，处于森林地区的受试者血压和脉搏率明显较低、唾液皮质醇浓度显著降低。

Ochiai H 等评估森林疗法对血压正常高的中年男性的生理和心理影响。在森林治疗前一天和大约 2 小时测量血压和几种生理和心理压力指数，森林治疗后收缩压和舒张压（BP）、尿肾上腺素和血清皮质醇均显著低于基线（$P < 0.05$）。这些结果表明，森林疗法是一种有前途的治疗策略，可以将血压降低到最佳范围，并可能防止血压高的中年男性进展为临床高血压。在正常血压较高的中年男性中，森林浴治疗后收缩压和舒张压均显著降低。同样，在森林浴治疗后，尿肾上腺素和血清皮质醇均显著降低。森林疗法可以降低收缩压、尿肾上腺素和血清皮质醇。

Lee J 等对年轻的日本成年男性展开了为期 3 天、2 夜的野外实验，在真实环境中测量了对森林和城市环境刺激的生理反应以及自我报告的心理反应，将每个指标的结果与每个环境刺激进行比较。心率变异性分析表明，与城市环境相比，森林环境显著增加了参与者的副交感神经活动，并显著抑制了交感神经活动。与城市环境相比，森林环境下唾液皮质醇水平和脉搏率显著降低。

第 4 节 作用原理

森林浴可以降低患者的血压和脉搏率，并能抑制交感神经活动，增加副交感神经活动，降低皮质醇水平、尿肾上腺素及脑血流水平来调节血压。森林疗法的具体机制尚未形成统一，有以下 5 个主流观点。

森林挥发物中一些对人体有益的有机化合物成分被称之为芬多精或植物精气。芬多精降压机制的研究主要有 2 个方面：一是芬多精通过嗅觉处理途径进入中枢神经系统发挥降低血压的作用，芬多精能显著降低尿液中 E 和 NE 的浓度，抑制交感神经活动，增强副交感神经活动；二是吸入芬多精能缓解高血压患者的精神紧张与躯体紧张（如骨骼肌、血管紧张度下降），改善机体紊乱，稳定自律神经活动（交感及副交感神经），导致血压下降。

评价空气的第一指标就是负离子含量，它的浓度与空气的清洁度密切相关，森林中含有较高的空气负离子，它对人的健康非常有益，负离子可以调节大脑皮层功能，振奋精神，消除疲劳，促进氧的吸收和利用，扩张血管和降压，同时还能增强心肌功能以及促进新陈代谢等作用。

森林中的光合作用，可产生大量氧气，可吸收二氧化碳、二氧化硫等有害气体，而使空气净化清新；通过森林浴，使人吸入含氧量高的新鲜空气，对神经系统有很好的调节作用，有利于呼吸和循环系统的正常运行，并可提高心、肺、脑的功能及血氧含量，促进机体新陈代谢，提高机体免疫能力，有利于稳定或降低血压，并改善或消除高血压患者的头痛、头昏等症状。

森林可大大降低环境噪声，给人以镇静、安宁、愉悦的感觉，同时，森林里的动植物大多是绿色的，绿色给人一种清爽舒适的感觉，可以很好地调节情绪的紧张，会对人体的神经系统，特别是大脑皮层产生一种良好的刺激，使常年生活在城市环境中的居民得到疗养，从身体和心理上都可得到休息和调整，起到辅助降压的作用。

优美环境可以消除紧张情绪和精神疲劳，使人心旷神怡，精神焕发，有益于神经系统兴奋和抑制过程的协调和平衡，促进大脑皮层对心血管系统神经调节机能的正常化，并通过自主神经系统对心脏、血管舒缩功能进行调节，使血压恢复正常。

（宋庆雨　王萌萌）

参考文献

［1］邓芙蓉，李晨.森林疗养与人群健康［J］.环境与职业医学，2022，39（1）：1-3.

［2］张艳丽，王丹.森林疗养对人类健康影响的研究进展［J］.河北林业科技，2016，（3）：86-90.

［3］吴章文.植物的精气［J］.森林与人类，2015（9）：178-181.

［4］黄俊.森林养生疗法［J］.林业与生态，2014（3）：27.

［5］郑洲，莫东平，兰峰，等.森林浴对高血压病患者血压、血脂及心脏功能的影响［J］.中国疗养医学，2017，26（5）：449-451.

［6］兰峰，郑洲，曹婷嫣.森林浴对军队高血压患者血管功能及相关因素的影响［J］.中国疗养医学，2017，26（4）：340-342.

［7］粟娟，王新明，梁杰明，等.珠海市10种绿化树种"芬多精"成分分析［J］.中国城市林业，2005（3）：43-45.

［8］文野，潘洋，刘晏琪，等.森林挥发物保健功能研究进展［J］.世界林业研究，2017，30（6）：19-23.

［9］宗美娟，王仁卿，赵坤.大气环境中的负离子与人类健康［J］.山东林业科技，2004（2）：32-34.

［10］张福金，贡瑾，韩杞，等.大连海滨综合疗养因子治疗高血压病的临床研究［J］.中华物理医学与康复杂志，2005（8）：491-492.

［11］李忠东.走进大自然享受森林浴［J］.文体用品与科技，2010（3）：50-51.

［12］肖泽忱.森林康养发展模式及康养要素［J］.中国住宅设施，2021（10）：21-22.

［13］LI Q, OTSUKA T, KOBAYASHI M,et al. Acute effects of walking in forest environments on cardiovascular and metabolic parameters［J］. Eur J Appl Physiol, 2011, 111（11）:2845-2853.

［14］PARK B J, TSUNETSUGU Y, KASETANI T, et al. The physiological effects of Shinrin-yoku (taking in the forest atmosphere or forest bathing) : evidence from field experiments in 24 forests across Japan［J］. Environmental Health and Preventive Medicine, 2010, 15（1）:18-26.

［15］TSUNETSUGU Y,PARK B J,ISHII H,et al.Physiological effects of Shinrin-yoku (taking in the atmosphere of the forest)in an old-growth broad leaf forest in Yamagata Prefecture, Japan［J］.

J Physiol Anthropol,2007,26（2）:135-142.

［16］OCHIAI H,IKEI H,SONG C,et al.Physiological and psychological effects of forest therapyon middle-aged males with high-normal blood pressure［J］.Int J Environ Res Public Health,2015,12（3）:2532-2542.

［17］LEE J,PARK B J,TSUNETSUGU Y,et al.Effect of forest bathing on physiological and psychological responses in young Japanese male subjects［J］.Public Health,2011,125（2）:93-100.